疾病的心声

The Heartfelt Wishes Of Diseases

愿本书的知识如神医
扁鹊手中的砭石，疗
愈您身心的忧患。

白东峰 著

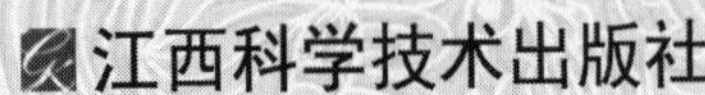

江西科学技术出版社

图书在版编目(CIP)数据

疾病的心声 / 白东峰著. -- 南昌 : 江西科学技术出版社, 2016.12 (2018.9 重印)

ISBN 978-7-5390-5834-4

Ⅰ. ①疾… Ⅱ. ①白… Ⅲ. ①常见病-精神疗法 Ⅳ. ①R45

中国版本图书馆 CIP 数据核字(2016)第 303287 号

国际互联网(Internet)地址:**http://www.jxkjcbs.com**
选题序号:ZK2016125
图书代码:D16057-103

疾病的心声 白东峰 著

出版发行 江西科学技术出版社
社址 南昌市蓼洲街 2 号附 1 号
邮编:330009 电话:(0791)86623491 86639342(传真)
印刷 江西千叶彩印有限公司
经销 各地新华书店
尺寸 890mm×1240mm 1/16
字数 170 千字
印张 16.25
版次 2016 年 12 月第 1 版 2018 年 9 月第 3 次印刷
书号 ISBN 978-7-5390-5834-4
定价 35.00 元

赣版权登字-03-2016-344

前 言

我千万次地吐露心声，您充耳不闻；

我千万次地呼唤您的爱抚，您置若罔闻；

我已经泪如泉涌、血流成河，您依旧我行我素；

我的心都碎了，我已经绝望了，您却要抛弃我！

我就是伴随了您几年，甚至几十年的，您身上的组织、器官。您对我来说是如此重要，我竭尽全力为您服务，因为您是我的主人、我的生命、我的所有、我的一切！

我不会说话，只好通过疾病的方式告诉您：您处于某种危险境地，最好弃暗投明。但是您却不仅对我的心声不理不睬，反而痛恨我给您带来的病痛，甚至还要做手术将我割弃……

亲爱的读者，您曾经——哪怕一次——倾听过疾病的心声吗？

"月晕而风、础润而雨"，任何疾病在它发病前就已经有征兆了，但都被我们一一忽视了，或者说，因为不晓得倾听这些疾病的心声，而错失主动预防疾病的良机，终致重大疾患的发生，岂不可惜！

扁鹊第一次见蔡桓公，认为他的皮肤有点小病，不医治恐怕要恶化，桓侯充耳不闻；过了十天扁鹊又见桓侯，见到他的病已到了肌肉，不医治会更加严重，桓侯仍置若罔闻；过了十天，扁鹊再去见桓侯，他的病已经到了肠胃，不医治会更加深入；桓侯依旧我行我素。又过了十天，扁鹊远远望见桓侯转身就跑，扁鹊说："病在表皮，用热水焐，用药热敷能够治；病在肌肉里，用针灸能治；病在肠胃，用火剂能治；病在骨髓，那是司命的事了，病入膏肓，医生是毫无办法的。"过了五天，桓侯就死去了。

您也许觉得《扁鹊见蔡桓公》的故事神乎其神，但是看完本书，您同样也会具备"算命"的本领。笔者就曾经成功为很多人"算过"：遇到一些多年未见的老同学，并不了解其现状，但是因为比较了解他的脾气秉性，能够成功推导出他最近患了什么病；遇到一些患者，并不了解他的性情，但是知道其所患疾病，也能够准确演绎出他的性格。这是著名心理学家荣格提出的：性格决定命运。

其实，性格同样也决定疾病。例如：过于注重理性的人容易患心脏病，骄傲自大的人容易患脑部疾病，顽冥不化的人容易患关节炎，夫妻关系不够和谐的人容易患肾脏疾病……

“佛在灵山莫远求，灵山就在汝心头，人人有座灵山塔，须向灵山塔下修。”一切疾病为何产生，以及如何治愈的答案都在您心中，只是您不知。

因为我们每个人就像走在自己人生的迷宫里，看不清自己的方向。疾病正是一份指明道路的地图，引导您走出生命的迷宫。疾病映照出了患者不想在自己身上看到、不想经历、不想使之成为特点的所有被排斥的东西。精神分析学的开山鼻祖弗洛伊德把这些被排斥的部分称为“潜意识”。人可以借疾病而前进，最终达到人格的完整。疾病看似绊脚石，然而，将绊脚石变为垫脚石的人才是真正聪明的人！

所以，疾病从某种意义上讲不是恶意的惩罚，而是善意的提醒，它是人生送给我们的一份“藏宝图”。

本书有些地方也许会让您感到不舒服，因为它会戳中您的“要害”。您可以选择继续逃避，结果可能是疾病越来越重；也可以勇敢地正视真实的自己，彻底解决问题，疾病也会烟消雾散！

读到这里，如果您还愿意继续看本书，就证明您是勇士！勇士并非血战疆场之人，并非财产上富可敌国之人，并非职场上叱咤风云之人。世界上最大的敌人是自己，勇于战胜自己的人才是真正的勇士！所以，《孟子·离娄上》曰：“行有不顺，反求诸己。”

愿本书帮助勇士们凤凰涅槃、浴火重生！

本书是一场医学的创新，将提升您对医学的认识！但创作本书的意图，并非仅仅让读者对本书的观点，对疾病的心声表示同意或反对，本书也不可能一一列出所有的身体部位和疾病，笔者想要传达的是一种特殊的观察和思考疾病的角度，治愈疾病是我们共同的目标。

本书不仅可以用来指导多种疾病的治疗，而且有助于调整个人生活的方方面面：事业、家庭、经济状况等。所谓牵一发而动全身，所有这些，哪一方面处理不好，都可能成为疾病的导火索。每个疾病的背后都有其独特的心理背景，每个疾病都有独属于这个患者的心灵故事，笔者在不断探索这些心理背景和心灵故事。

不要期望像阅读小说一样一目十行地阅读本书，它更接近一本医学教材。

深者见其深，浅者见其浅。

阅读后，您可以在实践中对其加以验证，很多话可能当时不理解、不认可，过了一段时间以后就会真正明白其中的意涵。也许本书就是灵丹妙药，也许只是起到一个抛砖引玉的作用。

一味地求医看病并不能真正治愈疾病，真正的大医生是您自己。

通过本书的引导，最终您将会疗愈自己，绽放自己！

很多朋友仅仅看过本书的书稿，便茅塞顿开，疾病不治自愈。当然，也有些患者会经过一番痛苦的内心挣扎后，最终冲出了心灵的樊笼。

如果您很健康，一定要阅读本书，可以提前"算出"会患何病，并提前预防，为您的健康保驾护航；

如果您是位患者，一定要阅读本书，可以让您不用吃药、不必手术而能使您的疾病灰飞烟灭；

如果您是位心理咨询师，一定要阅读本书，将带给您更全新的心理医学体验；

如果您是一名医生，一定要阅读本书，有助于您全方位地准确地诊治疾患！

中国历史上影响最大的医学典籍《黄帝内经》提出"上医治未病，中医治欲病，下医治已病"。笔者立志做最上等的医生，治未病之病！

本书的目标所有人都喜欢：未病之病不是病！

序 一

大至宇宙、小至原子，这个世界存在着无数悬而未解之谜，而我们的身体是“最熟悉的陌生人”。每个人都有身体，但真正了解它的人却寥寥无几。智者深知身体之奥秘绝对不是一般人用一般的逻辑思维就能推理出来的。

随着人类社会文明程度越来越高，我们人类越来越聪慧，但却有越来越多的人被疾病所困扰。

身心的运作如此扑朔迷离，若没有足够的智慧，没有足够的热忱，没有足够的耐心，没有足够的勇气，单凭大脑的逻辑思维，是看不懂本书，读不懂病痛，更听不到疾病之心声的。

疾病犹如人生，历经人生的磨练之后，大彻大悟之人方可战胜病魔。

以疾病悟人生，正是本书精彩之处！

希波克拉底说：“了解一个什么样的人生病，比了解一个人生了什么病更重要。”

本书主要介绍和分析患者所患的疾病背后的性格、心理、情绪因素，以及深入浅出地介绍如何疗愈，使人茅塞顿开，豁然开朗！

本书看似夸夸其谈，漫无边际，但是静心读来，细细品味，看似出人意料，又在情理之中，颇有借鉴意义，值得一读。

杨跃进

协和医科大学博士、主任医师、博士生导师

2000年享受国务院特殊津贴

中华医学会心血管病学分会主任委员

国家心血管病中心副主任，中国医学科学院协和医科大学心血管病研究所副所长 阜外心血管病医院副院长

《中华心血管病杂志》等国内外二十多种杂志的编委、主编、审稿人

北京心血管介入质控中心主任

擅长冠心病的疑难病例的介入手术治疗、预防

序　二

本书探讨疾病的方式独辟蹊径，不仅有生理、病理上对疾病的分析，还有哲学、心理学、艺术学、儒释道家等相关联的综合性研究。

心灵与身体历来是文学、哲学、医学、艺术学的热门话题。本书试图超越心灵与身体之间难以逾越的鸿沟。

在没有看穿宇宙人生真相之前，人类会非常相信自己的逻辑思维，以为它可以战胜一切。

形而上者谓之道；形而下者谓之器。现代人过分将身体视为一台奔跑的机器，而非将疾病与“道”相结合。

本书正是一本将各种疾病与各种“道”相连接的一座桥梁。

钱向阳

中华胸心血管协会会员及 CTS 会员

师从国家著名心血管外科专家朱晓东院士

中国医学科学院中国协和医科大学心血管外科学博士

曾在世界著名心脏血管外科中心美国克利夫兰医学中心进修学习

2008 年以来，在血管外科中心任指导医师

主攻主动脉外科，对各种主动脉外科疾病如主动脉瘤、急慢性主动脉夹层的外科治疗、预防积累了相当丰富的经验。

目录

第二章　呼吸系统疾病

第三章 消化系统疾病

第八章 内分泌系统疾病

理论基础

人类的精神世界由意识和潜意识二个层面构成。意识就是我们平时用眼、耳、鼻、舌、身、意经历的这些色、声、香、味、触、法。潜意识简单讲就是已经发生，但我们还没有觉察到的心理活动，包括贪、嗔、痴、慢、疑等。

潜意识是我们还没有认知到或不能认知的内容，或者曾经历的创伤，它们很难被意识层面接纳，人们必须将它们压抑到潜意识里，不允许它们出现在意识层面。但是，被压抑的内容并非心甘情愿地存在于潜意识里，而是像被囚禁起来的野兽，一遇机会，就要闯到意识层面来。

疾病的发生是由被压抑的潜意识的内容要冲出“牢笼”，冲到意识层面造成的。

当这个人不断探索潜意识内容，不断完善自己，达到意识与潜意识融合时，即真实、完整的自己时，才会完全健康，不被任何疾病困扰。

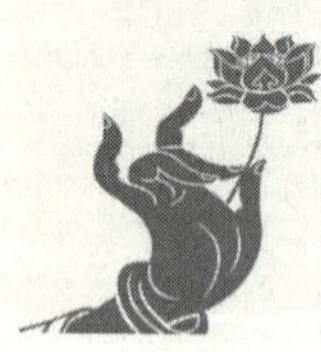

第一节 弗洛伊德“冰山理论”

弗洛伊德(Sigmund Freud,1856～1939)是奥地利著名的精神病学医生,也是精神分析学的创始人。《泰晤士报》曾评选弗洛伊德和爱因斯坦为20世纪最具科学悟性的人物,还将弗洛伊德排在人类历史上最具贡献人物的第七位。

他在精神分析中不仅率先阐释了对人类行为的理解,而且对所有的领域都产生了重大的影响。他最骄人业绩在于向人类敞开了潜意识世界的大门,揭示了潜意识世界的真相。

人类的精神世界由意识和潜意识两个层面构成。

意识就是我们平时用眼、耳、鼻、舌、身、意经历的这些色、声、香、味、触、法。潜意识简单讲就是已经发生,但我们还没有觉察到的心理活动,包括贪、嗔、痴、慢、疑等。

潜意识是我们还没有认知到或不能认知的内容,或者曾经历的创伤,它们很难被意识层面接纳,人们必须将它们压抑到潜意识里,不允许它们出现在意识层面。但是,被压抑的内容并非心甘情愿地存在于潜意识里,而是像被囚禁起来的野兽,一遇机会,就要闯到意识层面来。

疾病的发生是由被压抑的潜意识的内容要冲出“牢笼”,冲到意识层面造成的。

糖尿病、高血压和冠心病等疾病的发病原因都隐藏在潜意识里。因此,我们需要首先将潜意识里隐藏的内容向外转化出来,然后彻底疗愈疾病。

我们要注意在疾病出现时,我们有什么想法、情结或情绪?我们是不是得到什么消息,或是生活有什么改变?那些我们平常以为无意义的、不重要的事情,正是真正有意义的、重要的事情,疾病正是这些被压抑之事的表现,它们的重要性往往被我们忽视。

之所以有那么多人觉得自己很注重保健、养生,可还是病常生,那是因为我们平时仅仅注意到这些属于意识层面的东西。

正如弗洛伊德的“冰山理论”所说,意识层面的东西只是如冰山一角般微不足道,那庞大的潜意识才是我们人生、事业、家庭、健康的主宰。举例来说,即使您的意识告诉自己,您不想生病,而如果潜意识有话想跟您说,那么胳膊扭不过大腿,我们的身体一定会按照潜意识的意愿，呈现它想倾诉的内容而产生疾病。本书所有疾病的心声，都是潜意识想要呈现给我们的内容。

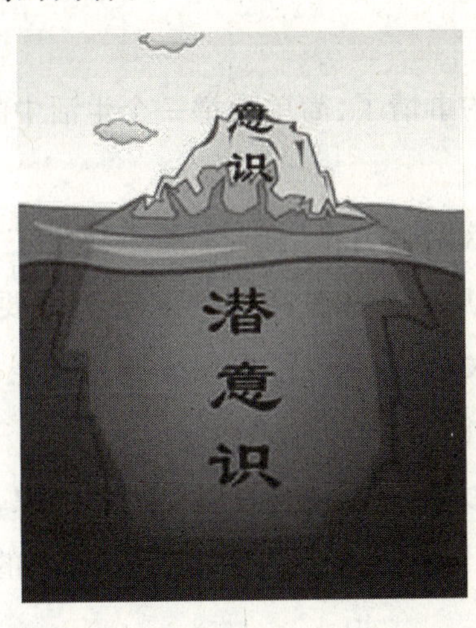

一个人如果仅仅注意意识层面的内容，这个人就还在"意识"之中，那是不完整的、不完全真实的自己，会生各种各样的疾病，疾病是潜意识不断地告诉自己下一步该如何走的方向；当这个人不断探索潜意识内容，不断完善自己，达到意识与潜意识融合时，即真实、完整的自己时，才会完全健康，不被任何疾病困扰。

疾病即是意识还没有接受的潜意识内容；

健康即是意识与潜意识的合一。

意识走向潜意识之路，即是从疾病走向健康之路。

疾病就是健康；健康就是疾病。

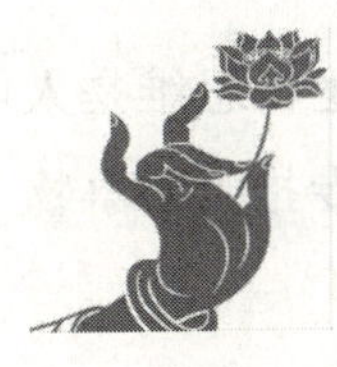

第二节 形象思维的运用

平时，我们已经习惯于使用逻辑思维了，而忽视了形象思维的存在。但是逻辑思维可以解决所有问题吗？

只凭逻辑思维，舞蹈家无法创作出优美的舞蹈；只凭逻辑思维，画家也无法创作出惊世骇俗的巨作；只凭逻辑思维，导演又如何拍出美轮美奂，令人无限遐想的经典大片呢？"清官难断家务事"，只凭逻辑思维，我们的家庭又如何幸福美满？我们经常看到夫妻两个都很理性,家里却是战乱不断。相反,夫妻两个用相互理解、支持,用爱(形象思维)来经营一个家,这个家会非常和睦。可见形象思维、情感在我们生活中有举足轻重的实际应用价值。

先别说这些比较复杂的事情了,简单地举一个生活中的小实验就可以充分证明形象思维的强大:

现在请您千万不要想脑门上有个"王"字的万兽之王——东北虎,不要想身长能有三四米,体重能有六七百斤的东北虎,可以吗?千万不要想,您千万不要想动物园里鼻子长长的那个动物——大象,您千万不要想脖子老长老长的长颈鹿,告诉我您在想什么?

是的,形象思维使您的大脑一跃而入这些动物的形象,然后您才注意到"不要想"这个逻辑,但是您已经在想了,想要自己不要想是不可能的,甚至越不希望想,就想得越多。

我们平时热爱的逻辑思维怎么不管用了?

可见逻辑思维远远滞后于形象思维。

在类人猿直立行走之时就有了形象思维这种认知方式,形象思维已经发展了数百万年;然而,逻辑思维从诞生到现在仅仅发展了几十万年,几十万年 VS 数百万年,您说谁会胜利呢?

失恋过的人一定会有感受,尽管逻辑思维已经明白"天涯何处无芳草,何必独恋一枝花",但是从感情上就是无法忘记失去的恋人。

疾病是身体(潜意识)的产物,逻辑是大脑(意识)的产物。所以,只讲逻辑思维是不能彻底解释疾病,更不可能治愈疾病的,只有充分调动我们的形象思维,才能帮助我们到达疗愈疾病之彼岸。

诸多不同的认知方式,逻辑思维只是其中一种,然而有的人却认为逻辑思维是人类唯一的认知方式,并且固守逻辑思维已经达到了"迷信"的程度(迷信专指人对事物的一种痴迷信任状态、迷惘地相信;更指盲目无知、不理解的相信)。

很多人遇到疾病会推理由什么外因,例如辐射、天气变化、食物等引起?再推理这个病的解剖、生理、病理、治疗方案等。现代人对疾病的逻辑思维可以说已经达到了有史以来最高点。可是为什么疾病却越来越多,越来越重?

因为逻辑思维是偏理性的、很平静、很冷漠的,它忽视了人们的情感,以及潜意识想要向我们表达的真正内容、疾病的真正含义。

潜意识不懂得人类的逻辑思维,更不会说人类的语言,如果想告诉我们疾病的真正含义,会通过什么方式呢?

举个非常简单的例子:假如来了一个聋哑人,想告诉您一些事情,但是不能说语言,他会使用手语,即使您不懂得手语,也能大概明白他想要表达的是什么意思。因为手语运用的是形象思维,而形象思维是全世界通用的。

弗洛伊德称形象思维为“初级认知”,他认为:“形象是潜意识的特征”。

我们的潜意识不会说人类的语言,就像这个聋哑人一样。故而,潜意识以更直观、更简单明了的语言——形象思维——来告知我们疾病的心声。比如,火红的不停跳跃的心脏,让我们联想到了火,故而火代表心脏;生命失却节奏后,心律也会失却节奏,造成心律失常。

本书的创作大量运用了上述形象思维。

同时,也运用了语言的形象思维:

在中国,语言与形象的联系源远流长,中国的文字就是象形文字。

《周易·系辞》有“圣人立象以尽意”和“书不尽言,言不尽意”的观点;刘勰(xié)将“形象”看成是诗文创作的艺术,现代诗歌形象论者认为形象就是语言。

语言与形象二者的逻辑关系决定了形象是语言属性。

例如,水形象地体现了事物运行的连续性。所以,水常被用来想象与表达生命长河的不可逆转性。《论语·子罕》中孔子观于川而发“逝者如斯夫,不舍昼夜”的慨叹,孔子将时间比作流水。

再如,月亮有恬淡、纯洁之美,故而经常被文人墨客比喻为女子。法国诗人波德莱尔写道:“今夜月亮懒洋洋地进入梦乡,就像一个美女躺在软垫上。”

语言是神奇的工具,可以挖掘深层而不明显的关联,也就是潜意识想要表达的内容,只有那些仔细倾听的人才能发现其中的奥秘。

现代人倾向以散漫、任性的态度对待语言,结果很难接触、理解到语言所要表达的深层含义,以及潜意识的真正意义。

疾病的心声所用的语言,会同时涉及身、心两个方面,被我用来描述心理状况的词语,都是取自身体经验所用的词语。

任何学会倾听身心双关语言的人,都会惊讶地发现,每当生病的人谈到身体的症状时,同时会泄露相应的心理问题。

例如,当一个人“心疼”别人时,既表明了对别人的同情、疼爱,也增加了“心脏疼痛”的概率;“头痛”的人既表示对无法处理的事情发愁,也表示头部疼痛。这些例子不需要进一步解释,只要倾听多了就慢慢懂得了疾病的含义,疾病的心声。

亚里士多德说:“心灵的思索离不开意象。”

形象思维的特点:

形象不是平常的逻辑，是一种原始的逻辑，注意的是“相似性”，一旦两个形象发生相似性，它们之间就建立了联系。

例如甜食和甜蜜的相似性联系，心疼和心脏疼痛之间的关联。这个过程不像逻辑思维那样确定，是一个模糊的，也是灵活的过程。

形象思维还有一个重要的特点，就是它和情感的联系更加紧密。

在进行逻辑思维时，人的情绪较为冷静，而每一个形象思维都浸染着情绪。因此，如果说逻辑思维是“头脑”的语言、理性的语言，那么形象思维就可以说是“心”的语言、感性的语言。

形象思维的作用：

形象思维看似一个高深的术语，其实它无处不在，无所不能，你每时每刻都在运用它，只是没有认真对待。

有一次，我到一个朋友家，他家种着猕猴桃，一株雄的，一株雌的。那株雄的又矮又小，只有膝盖那么高；那株雌的气势如虹，已经长到三层楼高了。形象思维立即给我的感觉是女主人在家里一定非常强势吧！事实也恰是如此。所以，形象思维是能够运用在我们生活中的方方面面的。

爱因斯坦说：“想象力比知识更重要。”

本书旨在重新挖掘形象思维更强大的潜在功能。

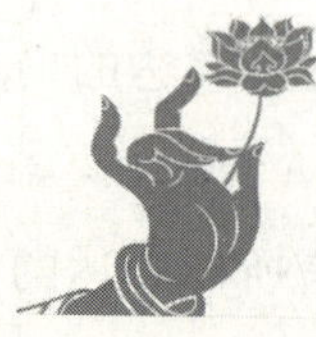

第三节 阴阳五行学说

道家学说认为在完整的道中有两个部分，分别称为阳和阴，有阳就有阴，有阴就有阳，缺一不可。

阳就像太阳，是白昼、攻击、理性、男性特质的象征，也就是心理学中的“意识”部分，而阴就像月亮，包含夜晚、接纳、感性、女性的特质，对应心理学中的“潜意识”部分。

联系到身体层面，左脑代表理性，也是阳、男性、攻击、白昼的象征，左脑控制右侧身体，所以右侧身体也代表男性、攻击、阳。相反的，右脑及左侧身体则是阴、感性、女性、接纳、夜间、潜意识的部分。

列表如下：

《疾病的心声》阴阳归类表

		阳	阴
自然界		乾	坤
		正	负
		太阳	月亮
		白昼	夜晚
		明亮	黑暗
		运动	静止
		光明	阴影
		酸	碱
人类	身体层面	男性	女性
		阿尼玛斯	阿尼玛
		父系家族	母系家族
		左脑	右脑
		右侧身体	左侧身体
		头脑	身体
		动脉	静脉
		数字技能	艺术欣赏
		吸气	呼气
		听觉	视觉
	心理层面	意识	潜意识
		推理	直觉
		逻辑	形象
		理性	感性
		紧张	放松
		控制	放下
		主观	客观
		时间意识	空间意识
		主动	被动
		内向	外向
		语言	思想
		攻击	接纳
		索取	付出
		战术	战略
		物质	精神
		小我	大我
		生命	死亡

《疾病的心声》五行归类表

			木	火	土	金	水
自然界		五色	青	红	黄	白	黑
		五味	酸	苦	甜	辣	咸
人体	身体层面	五脏	肝	心	脾	肺	肾
		五体	筋	血脉	肉	皮毛	骨髓
		六腑	胆	小肠	胃	大肠	膀胱
		五态	直硬	拘紧	死板	轻佻	懈怠
	家道五行		兄	父	祖	兄弟姐妹	母
	心理层面	五戒	杀	淫	妄	盗	酒
		五常	仁	礼	信	义	智
		五毒	怒	恨	怨	恼	烦
		五害	色	气	烟	财	酒
		五漏	嗔	贪	疑	慢	痴
		五性	强硬、不服人	浮躁、急、好高骛远	死板、固执	虚假、残忍、好辩论	停滞、愚鲁、多思

很多疾病的产生是因为患者呆在阳极或者阴极的某一极无法自拔。

例如，索取、付出相当于阴阳的两极，当您无法处理好取、舍的平衡时，会患肺部疾病（见“呼吸系统疾病”一章）。

男性特质阿尼玛斯和女性特质阿尼玛相当于阴阳两极，如果处理不好这两极，会患肾脏疾病（见“泌尿系统疾病”一章）……

当您真正“阴阳合一”的时候，就是阴阳两极平衡的时候，就是所有疾病真正痊愈的时候，当您真正“意识与潜意识合一”的时候，就是我们人生的至高点，就能听到所有疾病的心声。

第一章

循环系统疾病

循环系统疾病包括了心脏和血管的疾病。心脏是人体的情绪中心，与情绪波动密切相关；血管是传递情绪的通道，将各种情绪传送给全身各处。

当我们遇到负面情绪，也许您会不停地告诉自己，忘了吧，已经过去的事情就不要再想了。那只是大脑层面忘却了，而心脏不会忘记，曾经经历的负面情绪、创伤、痛苦，都会存留在心脏当中，越积越多，有朝一日，终于导致了心脏疾病的发作。

我们又经常忘记生命中真正的欢乐，而是被自己编写的“泡沫剧”——功成名就、豪宅名车——所吸引。我们学会了圆滑世故、内心冷酷，把快乐都从心脏里挤走，使心脏累得逐渐衰竭。

所以心脏病并不是在攻击我们，而是在提醒我们注意。

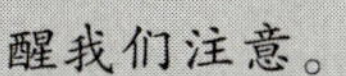

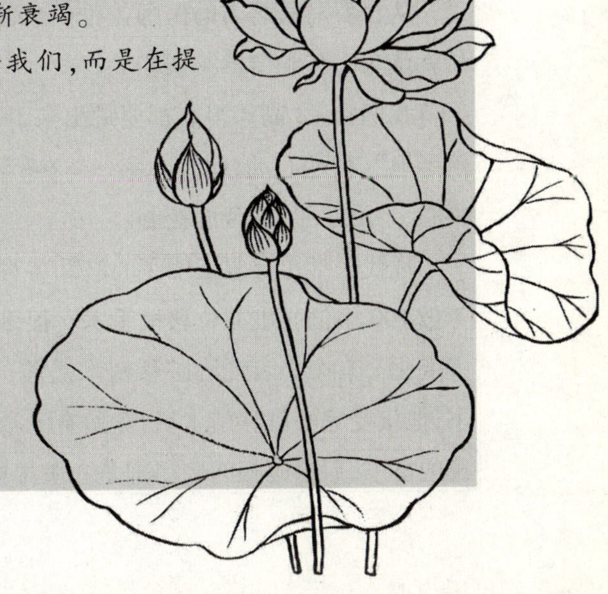

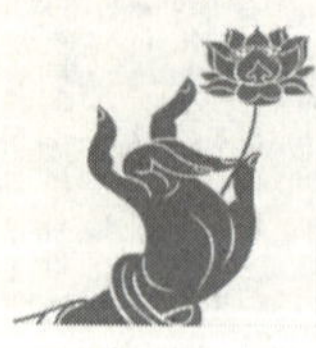

第一节 我心匪石——心脏病概述

自古至今,举世闻名的艺术大师、各国总统政要、铁腕总裁,很多都很小心,却总被心脏病突然袭击,而未能有效躲避,到底是什么原因导致这人类第一杀手来袭呢?

自古至今,儿行千里母担忧,柔肠百转,心疼子女,怎么也会和冠心病关系密切呢?古代没有那么多,为什么科学发达的现在,每天却有几千人死于心脏事件?

让我们先来从心脏的"三个代表"谈起。

一、心脏代表"情绪、感受"

中国古代,就有很多著作阐明了心脏代表人的情绪变化、精神意识感受:

《灵枢·邪客篇》说:"心者,五脏六腑之大主,精神之所舍也。"

《内经·灵兰秘典论》中说:"心者君之官也,神明出焉;"

《诗·小雅·杕(dì)杜》:"日月阳止,女心伤止。"

心脏不仅仅是五脏六腑之大主,也是身体的中心——它基本位于身体的中间位置,稍微偏向左侧,也就是倾向于"感受、情绪"的一侧(身体左侧,相应于大脑右半球,右脑掌控我们的感受、情绪)。

西方人也同样认为心脏代表情绪、感受。

从古罗马最著名的医师盖伦(公元138-201,他的医学理论统治欧洲一千年)开始就认为心脏和情感密切相关。

我们常说"高兴得心都要跳出来了""心早就飞到了九霄云外""心里的石头终于落了地",怦然心动,动人心弦……在所有的这些表达中,都表明心脏是一个人的情感中心,不受意愿、理智的控制。

现代医学也反复证明了心脏和各种感受、情绪、性格之间的关系。某著名医院每年做100多例心脏原位移植手术。很多家属说患者术后和术前相比,性格、习惯有较大变化。有个患者说心脏移植术之前,自己不会画画,感情迟钝,从未给妻子写过情书,他接受完心脏移植术后,竟然有了洁癖!还开始画画,给妻子写情感细腻、图文并茂的情书,后来刨根问底得知是心脏提供者非常喜欢写绘画、文学,还有洁癖。

看来心脏移植手术不仅仅是移植了心脏,同时也把心脏原主人所具有的性格、情感等一并移植、融合了过去。这进一步证明心脏是一个人情绪、情感的中心。

心脏代表中心,大家并不陌生,我们经常比喻首都北京是祖国的心脏。心脏(情感中心)是不受大脑(理智中心)控制的,例如,我们可以让大脑支配自己做很多事情,却无法让大脑控制自己的心脏跳快或跳慢。

同样,我们的感情也是不受理智控制的。举例来说,当一个人失恋的时候,尽管理智上明白"天涯何处无芳草,何必独恋一枝花",可是这失恋的人依然会"女心伤止",泪眼娑婆。

一个人,有两个中心,大脑是理智的中心、心脏是情感的中心。当我们遇到负面情绪,也许您会不停地告诉自己,忘了吧,已经过去的事情就不要再想了。那只是大脑层面忘却了,而心脏不会忘记,曾经经历的负面情绪、创伤、痛苦,都会存留在心脏当中,越积越多,有朝一日,终于导致了心脏病的发作。

很多患者患病后,我问他生活中遇到了哪些难题,他们总是会说,我很好,工作也好,家人也好,没遇到过什么难题啊。但是最后在层层剖析下,都可以发现,这些患者曾经都经历过一些创伤,只是他们以为大脑忘记了就没事了。

那些表面上控制、压抑的情感,心脏会记住它,而适时以疾病的方式来反抗。

心脏病患者往往意志力强,偏向于理智。

诗经中的《齐风·南山》:"我心匪石,不可转也。"意思也就是说:我心并非鹅卵石,不能随便来滚转。比喻一个人意志坚定,不忘初心。

一个完整的人,意味着心与脑之和谐,情感与理智之和谐。

如果一个人缺少感受、情感的部分,而过分依赖理性、意志的话,就会给人以"铁石心肠"的印象。

一个完全理智的人(脑型)会偏于一隅而显得冷漠无情;一个完全情绪化的人(心型),会冲动。只有在心和脑、情感与理智达到平衡,相辅相成的时候,一个人才会圆满,就像阴阳图中阴和阳达到了平衡状态。

心脏病患者即情感与理智没有达到平和,他们往往意志力彪悍,过于理智。

二、心脏代表"爱"

美国俄亥俄大学曾做过这样一个实验:喂 2 组兔子高胆固醇食物,2 组兔子的冠状动脉均出现严重阻塞;其中一组兔子每天有人爱抚,另外一组没有。实验结果证实,受到爱抚的兔子发作心脏病的概率,比没有受到爱抚的兔子降低了 60%。

我们各种感受中,尤其是爱的感受,与心脏最为密切相关。

西方文化中,从 13 世纪开始就用“♥”代表爱。因此有些国家升国旗时右手掌放在心脏前面,表示“祖国在我心中”。

就如德国画家威廉 · 布施画的《象征爱之热情的心》一般。被爱神厄洛斯(丘比特)之箭射穿的心是文艺复兴时期作品的一大主题,也是每年 2 月 14 日圣瓦伦丁节(也就是所谓的情人节)的主题之一。

中文更有“爱心”一词,而并非“爱肝”“爱肾”。中国古人造词并非空穴来风,很久以前,古人就发现了“爱”与心脏的关系。“爱心”一词的起源最早可追溯到《黄帝内经》。

心脏五行属火,代表色为红色,即爱的颜色。火红的心脏向全身输送血液,就好比火红的太阳将它的光和热洒遍地球一样。

所以,心脏代表爱。当一个人感受和表达爱的时候,我们会说,他“敞开心扉”。一对恋人相爱时,我们会说,他们“心心相印”。如果我们“心系某人”,就表示我们爱某人,爱某人就表示我们愿意向他们敞开自己,让他们进入,于是我们成了“敞开心扉”“心胸开阔”的人;相反,当我们不爱一个人,就会“紧闭心门”“心胸狭窄”。

科学家最新研究发现,心脏病明显症状出现之前,信号就在手指上显现了。方法是:给血压计加压,当血压计的袖带膨胀时,流向手部的血液减少,手指温度下降,5 分钟后,将血压计的压力恢复正常,手指温度恢复的速度越快,心脏越健康,反之,则有患心脏病的征兆。

还真是应了那句 “十指连心”呀。

《二十四孝》中有个“啮指痛心”的故事:曾参,字子舆,春秋时期鲁国人,孔子的得意弟子,世称“曾子”,以孝著称。少年时家贫,常入山打柴。一天,曾参又打柴去了,家里来了客人,母亲希望儿子赶快回来,就用牙咬自己的手指。曾参忽然觉得心疼,知道母亲在呼唤自己,便背着柴迅速返回家中,跪问缘故。母亲说:“有客人忽然到来,我咬手指盼你回来。”曾参于是接见客人,以礼相待。

所以我们平常说手热的人有仁爱之心,同时,那也是因为手热的人本身心脏健康,内心充满爱!

“理智”的人,实际上往往是缺少爱的人,他们凡事有所保留而不肯完全敞开自己。心脏病患者在阻断自己对自己的爱,阻挡自己所要寻找的爱。有心脏方面疾病的患者很多过于以自我为中心,不知如何向他人表达自己的爱意,很多患者没有得到他人足够的爱。

通过阻挡爱的流动,阻碍了自己内心之真正的渴望。

“心胸狭窄”的人,永远不会把心献给别人,对每一件事都“不热心”;相反的,“心软”的人是“全心全意”去爱别人,毫无保留,真正做到了“蜡炬成灰泪始干”的人。

“心软”的人,超越了“理智”的人,即老子《道德经》里说的:“天下之至柔,驰骋天下之至坚。无有入无间,吾是以知无为之有益。不言之教,无为之益,天下希及之。(天下最柔弱的东西,腾越穿行于最坚硬的东西中;无形的力量可以穿透没有间隙的东西。我因此认识到“无为”的益处。“不言”的教导,“无为”的益处,普天下少有能赶上它的了)。”“含德之厚,比于赤子。毒虫不螫(shì),猛兽不据,攫鸟不抟(tuán)骨弱筋柔而握固。(道德涵养浑厚的人,就好比初生的婴孩。毒虫不螫他,猛兽不伤害他,凶恶的鸟不搏击他。他的筋骨柔弱,但拳头却握得很牢固)。”

我们经常忘记生命中真正的欢乐,而是被自己编写的“泡沫剧”——功成名就、豪宅名车——所吸引。我们学会了圆滑世故、内心冷酷,把快乐都从心脏里挤走,使心脏累得逐渐衰竭。

心脏病并不是在攻击我们,而是在提醒我们注意。

一切有为法,如梦幻泡影。

三、心脏代表“同情、心疼”

“心疼”这个词具有一语双关的作用,既表示心前区的疼痛,也表示疼爱、舍不得。心疼!心疼!心就真的会疼。

心疼孩子、心疼房子、心疼票子……乱动心情者,易得心脏病。

还有很多人虽然值得心疼的现实生活中的事不多,但是对于电影、电视剧特别入戏,感同身受,比剧中人还心疼。各种电视剧已经潜移默化地影响了越来越多的人,成为一些人得心脏病的原因。

例如,很多人家庭本来很和睦,看了电视剧中婚外恋、婆媳大战等等内容后产生了恐惧感,开始不知不觉效仿电视剧中的情节处理自己的家庭事务。然而,现在很多电视剧给予的处理人际关系的方法是错误的,观众效法之后,未能获得很好的作用,反而有可能气出心脏病。正确的做法是向专家学习,才能获得正确的解决各种家庭矛盾的方法,使人际关系越来越和谐美好。

解决心疼、同情之道请参见本书第三节“心绞痛”部分。

四、爱恨交织

既然心脏代表爱,那么爱的反面——嗔恨心,就会伤害到心脏本身。很多心脏病患者都是爱恨交织。

怨恨是一种非常强烈的情绪,俗话说“恨之入骨”,这种情绪有深入骨髓的势头,日久必然耗伤心血,导致心经淤堵。心经淤堵导致很多心血管疾病甚至猝死。

《黄帝内经》曰:“心者,君主之官;主明则下安,主不明则十二官危。”

也就是说心脏在五脏六腑当中是起主导作用的,是主神明的。

心本来是一个火红的、非常开放的、爱意满满的状态,这是它的自然状态。而恨是黑暗的、收缩的状态,时间一长破坏了自然状态,就成了心脏病。

心脏病患者遇不顺易沮丧,常因咽不下这口气,而记恨一辈子,恨气入心,藏于心化为毒,聚之成病。

心脏将血液、营养供给全身,心脏之于全身,好比父母之于儿女,心脏是全身的父母,父母对儿女的爱恨情仇也容易引发心脏病。

有个朋友,多次患心肌梗死,后来找到病根了:他恨他儿子,恨铁不成钢,恨得咬牙切齿、哭得泣不成声。很多老人得心脏病都是因为儿女。其实有句俗话叫做“虎父无犬子”。当您认为自己的孩子是“犬”的时候,自己就算不是“犬”,至少也不是“虎”。有的人不承认,就认为自己是“虎”,孩子是“犬”,生气自己怎么生了这么个孩子。那是因为您还不了解,孩子其实就是我们潜意识的黑暗面的投影,而绝大多数人是不愿意承认自己的黑暗面的,以为只是孩子有那个缺点,自己没有。但是从外人的角度看,就会很清楚地看到您和孩子的相同点。您不也是这样吗?看着别人的孩子,我们常说的一句话是:“这孩子跟他妈/爸一模一样!”

恨也包括我们对周围世界的某些事件、现象,抱持蔑视、否定的看法。还有的患者喜欢抱怨政府、议论名人政事。这时候的心是被负能量所围绕,气血自然堵塞。

心,只有处于自然欢喜状态的时候,我们的气脉、血管才会处处通畅。

《二十四孝》中有个“戏彩娱亲”的故事:

春秋时期楚国隐士老莱子,他孝顺父母,拣美味供奉双亲,70 岁尚不言老,常穿着五色彩衣,手持拨浪鼓如小孩子般戏耍,以博父母开怀。一次为双亲送水,不小心摔倒,为了不让父母担心,装作假装摔倒的样子,躺在地上学小孩子哭,引二老开怀大笑,身心都处于自然欢喜状态。

三岁前的儿童,平均一天笑 150 次,心脉通畅,没疾病,古人称小孩为纯阳之气;然而,成人平均一天仅仅笑 7 次。尤其是我们中国人,从全世界范围来看,笑的次数是最少的,一天到晚板着脸,笑容很少见。中国人貌似习惯于严肃认真,其实是压抑着自己的真实想法。

心灵药方——解除怨恨之道

怨恨，是一种对他人不悦的情绪反应，也是由于某些原因心理充满强烈不满或仇恨，这种情绪是潜藏于心中隐忍未发的怒意。

怨恨的深层原因是自己的需求没有得到最基本的满足。

即使我们压抑自己，怨恨并没有表现出来，但那怨恨却也渗入身体与心灵，增强了自己的懦弱感与受害感。

怨恨阻碍我们开启智慧，阻碍我们运用更好的能力、更高的水平来处理很多困境。

当我们深陷怨恨，就如身陷囹(líng)圄(yǔ)。不仅困境没有解决，反而会随着怨恨的加深，在囹圄中越陷越深，不能自拔。

当我们怨恨某个人、事、物时，请思考我们背后未被满足的内心需求是什么？当我们去处理自己那些真实的需求时，会发现一切就变得相对简单了。

举个例子，很多人抱怨不想上夜班，其实这只是表象，我会继续请她们告诉我不想上夜班的背后更深层的原因，她们的原因各不相同：有的人说上夜班会导致生物钟紊乱，导致失眠，有的人觉得上夜班危险，有的人认为上夜班总是被人呼来唤去，忙得团团转……可见正是因为这些背后未被满足的内心需求，而痛恨上夜班。如果接下来妥善处理好这些未被满足的需求，那么这个问题就迎刃而解了。

找到了怨恨背后的需求之后，闭上眼睛，请将注意力集中在我们的需求上，并且慢慢去感受怨恨，可以尽情地去发泄掉这些情绪，不论您是痛哭流涕，还是暴跳如雷。此时，您会感觉到怨恨就像一股龙卷风，把您吹得晕头转向，离爱也越来越远。接下来，请您再想象自己已经逃出了这龙卷风，作为局外人在观看这个怨恨。在怨恨中，在怨恨之外，全方位、多角度地观看这个怨恨，看看自己会有何感受？您会感受到这个怨恨越来越小，离爱也就越来越近。这些怨恨都是虚幻的，其实是自己的心魔在作怪。

只有您自己，才是能够满足自己需求的人，把希望建立在任何人身上都是徒劳无功的。

抱怨，只会导致自己轻如鸿毛，让别人看到您变得越来越渺小。有智慧的人，会透过现象看本质，立刻改变这种不良的心态，而加强处理我们真正需要处理的问题的能力。

彗星，又叫“扫帚星”，“彗”的本义就是“扫帚”。而“慧”，其实就是“彗”在“心”上面，意即清扫心灵。就如神秀大师所说：“身是菩提树，心是明镜台，时时勤拂拭，勿使惹尘埃。”我们的心常常会被俗事污染，以至于都看不到自己的本来面目，我们要经常扫除心里的这些尘世之土，我们的心才能时时健康。

五、逞强好胜

心属火，古希腊著名哲学家柏拉图将正四面体代表火。

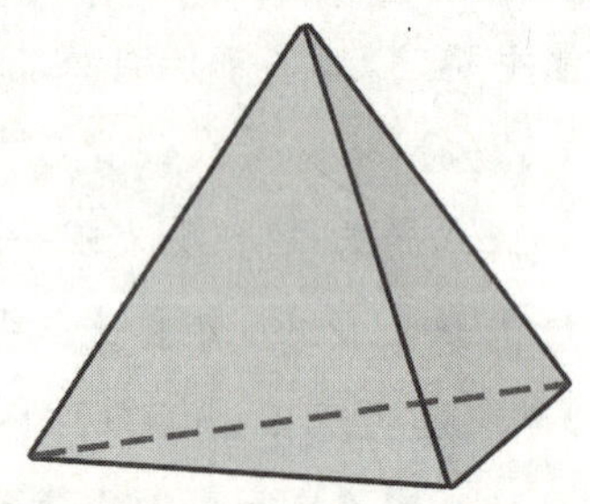

火的秉性是急躁、爱逞能、脾气暴、爱发火。

心脏病患者也是这样，他们很多人能力超群、心高气傲，争强好胜，不肯服输。

有个患者就是非常争强好胜，无论做什么事，她都要争着做得最好；当别人超过她时，就想方设法再超过人家：出去挤公共汽车，她竟然能保证每次都是抢在第一个上车；嘴也争强好胜，从不服输，别人指出她的问题时，她就是无理也会搅三分，直到得了心梗，躺在心内科病房，我对她说：“您患的是心肌梗死，”她仍旧较真：“我心脏好着

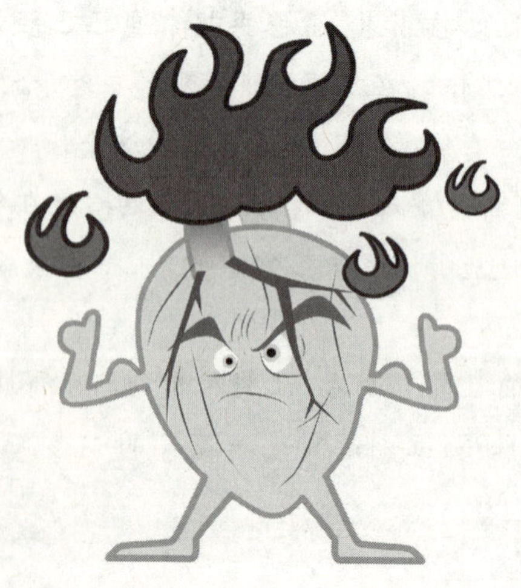

呢！上周还去爬山啦，我是第一名。每年查体，医生都说我正常！我绝对没有心脏的问题！”就是不服！

火大伤心。

六、喜伤心

《素问·经脉别论》讲："喜伤心。"这里所说的"喜"并非刚才说的"爱""欢乐""喜悦"，这里的"喜"指的是"淫喜"，"淫"是"过多、过甚"的意思，"淫喜"含有好大喜功、得意忘形、满足自私欲望的含义，是过了头的喜。"淫喜"不是爱的情感，反而会让心脏更加坚硬而失去应有的弹性，给心脏更大的压力。就像我们平时说的"乐极生悲"。

《儒林外史》第三回"范进中举"就是一个典型的例子：范进从20岁到54岁，整整考了35年乡试，都没中举。最后一次，他得知中举后，便患了"失心疯"："自己把两手拍了一下，笑了一声，道：'噫！好了！我中了！'说着，往后一跤跌倒，牙关咬紧，不省人事。"喜过头了而生出悲来。

"气死兀术，笑死牛皋"，《岳飞传》里的牛皋也是开心过头死了。

"淫喜"性格的人之所以会乐极生悲，原因是他们过于在意他人的评判了，他们就像加满油的汽车，每天都在贴地飞驰，以期望得到他人眼中的功成名就，久而久之，心脏承受不了这样持续强大的压力，就出现了心脏疾患。

心脏病患者容易兴奋、激动不已。

七、礼

心对应的"五常"是"礼"。（见上一章"理论基础"部分）

礼是什么？就是秩序，也就是指的五伦关系。父慈子孝、兄友弟恭、夫正妇顺，内外有别，长幼有序。

不讲礼节的人，首先心中是没有爱的，即使有爱，也不会有礼有节地给予别人，没有爱，又如何让心脏保持健康呢？付出了很多爱，狂乱而无序，亲儿子也不乐意接受，又如何让心脏保持正常节律呢？

八、语言对心脏的伤害

芭芭拉·乐芬所著《你的身体相信你说的每句话》写到："思想化为神经的脉冲，沿着神经轴快速传递而启动了肌肉和腺体，就好像电话讯息化为电子讯号，沿着电话线传送一样。"

如果您经常说这些口头禅:“心里堵着块石头”“真让我心疼”“心里难受”“我的心哇凉哇凉的”“心在滴血”……那么可能就会有患心脏病的倾向。

这些消极的口头禅并非说完就完了,每说一次,大脑就会接收一次指令,并把任务下达给身体,日久天长,身体当然会收到讯息,从而可能产生疾病。

如果您真的喜欢说口头禅,那么请改为一些积极正向暗示大脑的口头禅吧!例如“我非常开心”“很多愉快的事情正等着我呢”……

九、压力

美国哈佛大学医学院的研究人员对4000名有心脏病发作史的患者进行调查后得出结论:心脏病的发作具有较明显的节律性,上午6-9点为心脏病发作的“高峰期”,上午9点发作的心脏病患者要比晚上11点发作的患者多3倍,猝死的概率也往往会在上午9点左右最高;在一个星期的七天当中,心脏病突发的病例以周一最多,所以周一早晨9点时段发作的患者最多。

世界上没有一种动物会如此这般,在某个明显的时段暴发疾病。只有人类有此奇观。

因为周一早晨是一周工作的开始,这个时段人们心率较快、血压较高,分泌肾上腺素也较多,压力较大(所以现在有很多人赞同“周一请吃素”)。事实充分证明了心脏病和压力之间的关联。

每个人都有压力,但是不同的人应对压力的方式不同,有的人会逃避压力,那么他会患逃避压力应得的疾病,本书后面的章节会详细提到。而心脏病患者应对压力的方式是:他们认为紧张和承受压力是有必要的,“人无压力轻飘飘”,他们认为有压力才能做成大事,以至于他们把任何情况都看作压力,即使吃饭、聊天也是目的性极强,为达成某个目标而去吃饭、聊天,不能放松一刻,故而他们所承受的压力更大。

心室肌肉收缩的时间(工作)仅仅持续0.3s,接下来的舒张期(休息)为0.5s;也就是说,心脏的工作时间比休息时间要短。如果您不应天时,逆天行事,非要让自己的工作时间比休息时间多,小小的心脏是不堪重负的,岂会不产生心血管疾患。

十、心膝相应

很多心脏病患者膝关节也有问题(当然膝关节有问题的人未必有心脏病)。

从经络学的角度看:小肠经与心经互为表里,小肠经下络脉起于小肠,向下沿大腿正中向下通过膝关节后与胃经相交于下巨虚穴。因此,当心脏出现疾患,小肠经必会受牵连,小肠经的下络脉当然也在劫难逃。这也是心膝内外相应的原因。

因为心脏是我们全身血液的动力源泉，膝关节是人体最复杂的关节，是我们行动的动力源泉，所以心膝内外相应。

膝关节的前面与心脏的后面相应；膝关节的后面与心脏的前面相应；膝关节的内侧与心脏的左侧相应；膝关节的外侧与心脏的右侧相应；膝关节的上方与心房相应；膝关节的下方与心室相应。

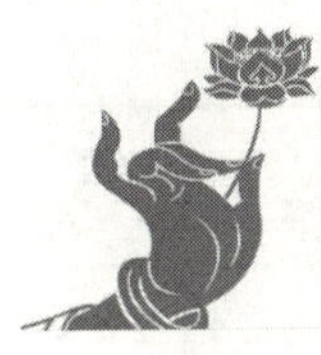

第二节 处心积虑——冠心病

所谓冠心病，是冠状动脉粥样硬化性心脏疾病的简称，包括无症状心肌缺血、心绞痛、心肌梗死、猝死这四种情况。

梅耶·弗雷德曼和雷·罗森曼博士在他们的著作《A 型行为和你的心脏》中指出冠心病与“A”型人格有关。

A 型人格的人群，大多数为人正直，有责任心。他们有追求完美的倾向，好胜心强，事事操心，处处挑剔，脾气火爆。虽然他们喜欢抱打不平，内心动机是好的，但性格刚烈，易亢奋，有一股很强烈的闯劲，遇事易急躁，很难淡定。他们常以自己的标准衡量和要求他人，以致在与人相处时，往往带有冷漠、厌恶、嫉恨的情绪；甚至与自己的父母和配偶也难以平和相处，人际关系时常紧张。

A 型人格的人群很有才华，但是他们也喜欢炫耀自己的才华；追求他人的褒奖；喜欢挑战极限压力，过度操劳；习惯于突击完成工作，缺乏耐心，不能悠闲处理事务；他们经常使自己的心理与身体处于过度警觉状态，拒绝内心真实情感，不肯吐露真实的心声。

冠心病患者坚信“适者生存，不适者淘汰”。

他们深信：心软是懦弱的表现，只有心如匪石、处心积虑地做好每一件事，才能立于不败之地。于是他们的心脏也接收到指令，心血管不断变硬，直到患得冠心病。

据说狮子座（出生日期为 7 月 23 日 –8 月 22 日）的人倾向于这种性格，故而狮子座的人较易受到冠心病的光顾（如有雷同，请狮子座们不要狮子吼）。

心灵药方——解决冷漠无情之道

冷漠无情，以心理学角度来看，是一种自我保护，保护自己免于痛苦、免于危险、免于受到伤害，背后的重要情绪其实是就恐惧。

我们可能有一个误区：认为心慈手软的人容易受到伤害。所以，大部分人抱着“人善被人欺，马善被人骑”的观点，使自己逐渐远离善良，远离心太软而变得冷若冰霜。

但是，冷漠无情真的可以免于痛苦、免于危险、免于受到伤害吗？

鲁迅《藤野先生》里面分析得特别尖锐：“冷漠的人甚至喜欢看杀人，表面上看胆子很大，实际上正是因为内心的恐惧驱使他们这样做。”

冷漠麻木，表面看似乎不那么痛苦了，这就是冷漠无情人的自我保护方式——以为心死了就不再心痛。然而事实恰恰相反，心死是更大的伤痛，可以直接导致冠心病。

那么，什么才是战胜冷漠无情的法宝呢？

有科学家做过统计，他们选择了哈佛大学、耶鲁大学等著名大学中的智商、情商差不多、年纪相同的学生，观察他们30年以后的差异。同样是著名大学出身，有的人碌碌无为，有的人却已经成为行业中的佼佼者。再仔细研究成为佼佼者的人为什么会从同样智商、同样情商的人当中脱颖而出呢？

答案是，他们非常懂得“爱”。

让我们来读一下爱因斯坦给女儿 Lieserl 的信：

当我发表相对论理论的时候，几乎没有人能理解。而我现在揭露出来要传达给人类的，更将会与现有人类对世界的误解和偏见产生冲突。

我要求你保护这些信件越久越好，几年，几十年，直到社会进步到能够接受我下面将要所解释的。

有一种无穷无尽的能量源，迄今为止科学都没有对他找到一个合理的解释。这是一种生命力，包含并统领所有其他的一切。而且在任何宇宙的运行现象之后，甚至还没有被我们定义。这种生命力叫“爱”。

当科学家们苦苦寻找一个未定义的宇宙统一理论的时候，他们已经忘了大部分充满力量的无形之力。

爱是光，爱能够启示那些给与并得到它的人。爱是地心引力，因为爱能让人们互相吸引。爱是能量，因为爱产生我们最好的东西而且爱允许人类不用去消除看不见的自私。爱能掩盖，爱能揭露。因为爱，我们才活着，因为爱，我们死去。爱是上帝，上帝就是爱。

这个驱动力解释着一切，让我们的生命充满意义。这是一个我们已经忽略了太久的变量，也许因为我们害怕爱，因为这是宇宙中唯一的人类还无法随意驾驭的能量。

为了让爱能够清晰可见，我用最著名的方程式做了个简单的替代法。如果不是 $E = mc^2$；，我们接受治愈这个世界的能量能通过爱乘以光速的平方来获得，我们就得出这样一个结论：爱就是最强大的力量，因为爱没有限制。

在人类无法运用和控制其余所有宇宙上的那些与我们作对的能量之后，我们迫不及待地需要另外一种能量来滋养我们。

如果我们想要自己的物种得以存活，如果我们发现了生命的意义，如果我们想拯救这个世界和每一个居住在世界上的生灵，爱是唯一的答案。

也许我们还没有准备好制造一个爱的炸弹，一个能量满满的装备来彻底地摧毁能够导致地球毁灭的仇恨、自私和贪婪。

然而，每一个独立的个体内在都带着很细微的但是待释放的强大的爱的发电机。

当我们学会给予和接受这种宇宙能量的时候，亲爱的 Lieserl，我们就得承认爱能降服一切，爱超越每一个存在和任何存在，因为爱就是生命的精髓。

我深感遗憾，没有能够表达我内心深处的东西，这让我一生都在为你而受鞭打着。或许，现在抱歉太晚了，但是时间是相对的，我需要告诉你的是，我爱你，谢谢你，因为我终于找到了最终的答案！！

——你的父亲

A. Einstein

爱与恐惧是人类的两种基本情绪，心中的恐惧占上风时，爱就被挤没了，反之，心中充满爱，恐惧也就没有了容身之地。

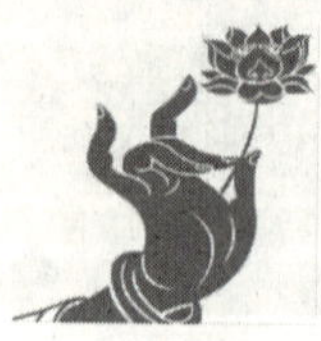

第三节
护花使者——心绞痛

心脏和爱情有着悠久的渊源。

乔万尼·薄伽丘小说《十日谈》中第四天,第一个故事《绮思梦达》讲的是唐克莱亲王杀死了女儿的恋人纪斯卡多,并取出他的心脏,盛入金杯,送给女儿绮思梦达,女儿吻着它,泪水滴在上面,服下毒药,将恋人的心脏放在自己的心上,无言地等待死亡。

这个故事不仅仅呼应了我们前面提到的"心脏代表爱",也让我们从故事中读到了唐克莱亲王的专制,以至于女儿宁愿用生命去对抗这专制,而心绞痛患者何尝不是专制、狭隘的化身呢?

有个心绞痛患者向我讲述了他所谓浪漫的爱情故事:一次去超市买东西,他让女朋友在外面等一下他。当他买完东西刚跨出超市门口的时候,竟然发现一个陌生男在凑近女朋友说着什么。他顿时怒火中烧,二话不说,抡起一块砖头打倒那位男青年,拉起女朋友就跑……

这就是典型的心绞痛患者的性格,做"护花使者"做到"心胸狭窄"得不能让女朋友和任何一位男士交谈的地步。

心绞痛往往发生在孤独无助之时,尤其是在社会重压和家人疏离自己的双重打击之下。

心绞痛患者注重实际,往往不懂得如何表达爱,不信任爱情,甚至对爱情有恐惧心理,以为只有物质的诱惑才能换来爱情。天长日久,代表爱的心脏变得像机器一般冷若冰霜,并最终导致心绞痛。

心绞痛患者的性格特征:

1. 热衷于身外之物(五子:妻子、儿子、票子、房子、车子)的追求,把内心里的真正快乐全都挤走了。

2. 忽然有太多恐惧情绪,不爱自己、不爱这个世界。

3. 血液代表财富,心绞痛的患者血液不通,表明财富方面突然遇到较大危机。

4. 争强好胜,当自己不如别人时,嫉贤妒能,不能容人。

心灵药方——解决嫉妒之道

当一个人希望得到对于自己来说很重要，却又不能轻易得到的东西，此时，他看到别人拥有这个东西，嫉妒心理便由此悄然产生。

其实，嫉妒的背后是一个人希望自己变得更好、更强大的心理，这种心理非常好，只是方式用错了。

嫉妒的方式使人变得自我封闭，或者充满敌意，而最终没有达到使自己更好的目的。

“妒”与“毒”同音，嫉妒的人毒害的其实还是自己。

天主教将“嫉妒”定为七宗罪之一。七宗罪指：骄傲、悭吝、迷色、忿怒、贪饕、懒惰、嫉妒。由13世纪神道会神父圣多玛斯·阿奎纳列出，但丁的《神曲》和乔叟的《坎特伯雷故事集》中对七宗罪的论述最为著名。

文艺复兴时代和巴洛克时期的艺术作品中，常用一位撕开自己的胸膛，肆意咀嚼自己的心的妇女来表现嫉妒。

英语“eat your heart out”表示嫉妒，直译为“将心吃净”。

故而容易嫉妒的人易患心脏病。

“当您没鞋穿的时候，请想一想还有人没有脚。”其实您已经拥有了所有应该属于自己的东西。

企图获得不该属于自己的东西显然是件非常危险的事情。

自古至今，那么多贪官就是很好的案例，家里放着黄金万两、数千万的人民币，几代人都花不完，可结果呢，福还没享着，自己就提前一命呜呼，还是不要太贪了吧！这样，国家反贪总局也就不再用加班加点，日夜操劳了。

尽可能多地赞美他人是医治嫉妒的良药。

当您发自内心、真诚地赞美他人的时候，您的潜意识和他人潜意识中美好的那部分是重合的，于是就会将他人美好的那部分吸引到您的美好生活中来。

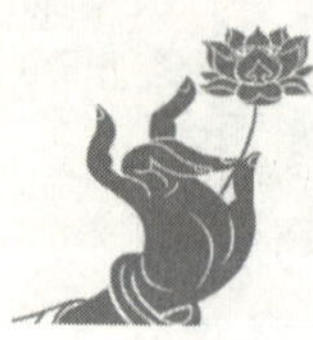

第四节 嫉贤傲世——心肌梗死

心肌梗死患者的性格特征：

一、充满同情心

对人充满怜悯之心，尤其对女性，怜香惜玉的人常感到胸口疼，他们甚至想要替代别人的痛苦。

他们非常热情洋溢，乐于助人，但方式方法却不是最妙的，好心有时没得到好报，痛苦铭记在心。于是，他们的心慢慢地对爱与欢乐关上了大门，血管渐渐粥样变硬、狭窄。

他们往往压抑着心痛的感觉，所以问题都自己扛。因为心疼的力量主要是向内部聚集，一般都会是隐痛、闷痛，所以心绞痛时，按着心前区会好受一些。反之，人们不会压抑外伤（例如摔伤、割伤）的疼痛，因为，外伤的力量主要是向外喷发，所以外伤都不喜触碰。

心灵药方——解决心疼、同情之道

很多人认为心疼、同情别人是一种善良的行为，他们总是想不明白，为什么心疼、同情别人会给自己带来痛苦？

可怜之人总是有可怜之处，您首先应该明白，那个被您心疼、同情的人的所有苦难往往都是他自己一手造就的。您心疼他、同情他，您的潜意识就和他的潜意识有了重合的部分，也就是说，您也会具备遭受同样苦难的潜能。

心疼、同情也是骄傲的产物，当您心疼他人之时，便是自己高高在上之时。心疼、同情的产生有个前提，这个前提就是：您认为自己比那个被心疼、同情的人强。所以心疼、同情是一种侵略性的感情，会和对方的感情中间竖起一道高墙，招致对方的敌意，这也是很多人好心没得到好报的原因。

比如，当我告诉我的一个朋友，我掉了颗牙后，她每次见到我都会说："哎呀，你可真是可怜啊，这么小的年纪就掉了牙，多痛苦啊！"虽然她是好心，毫无恶意，但是这话给人感觉很不舒服，不舒服的原因就是因为给人感觉她牙齿健全，很高高在上。

有个方法能够证明自己是否容易心疼、同情他人：胸部正中线上，平第4肋间，两乳头连线的中点是膻中穴，主管爱和同情心，按一按，疼不疼？如果疼就说明较易产生同情心，或者有爱的缺失，平时多揉揉这个部位，直至不疼，便可有效治疗心疼的问题。

您可以帮助他人，但不是心疼他、同情他、可怜他。帮助他人的方法有很多：财物、善意的理解、情绪上的安抚，甚至直接拒绝他人有时候也是对他人的帮助。

很多情况下，我们自以为是地帮助了别人，其实最终是害了别人。

古时候曾经有个故事：两个盗贼甲、乙分别抢劫了两个大富豪的财物。甲抢劫的那家大富豪是个出名的仁慈的人，他认为自己应该多多行善，就原谅了甲，乡民们拍手称好；乙抢劫的那家大富豪是出名的暴戾的人，他将乙暴打一顿，乡民们觉得这个富豪简直是为富不仁。

第二年，村民们听说有个人杀了人，要被处以死刑，大家都去刑场观看，发现这个杀人犯竟然是甲。

原来，那个仁慈的大富豪原谅甲之后，甲以为抢劫不是可耻的行为，于是变本加厉，抢劫更多东西，直至有一天杀了人，悔之晚矣；而乙被暴打后，痛定思痛，改过从良，现在已经做起了小买卖，生意兴隆。

那个仁慈的富豪这才明白自以为是善，结果却间接做了一件坏事！

再比如一只猴子，看到河里有一条小鱼正在漩涡里挣扎，它就把小鱼从水里捞了出来救到岸上。请问猴子做的是善事还是恶事呢？这只猴子是善良的，希望救那条鱼，但是，它是以自己的思维方式衡量鱼，没有考虑到鱼的需求，结果也是好事变成了坏事。

聪明的读者分清善恶的区别了吗？

按别人的思维方式满足别人的需求是行善；按照自己的思维方式，自以为是满足别人的需求是作恶。

"好人有好报"是亘古不变的真理，如果您认为自己是好人，而没得到好报，那一定是自己某方面做的有不妥当的，自己不知道而已。

所以说，善良也是需要智慧的，如果想做善人，一定要先了解别人的需求。

有些时候，同情不一定是帮助他人的最好办法，而最好的方法应该是“共情”。

“共情”最早是由人本主义创始人罗杰斯所阐述的概念。

大家知道共情的作用有多大吗？

罗杰斯每天要治疗数百名患者。然而，他却从早到晚一句话都不说，看着一个又一个患者在他面前哭诉，用强大的共情能力和患者做心与心的深层沟通。

虽然他一言不发，但是很多患者说，当他一见到罗杰斯的时候就突然觉得自己好了！一粒药都不用吃。所以，罗杰斯每天能够疗愈很多患者。这才是真正的心理学大师！

心疼、同情在很多时候是苍白无力的。

智慧的爱是把真、善、美送给他人，理解、尊重他人。心中的爱越多，心疼就会越少。

心疼、同情会使他人产生卑微感、内疚感，这不是真正的爱。

真正的爱是让你爱的那个人得到安宁。

二、心胸狭窄

心肌梗死是冠状动脉血管受阻，心肌供血不足造成的，血管狭窄了，也暗示患者不能接受外界事物，心肌梗死患者可以说是“心胸狭窄”。

现在西医治疗颇具双关性：给患者舌下含服硝酸甘油片，不就是含服炸药吗？将自己的心胸炸开，不再狭窄。

注：硝酸甘油（Nitroglycerin），是甘油的三硝酸酯，是一种爆炸能力极强的炸药。1847 年由都灵大学的化学家索布雷洛发明。经撞击或摩擦极易引起爆炸，爆炸时产生大量气体。所以患者可以看到硝酸甘油的药瓶都是褐色的，以用来遮光，避免爆炸。

对付心胸狭窄的唯一方法就是扩展，就像硝酸甘油炸开心胸一样，扩展就是要接受原先逃避的事情。

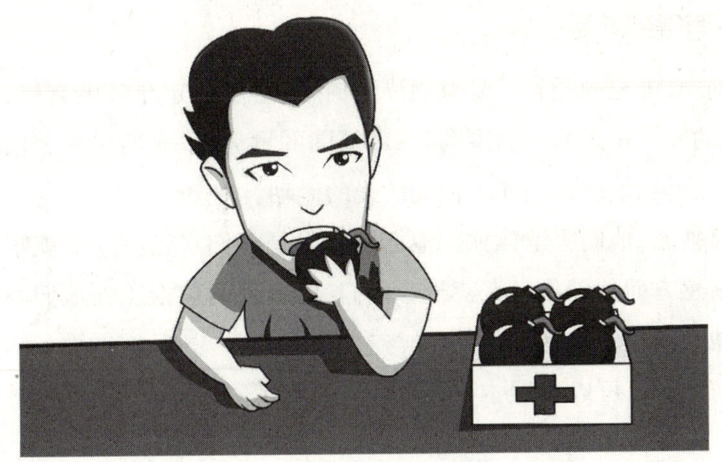

“心胸狭窄”的人往往是搬起石头先砸了自己的脚，别人依旧逍遥自在，自己却痛得喘不过气来！

三国时期周瑜的性格特征之一是器量狭小，嫉贤妒能。当孙权决定联合抗曹时，命周瑜组织迎敌作战。但诸葛亮却对周瑜说孙权仍有顾虑。周瑜立即去见孙权，果然被诸葛亮言中。周瑜认为诸葛亮的见识胜过自己。尽管这是第一次和诸葛亮打交道，周瑜都已经容不下诸葛亮了，便要杀他以绝后患。于是，周瑜派诸葛亮往聚铁山断曹操的粮道，企图借曹操之手杀诸葛亮。诸葛亮巧妙脱身。尽管鲁肃一次又一次劝周瑜要以孙刘两家联合破曹为重，等破曹以后再杀诸葛亮不迟，可周瑜就是不容人。周瑜又派诸葛亮十天造箭十万支，完不成任务就要以军法杀之，被诸葛亮草船借箭，三天“造”就了十万支雕翎箭破解。

周瑜设下种种计谋希望火攻西北方向的曹操，万事俱备，却因时值隆冬，一直在刮西北风而急得吐血病倒，卧床不起。诸葛亮运用疾病的心理学为周瑜“治好病”，又果真借来了东风，周瑜不思感恩，而是首先派丁奉、徐盛各带兵甲，从水、陆两路前往捉拿诸葛亮，诸葛亮料事如神，趁着东风一起逃回自己营寨。见诸葛亮如此多谋，气得周瑜晓夜不安。

所有这些，均突显出了周瑜的心胸狭小，不能容人。赤壁一战之后，周瑜又被诸葛亮气了三回，使其发出“既生瑜，何生亮”之愤恨，最终因心绞痛而猝死，卒年才36岁。

可见，心胸狭窄之人不仅害不死别人，反而很容易被别人抓住自己这个心胸狭窄的短板被活活气死。

要是现在，让周瑜含片硝酸甘油，把心胸血管扩开，再读读《疾病的心声》，就可以和周瑜好好聊聊著名的小说《三国演义》啦。

三、爱没有得到满足

前面提到，心脏充满爱意。爱意满满的时候，心脏一定是雀跃奔腾，熊熊燃烧的。反之，冠心病的发生是因为对周围的人、对周围的世界，没有给予充分的爱，也没有得到需要的爱。恐惧、愤怒阻挡住了他们的爱的流动。

他们有孤独感，他们害怕孤独。他们不懂得是他们自己一手造就了自己的孤独。过往的一些情感方面的创伤一直萦绕着他们，像沉重的包袱压在他们心头，恐惧与怨恨将自己与他人隔绝起来，因而缺少爱与欢乐。

学习如何爱自己可以参照本书“风湿免疫疾病”一章第四节“系统性红斑狼疮”部分。

四、窝心

无法表达的愤怒。

大家一定知道“大禹治水”的故事：大禹的父亲鲧，用“堵”的方法治理水灾，结果，洪水愈加泛滥；禹则采用了疏泄的方法，最终河道通畅、国泰民安。

从心理学角度看，情绪是心理能量的释放。然而，很多人习惯于压抑自己的情绪。

心理能量就像河水，如果没有阻碍，它会自由流淌；被堤坝阻挡就会暂时停滞，而蓄势待发。就好像有些人平时温文尔雅，脾气挺好的，一旦发作就歇斯底里，失去控制；还有些人，从来不发脾气，就像河流会干涸一样，他们的心灵也已经渐渐干涸了。凡此种种，都容易诱发心肌梗死。只有正确疏导情绪的人，才能获得健康的体魄。

世上本无病，情绪积压得多了也就成了病。有位多次患心肌梗死的领导形容自己是“着不完的急，扯不完的皮，生不完的气，呙不完的泥”。

很多的疾病其实都可以看作是情绪的淤堵：堵在心脏，引起心肌梗死；堵在大脑，叫做脑肿瘤；堵在脸上，叫做痤疮；堵在颈部，叫做颈椎病；堵在甲状腺，叫做甲状腺结节；堵在乳腺，叫做乳腺增生；堵在肝脏，叫做肝肿瘤；堵在肠子，叫做肠梗阻；堵在子宫，叫做子宫肌瘤；堵在腿上，叫做静脉曲张；堵在黏膜，叫做囊肿……

欲知解决愤怒之道的心灵药方，请参照本书“代谢及营养疾病”一章第二节痛风。

第五节 节奏紊乱——心律失常

一、正常秩序有些忙、乱

心脏的搏动是自律性的、有规律的生物电活动，不受大脑意愿控制。

窦性心律是正常的界定秩序。

您可以让自己的呼吸变快或变慢，却无法控制自己的心跳。

心跳是受到严格控制的和谐律动，但某些特殊情况下，心跳就没那么有节奏了。例如，被突然窜出来的动物吓了一跳的时候等等。

一个人如果把自己的生命节奏绑在了外界事物上面，当外界事物不规律、不整齐的时候，心律也变得不规律、不整齐了。

例如，有个患者，不擅长掌控自己的生命，而完全把生命绑在了工作上。一会儿加班，一会儿开会，一会儿出差……工作上的种种突发事件让他心忙手乱，心脏的节律也像工作中的突发事件一样，经常突发各种各样的心律不齐，每天提心吊胆，过着揪心的生活。

心律不齐进一步发展，当一个人不相信自己的生命节奏，而完全相信、依靠外在的规律的时候，往往会安装心脏起搏器。于是生命的节奏完全被机器所掌控。日久天长，情感的器官变成了机器，患者完全丧失了自我调节能力，开始脱离自己生命独立发展的轨道。

二、压抑的负面情绪

正常人的心脏生下来就会有规律地自主搏动，但是情绪可以极大地影响心律。

比如，当人们热恋或者恐惧等其他情绪出现的时候，心跳会突然加速或者突然感觉停止。所以，心律失常患者患病经过也是如此，起初，有一些情绪引起了心律失常，但是，患者并没有去对真实的自己进行表达，时间一长，忘记了相应的情绪。然而，情绪没有忘记您，被压抑的情绪像希望挣脱樊笼的猛兽，化成了桀骜不驯的心律失常，猛蹿出来，引起一阵心慌意乱。

疾病强迫我们去聆听自己的心声。平时我们不会听到，也不会关心心跳的声音，只有犯心律失常时，我们才不得不感受自己的心跳节律，聆听自己的心声。

我们的注意力集中在“丝竹之乱耳、案牍之劳形”中已然太久太久了。身体只好以比较剧烈的方式来提醒您，希望心律失常能使您觉醒，回归真实的自己的生命节律。

三、容易按自己的标准衡量他人

把自己的节奏绑在别人身上会造成心律失常，同样，将别人的节奏绑在自己身上也会导致心律失常。

心律失常患者往往做事有一套自己的准则，这无可厚非，但是如果希望别人也按照这套标准去做，就有些强人所难了。当然了，您的初衷并无恶意，但是如果别人做出的事和自己标准不符时，就与人较劲，这不也就失去了善良的初衷吗？

有很多媳妇向我抱怨：她的婆婆总是教她必须这样扫地，必须那样做饭。婆婆愿意将自己几十年摸索的家务经验毫无保留地倾囊相授，这是好事。但是尊重他人的自由意志同样重要，何况您又是如何确信自己的方法就一定是世界上最好的呢？

心灵药方——分清孝的两个层次

孝分为生理上的孝和心理上的孝。

有个亲戚总是夸自己的儿子孝，儿子每周末一定要回家给父母包饺子吃，尽管他在央视上班，非常忙，但是不管多忙，都能坚持。

一次去探望这个亲戚，一进门，亲戚就跟我说，上个月有一天家里人都出去了，她如厕时摔在地上，怎么也爬不起来，地面凉得透骨，她足足光着屁股坐在地上冻了3个小时才有家人回来。我一下意识到这件事对老太太的心理造成了非常大的伤害，但是因为很久没到亲戚家做客，所以被亲戚的老伴和儿子招呼着开始聊其他事情了。

我们边聊天，那个亲戚边不断复述摔在厕所这件事，不到1个小时她竟然说了10来遍。她儿子有些歉意地对我说：“嗨，我妈有些老年痴呆了，您别介意。”并且对她母亲说：“妈，您都说了10遍了，别说了。”我清楚这是老太太的一个非常大的心病，不让她说是不可能的，只有帮她解决了问题才可以彻底治愈心病，反复说同样一件事并不是老年痴呆的表现。

于是我给老太太买了一个“老年人报警器”，教给她以后家里没人，再遇到这种情况，按一下上面的按钮，家人就可以接收到，及时赶回来了。自此，老太太再也不提在厕所摔倒的事情。

后来，我又问这位亲戚的儿子："你能理解你母亲内心深处的孤独、寂寞与伤痛吗？"他说："这个我确实不知道，从表面上看感觉母亲的状态还挺好啊。"我继续问："你可以拉着你母亲的手，对她说'我爱您'，并且夸赞她10个优点吗？"他说："我确实从来没做过。"

他拉起母亲的手，对母亲说："亲爱的妈妈，感谢您几十年来对我的养育之恩。您为了不让我受苦，所有问题都自己扛，所有眼泪都往自己肚里咽，所有苦都独自一人承受。我爱您，妈妈！……"他母亲热泪盈眶，打开了话匣子，开始讲述自己年轻时候的故事，最后笑得满脸乐开了花。

他儿子向我反馈，他母亲已经很多年没有这样开心大笑了，她这一天说的话比平时一年说的话还要多。他母亲好像一下子年轻了20岁。

孝顺的子女们，您记住儿子说的那几句话了吗？这是能够治愈父母一切病苦的灵丹妙药！

这个亲戚的儿子确实非常孝，能做到每周末回家给父母包饺子实在不易，但这是仅仅停留在生理层面上的孝，而没做到心理层面的孝。不过这也无可厚非，毕竟他没有学过心理学。

但是亲爱的读者，您是否愿意了解一些心理学，做个心理上的孝子，将自己的孝顺升华到可以全方位保护、热爱老人家呢？

四、曾经受到较大惊吓

有个患者是专门写恐怖小说的，他除了让别人恐怖（改变他人心律），也改变了自己的心律而患了心房纤颤。

吓唬别人的同时或许也会吓唬了自己，自己的内心应该也是恐惧不安的。

五、心绪不宁

紧急、害怕会使人心动过速。

为什么运动员到了中老年经常会有心律失常？是因为运动员练的不是平心静气，而是永远争第一，怕输，着急，练的是害怕。

心脏不好是因为心情不平静。

冠军，兴奋、牛！名落孙山，沮丧、哭！所以运动员的心脏从一开始训练，身体和心理就都非常辛苦，起起落落，没有一刻的安宁。

心动过速患者容易激动、着急，容易恐惧、容易自负，甚至嗔恨，不喜爱别人；

心动过缓患者通常自我价值感较低，小看自己、沮丧、甚至自卑、不喜爱自己。

有个心动过缓来访者，患心动过缓 20 年，心律 48 次/分。

她工作方面，正在跳槽中；感情方面，暗恋一个男生，但是不敢去追。

她的生命宣言是“希望自己在生命最辉煌的时候死去”。也就是说，她不能接受自己生命中黯淡、失败的一面，所以她希望在生命最辉煌的时候死去，让自己的生命只留下灿烂。可以看出，她的生命是比较消极的，这是造成心动过缓的根源。

于是，我问她，她生命中最悲惨的那段日子的经历。她说高中的时候，本来她学习非常好，可以考一所省重点大学，但是因为家里人的偏见，认为女孩子不能那么优秀，于是，只上了个很差的大专。上大专后，父亲患了癌症，没过多久就去世了。她非常爱她的父亲，她的父亲对她特别好……说到这里，她痛哭流涕。是的，那段最悲惨的经历给她留下的创伤还没有愈合。

经过几次心理咨询，她变得非常阳光灿烂，找到了人生的方向，鼓起了勇气开始追那个心仪的男生，工作开始一帆风顺，心律也逐渐恢复了正常的活力。

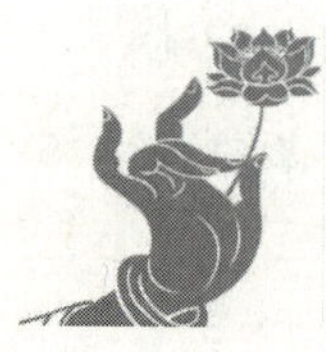

第六节
胆颤心惊——心房纤颤

很多房颤患者还可能受到过惊吓：

有一个患者是一名警察，在审讯犯人的时候，横眉冷对，拍桌子发狠。后来，自己受到了那个犯人的威胁、报复，而受到了惊吓，患了快速心房纤颤。这个朋友找了全国最好的主任做了两次心房纤颤射频消融手术，但每次手术后都是不到三天就再次复发了心房纤颤。这个惊吓的诱因没有去除，即使做了手术，也未能奏效，目前这位警察的心脏还在颤动。

还有一位患者，有一天在矿山上值夜班，突然电闪雷鸣，暴雨如注，他身边的电视机爆出一团火光，骇得他一晚没睡，第二天就患了房颤。

导致患心房纤颤的其它心理原因，请参照“心律失常”一节。

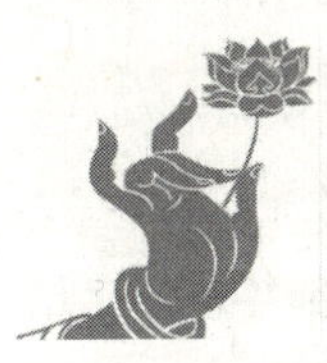

第七节

善变无常——心脏早搏、停搏

有位著名的芳疗师向我诉说了她患早搏的经过：她在全市最好的一所中学上学，成绩非常好，每次都是前3名。有一次，她考了第13名，她妈妈表情异常严肃，也没给她做好吃的，于是她决定下次一定要考好。

终于，下一学期的期末成绩出来了，老师开始念名次：第一名某某，不是自己，她开始心跳加速；第二名某某某，还不是自己，她屏住了呼吸，仿佛连心跳都停住了；第十名某某某，仍旧没念自己的名字，她的心跳又突然加速……第四十名某某，她再也无法容忍，"唰"的一下站起来，"老师，为什么没有念我？"老师找了找试卷，结果发现她的试卷不小心被放在了最后一张。老师大声宣布："你是第三名！"她一下瘫坐在椅子上，心中的一块石头落地，心跳也落了一拍，但是，从此，她患上了早搏。

早搏的第一个病因请参照"心律失常"一节。

另外，办事不果断、犹犹豫豫、善变无常、患得患失是早搏患者的第二个问题。

正如《论语・阳货》所说："其未得之也，患得之；既得之，患失之。苟患失之，无所不至矣！"（他在没有得到官位时，总担心得不到。已经得到了，又怕失去它。如果他担心失掉官职，那他就可以侵犯集体的利益，什么事都干得出来了。）

有个早搏患者不论生活小事抑或人生大事，均犹豫不决、患得患失。她开车的时候总是为该走哪条路纠结。这条路怕堵，改走那条，走了那条路又后悔，绕来绕去反而堵在路上了。

心灵药方——解决徘徊不定之道

徘徊不定的人，表面看似乎是没有决断力或漫不经心，其实深层次的心理含义是不愿意对人生许下承诺。他们认为做出了承诺会威胁到自己的自由。

用健忘、犹豫不决等方式让自己保持独立，这些方式使自己显得无辜，表面上看可以顺利逃脱责任，实际上这是一个高超的掌控方式。它令别人望而却步，无法接近您，这样，您就可以保证自己的自由自在，不必受承诺的束缚。

徘徊不定的人还有另外一个心理背景是贪心不足。

您总是希望利益最大化，反复考虑哪个选择可以实现利益最大化。其实，所有的选择都有利有弊，有时，我们只看到了表面上的蝇头小利，并没有看到一个不好的选择也许可以因祸得福。

吃亏是福！

表达或列出您徘徊不定的行为，选一个时间，这个时间就只做那一件事。

任何事情都有好的一面和坏的一面，无论选择了哪件事，即使结果非常糟糕也不要放弃，也许您能坚持一天，一个小时，或者仅仅坚持一分钟都不要紧，这个时间，只专心做那一件事，放弃您的徘徊不定并走向承诺，在您的生命中创造一次改变的机会。

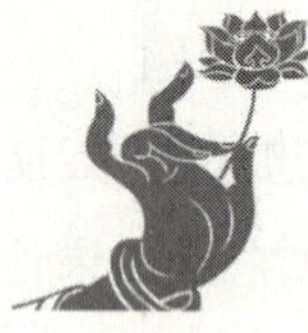

第八节 生命之压——血压疾病概述

血液是每个人独一无二的属性，它准确涵盖了一个人所有的生命信息，也反映出每一个人的健康与疾病状况。所以我们到了医院第一件事就是要去抽血，来做全面的诊断。因此，血液象征生命，没有血液就没有了生命。

血压的形成，来自血液流动的动力，与血管壁阻拦的强度。

血液和血管壁成了一对矛盾：一方面血液需要流动，另一方面血管壁却限制和阻拦它。同样的，每个人都希望自己的利益最大化，然而各种事件、生活道路上的种种障碍却未必让每个人都轻而易举地获得自己希望的东西。血压的高低反映了一个人积极的程度及其性质，反映了这个人应对各种事件、障碍所持的态度。

低血压的人和高血压的人都会逃避即将发生的障碍，只是各自用不同的方法罢了。

低血压患者以忍让、退缩的方式来回避障碍，很多女性会用这种方法，所以女性患低血压比较多；相反，高血压患者以“最好的防守是进攻”的过度反应之方式，跨越障碍，很多男性会用这种方法，故而高血压较常见于男性。

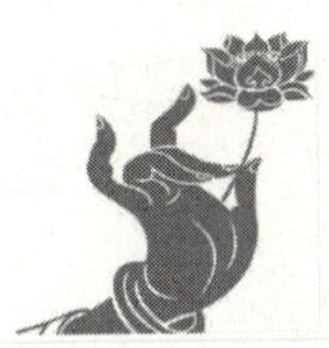

第九节 杞人忧天——高血压

一、经常持续想象、担忧压力，而没有去解决

压力的产生，对人类的进化是莫大的帮助，原始社会时期，当人类遇到野兽威胁，危及生命时会产生压力，导致血压升高、心率加快，以提供人体足够多的能量逃离险境，这种正常的压力的产生，所有人类和动物都必须具备。

然而，随着人类社会的发展，逐渐产生了“人工压力”，现代社会危及生命的情况并不多，然而人类的想象力过于丰富，想象出了很多危及生命的情况，身体也作出相应回应，导致血压升高、心率加快，这就是“人工压力”，这在动物界是没有的，“人工压力”独属于人类。

压力能够帮助人类脱离危险，然而压力也如洪水，水能载舟亦能覆舟，任何事物都有好坏两方面，压力既能激发我们的潜能，同时也可以伤害身心，而高血压患者善于产生“人工压力”，以至于伤害身心的程度大于了压力带给我们的好处。

一个高血压患者描述他的行为时这样说：自己总是无法从一个情境中出来，有时候和朋友出去玩，遇到好玩的事情，大家一起哈哈大笑，笑过一阵，其他人都恢复平静了以后，他还在不停地想刚才那件趣事，又忍不住捧腹大笑起来。生活中其他事情也是这样，他脑海中的荧幕总是不断上演各种事件。

美国斯坦福大学的一项研究表明，人大脑里的某一图像会像实际情况那样刺激人的神经系统。

心跳频率、血压不仅仅随着身体活动而提升，心理研究证实，当一个人不活动，而只是去想象压力场景时，心跳同样会加速，血压同时会随之提升。这足以证明心理状况是造成高血压的真正元凶。

我的一个好朋友，爬山时曾被一只狼狗咬到了小腿，幸亏他当时突然变得身手敏捷，跑得飞快，才转危为安。那时他的血压是升高的，以供应身体足够的能量，应对紧急情况，逃开后，正常人的血压会自动调节到正常水平；但是他离开狼狗几百米开外，还在忐忑不安，生怕再冲出另一只狗。以后，他一出家门就开始紧张，恐怕再被狗追，一见到狗，他就先冲狗吼吼几声，吓唬它。虽然再没被狗追过，却患上了高血压。这么多年，他每天出门必做的一件事是，吃一粒降压药。

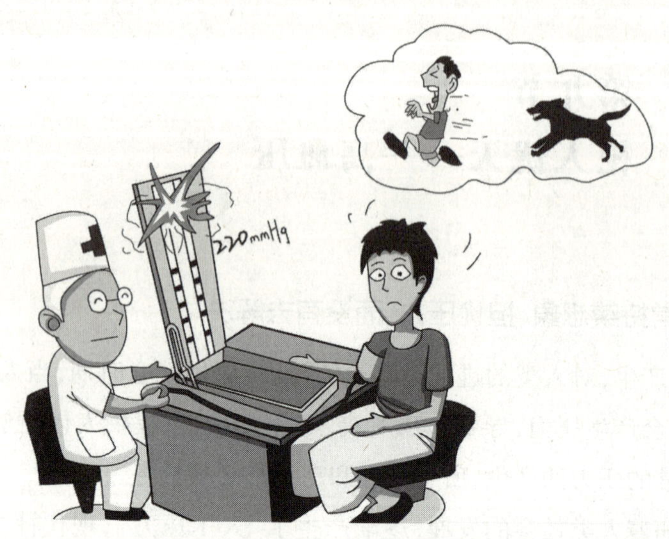

高血压患者特征是：他们的脑袋里有个无法关上的屏幕，不断地上映着自己认为的压力事件。他们的大脑指挥着心脏，不断感受并不存在的压力，而心脏对大脑言听计从，持续升高血压。

我们的身体并不能分辨哪些是压力情境，哪些不是，它只会忠实地执行大脑的命令。

我们可以做个小实验：本来平静的您，现在开始回想过去某件引起您愤怒不满的事情，过不了一会，就会发现，您的身体跟着您反应了——血压升高、心率加快、呼吸急促、出现愤怒的情绪，甚至眼睛开始充血。

所以，无法改变的压力事件越多，您的血压分值就越高。

最好的降压药就是患者愿意讨论导致自己压力、冲突、愤怒的事件，将问题解决。甚至即使没有解决，仅仅倾诉出来时，血压都会下降；反之，如果做不到这一点，对压力持续地想象和担忧，这个人就会进入到持续高血压状态中，慢慢演变成了真正的高血压患者。

我经常会问高血压患者，面对可能发生的危险，您会认为“车到山前必有路”，还是认为“未雨绸缪”最重要？他们多半回答“未雨绸缪”。他们认为，只有不断地想那些可能会发生的危险，并且提早想出应对措施，才能有效避免危险的发生。其实，这也是不自信的表现，高血压患者需要练就的是“车到山前必有路”的心境，练就这种心境最好的方法是“专注于当下”。

心灵药方——专注于当下

服用降压药，能解决一时的问题，不服降压药后，血压又会攀升。

只有让患者脑海里不再上演驱使血压上升的压力情境，才能真正彻底治愈高血压。

有个练习专注于当下的小窍门：您不管做什么事情时都给自己计数。

比如，您走路的时候，数着1步，2步，3步……刷牙的时候，数着1下，2下，3下……吃饭的时候，每口嚼24次再下咽，这是有科学根据的哦，您千万不要被这个数字吓到，猛地一听好像很多，但是当您真的练习后，会发现24下很容易做到，甚至有些人嚼50次再下咽。细嚼慢咽的好处我就不用多说了，只说这些练习并非让您提高数学水平，我们不用执着那些数字，只是通过练习，我们学会专注在当下，学会放下。

过去的已经过去了，无须再想，将来的还没有发生，也不用想太多。

请珍惜当下生命中每一秒的精彩！

二、解决冲突方式不对

高血压患者有过度活跃的倾向，患者认为这样可以证明自己能干。通过过度的外在的活动，转移自己和他人的注意力，而不去直面内心中的各种困境的挑战。然而心脏长期为了应对诸多困境就需要提供更多的能量，所以身体的血压不得不一直处在高于人体正常血压水平的状态。

这种以过度活跃的方式“解决冲突”的过程会消耗身体非常巨大的能量。

有位患者自己本身没有洁癖，但是他爱人总是嫌家里这也脏、那也不干净。虽然他觉得已经挺好，没有必要再打扫了，但是他无法解决爱人唠叨他的矛盾，于是天天忙不停歇地打扫打扫这，打扫打扫那，地上掉了一滴水赶紧擦干净，掉了一根头发赶紧收拾了，以免爱人又唠叨。

高血压吐露了心声，逃避，好像表面上解决困境了，其实身体会一一记录在案，早晚会以疾病的形式“犯案”。

对于此类患者，需要表达出自己内心真实的感受，向他人提出自己真实的希望才是解决问题的方法，而非一味逃避。例如：“亲爱的，你天天这样唠叨我，我感觉非常不舒服，你是否可以自己去打扫。”

可能很多人认为表达了也没有用，对方还是会“旧病复发”，那是因为这些人已经冷漠麻木了，已经不会表达自己的正常需求了，只是蛮横地回复一句：“你自己去扫。”这不是表达真实的感受，而是发脾气。这样沟通当然不仅解决不了问题，反而引起对方反感。真实的感受是：“你天天这样唠叨我，我感觉非常不舒服”。

不要逃避，发自真心地说出自己真实的需求，您会收到意想不到的效果！

心脏收缩，将血液输送至全身，代表着将爱奉献给周围人，所以收缩压代表自己对其他人的反应，收缩压升高（高于140mmHg）表示对其他人的行为不满、愤恨和纠结；心脏舒张，血液回流至心脏，回归自我，所以舒张压代表自己对自己的反应，舒张压升高（高于90mmHg）表示对自己的行为不满、愤恨和纠结。

三、高血压患者具有攻击性

经过大量研究证实，高血压患者属于激动型性格，雄心勃勃，醉心于工作，追求完美主义，但是缺乏耐心，对外界要求过高，情绪起伏大，性情急躁好斗、容易产生敌对情绪，还容易受挫、常有时间紧迫感。

总之，高血压患者也具有A型性格的特点。同时也很容易并发冠心病。

A型性格的特点详见“冠状动脉粥样硬化性心脏病”一节。

四、固执与操控

从一般经验可知，血管壁从20多岁开始硬化，慢慢增厚，管腔变窄，血压也随之慢慢升高。

硬化表明患者越来越固执、狭隘，变窄象征患者思想枷锁越来越多。他们害怕自己被枷锁住，被掌控住，所以不停地掌控他人，枷锁他人，结果血管壁逐渐硬化，血压逐步攀升。根据流体压力的原理可以推断，高血压会找最薄弱的地方出血、比如鼻出血，脑出血最为常见。

相反，如果一个人懂得变通，有弹性，随顺众生，血管壁也不会硬化、变窄，反而可以返老还童，血管壁越来越光滑，越来越有富有弹性，可以承受住血压的波动。

解决固执之道请参照本书“神经系统疾病”一章第十五节“脑肿瘤”。

患高血压的性格原因也是固执，患脑部疾病的性格原因也是固执，既然都是固执，为什么有些人患高血压，有些人患脑部疾病呢？

原因在于固执点不同，高血压患者的固执点在物质层面，脑部疾病患者的固执点在精神层面。我们知道人体有两个中心点，心脏是物质中心，大脑是精神中心。

高血压患者对功成名就，豪宅名车的物质执着多一些；脑部疾病患者自以为是，希望他人听自己的,对自己精神境界的执着更多些。

五、沟通障碍者也容易患高血压

血管的功能是传输和交流,沟通不畅者血液流通不畅,导致压力升高。

另外,沟通障碍的人在与人交流时往往带着情绪,而这是沟通的大忌。因为人们总是先感受到迎面而来的情绪,而忽视了语言的涵义,所以很难看到真正的交流核心。

沟通不畅导致沟通障碍者出现更多情绪,故而高血压进一步升高,结果高血压导致沟通障碍,沟通障碍进一步导致血压升高,最终形成高血压和沟通障碍的恶性循环。

六、缺乏信任

患者出于恐惧、不信任各种情况而长期感到内心紧张或压力,其血压就会升高。男性高血压患者较多,因为他们比女性更不易相信他人,更习惯于压制自己的真情实感,表面风平浪静、不动声色,内心隐藏着恐惧感及攻击性的意念,造成心脏的重压。

七、攀爬,追逐权势

血液是在动态压力下循环的,而环境压力所导致的心理应激反应,会导致血管壁的压力升高,血压升高,等到人内心平静的时候,血压又趋于回落。

性格极端、内向、社会经济地位一般、工作压力比较大的人往往容易患上高血压病,因为他们总是希望向上攀,做事小心翼翼,不敢出一丝纰漏,大脑不断接收到"向上爬"、事事追求完美的指令,并传达给心脏,使血压不断高攀。

追逐权势、名利,期望值越高,血压越高。

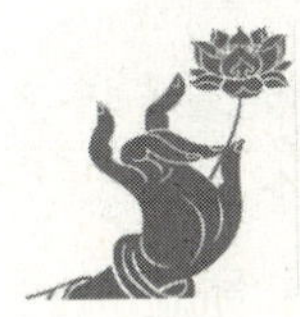

第十节 失败主义——低血压

一、性格上喜欢回避矛盾冲突

前面我们提到:血压的产生来自血液的动力,与给予限制和阻碍的血管壁之间的互动。血流与血管壁既相互矛盾又缺一不可。

血液犹如潜意识的内容不停地要闯进意识之中,血管壁犹如意识阻碍潜意识。

低血压患者拒绝以无惧的心态完全接纳潜意识。他们内在很脆弱，在压力面前习惯于逃避、撤退，于是血压也不停地撤退。

二、心理上依赖性较多，自我关爱却较少

低血压患者属于悲观主义者。他们认为自己没有用，再怎么努力也不会有所改观。

他们缺乏关爱、自卑、沮丧、胆小、委屈，因为这些情绪导致心气不足，所以血压降低。

我的一位患者常年血压偏低，70/50mmHg。追溯她的成长历程，她的爸爸是一位控制欲极为强的人，她向西走，她的爸爸就让她向东，她向东走，她的爸爸就让她向西。她完全没有自由意志，完全无法和强势的爸爸沟通，常年属于失败、下行状态，故而血压也下行。

心灵药方——爱 LOVE

我们不得不承认大部分中国人都是缺爱的。

当然，中国人不是没有爱，而是不知道什么是真正的爱：父母们以为让孩子成龙成凤、光宗耀祖就是对他们的爱，但归根结底还是为了自己的虚荣心；朋友之间也是缺少真正的爱，许多所谓的朋友是为了互相利用；有的同事之间表面上一团和气，背后勾心斗角。

短片《如今弃如敝履的你，当初也是我的心头肉》讲的是这样一个故事：

一对情侣本来是真心爱着对方，都把对方当成了自己的心头肉。但是他们各自的亲朋好友总是劝他俩：对方一定是在耍弄你，你一定要想办法对付对方，并想出各种手段、语言教他们。他们俩各自从亲朋好友那里学来以后，想对付对方，但是当两个人一见面，真爱还会占据上风，感情非常好。但是当他们再次各自征询亲朋好友的意见时，亲朋好友依旧给他们出千奇百怪的招数，最终两个人分道扬镳。两个人分手之时，是多么依恋对方，可是想想亲朋好友们说的话，他们一狠心、一咬牙还是认定对方如敝履般，分了手。

这个短片中的亲朋好友们就不懂什么是爱，他们不停地向男女主人公宣扬恐惧，致使真爱也反目成仇。

我们又何尝不像片中的男女主人公呢？我们从小在恐惧中长大，亲朋好友总是在教我们对别人怀疑、敌对。

古人也留下诸多遗训："知人知面不知心""害人之心不可有，防人之心不可无"……难怪我们有的人，爱是如此匮乏，难以相信任何人，不和陌生人说话，更别说付出爱了。

爱是需要勇气的，很少有人能有这样大的勇气。

低血压患者需要鼓起勇气，需要更积极地生活，需要勇敢地克服障碍。

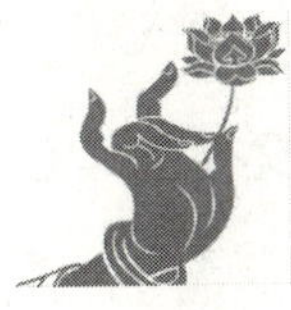

第十一节
倾听心声——心脏神经官能症

这类患者经常会过度观察、仔细感受自己的心脏力量、心跳节律。对心跳的恐惧有时非常巨大，他们甚至愿意为此放弃很多东西：比如因心悸而夜不能寐；不能上班而去看病等等。

其实一般情况下，我们并不能明显感知到自己的心跳，只有在情绪或某些疾病的压力下，才能听到并感觉到心脏的每一次搏动。

所以，心脏神经官能症迫使我们应该倾听自己的心声。

心脏病患者往往是那些忽略自己的内心的真实情感，喜欢听从自己脑袋、理智的人。患了心脏神经官能症以后，患者需要重新把心脏、情绪、感受放到首要的核心位置。

患者需要了解引起这些情绪背后真实的原因，并且真正解除引起这个情绪的诱因。

例如，我的一个朋友总是感觉心慌、心前区疼痛，做了各种检查（动态心电图、超声心动图、冠状动脉增强 CT 等）都是正常的。后来经过仔细盘问，发现她的爱人属于"指责型"的人，无论她做得多好，她的爱人都会找出她哪里做得不好，使她每天生活在焦虑、恐慌之中。这个恐慌才是引起她心慌、心前区疼痛的诱因，只有去除这个诱因，才能彻底解决这些问题，不必到处做检查、吃各种药。我的这个朋友之前吃了二十年的药都没有效果，但是经过我们共同的调理后，再也没有任何心脏的不适。做到这样，她才能真正地从心坎里开怀大笑。

无论是健康还是任何疾病，都是上天馈赠给您的一个礼物，这个礼物可以更好地帮助您了解自己、感悟人生、甚至顿悟宇宙的巅峰！

心脏神经官能症也是如此，它善意地提醒了您，不但要认真思考疾病的器质性病变，还要认真倾听疾病“内心的声音”。

长城国际心脏病学会议曾倡导各大医院应当建立“双心”门诊，就是将器质性心血管疾病与心理问题同时诊断治疗，双管齐下，给予关爱。因为在临床工作中发现，心血管疾病患者往往同时存在心理问题，两者互为因果、互相影响颇大。

有的患者患上心脏病后忧郁寡欢，自嘲说自己心坏了，从人生的高峰，一下子跌入谷底，情绪低落。患病前几天还意气风发，患病后突然萎靡不振。这种心态，即使手术很成功，病人感觉还是长吁短叹，浑身乏力，生活质量较术前降低了很多。所以，心理问题现在越来越被各科医生们所重视。

如果只解决患者器质性病变（如支架手术、搭桥手术、换心手术），而没有将其心理问题解决，心脏病仍不能称为很好的彻底疗愈。

疾病是非常智慧的。我们伟大的人类必须要拥有更高的智慧，才能战胜隐匿的疾病。

很多心脏官能症或者其他器官官能症患者，比如总是不停地眨眼、总是这疼那疼又查不出问题的患者到医院求治，结果医生也无法明确诊断，甚至还有医生怀疑这些患者是不是在装病。但是笔者认为，任何患者都不会无缘无故到医院去的，即使是装病也一定有装病的理由，我们需要把这背后的隐匿的故事挖掘出来，帮助病人疗愈他们的疾病。

我尊重每位患者的感受，喜欢倾听每位患者背后的故事抑或事故，认真研究对待这些独属于每位患者真实的世界，真实的心声。

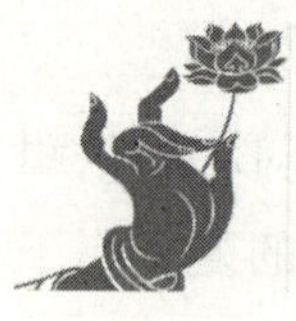

第十二节 残圭断璧——心脏瓣膜关闭不全

主动脉瓣对应的心理是：开放；

肺动脉瓣对应的心理是：需要；

二尖瓣对应的心理是:把关;

三尖瓣对应的心理是:犹豫。

有一个患者,被诊断为“二尖瓣关闭不全”,我让他回忆过往生活中有没有和“没关严实”等相关联的事情。他想起了多年前,一次外出旅行时,忘记了关严家里的水龙头,几天后回家一开门,看到家里像发了大水,木地板、木门、家具都泡坏了,损失十分惨重。他一想起来就后悔得捶胸顿足:“我怎么没关上呢?”每念叨一次,大脑就接收一次指令,并下达给身体。久而久之,自己的二尖瓣就真的关不上了。

请记住,语言是一股强大的力量,您经常念叨什么,就会发生什么。

有一个朋友,所有事情总是关闭不全:关门的时候总是不关严;喝水杯盖子盖不严;水龙头关不严……虽然这也没什么大碍,只不过偶尔不小心碰倒水杯,把电脑泡一下。但大脑总是下关不严的指令,心脏也能接收到,久而久之,心脏瓣膜就真的关闭不全了。

有时候细节决定成败,有时候细节也能决定疾病。

风干物燥,小心火烛,自古就是颠扑不破的真理。

福尔摩斯只要看一个人一眼就能够知道这个人的性格、年龄、职业等等,他的司法科学及演绎法推理,在现代犯罪侦查中仍有广泛的应用。这并不是危言耸听,您所暴露的很不起眼的小细节,就能反映出很多问题,所谓“一叶知秋”。

虽然福尔摩斯是19世纪末的英国侦探小说家阿瑟·柯南·道尔所塑造的一个才华横溢的侦探形象,但是现实生活中有这种本事的人还是时常出现的。

中国的福尔摩斯——董艳珍警官,只要通过观察一个人的足迹就能推断出这个人的身高、体重、职业、性格,最终将罪犯追拿归案。

阿瑟·柯南·道尔本身就是一名医生。可见,作为一名医生,一定要成为全才才好,心理学、哲学等需要广泛涉猎。仅仅懂得书本中的医学知识是远远不够的,仅仅懂得救死扶伤也是远远不够的,还要全方位的、充满仁爱地给患者以专业的指导,帮助减轻他们身体上和心灵上的痛苦。

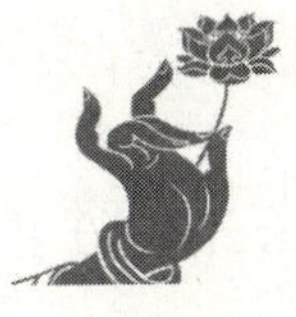

第十三节 无法释怀——肥厚型心肌病

特征:心肌进行性肥厚、心室腔进行性缩小。主要分为梗阻性肥厚型心肌病(有一定的猝死风险）和非梗阻性肥厚型心肌病（基本没有症状）。

心脏不仅仅是五脏六腑之大主，也是身体的情绪中心——它基本位于身体的中间位置，稍微偏向左侧，也就是倾向于“感受、情绪”的一侧（身体左侧，相应于大脑右半球，右脑掌控我们的感受、情绪）。

情绪犹如奔涌的河流，阻挡情绪释放犹如筑起高高的、厚厚的、坚硬的堤坝，阻拦河流的奔涌；当一个人总是阻拦自己的负面情绪的释放，他的心肌也会逐渐变得肥厚，阻拦血流的奔涌。

患者认为发泄情绪是懦弱无能的表现，只有不断地让自己的心变硬、变厚，压抑自己的情绪、情感，才是胜利者。直到有一天，如果患者心室壁越来越厚，厚到对人生、对生命不再有一丝热爱，造成给全身供血的出口，主动脉下方的左室流出道部位发生严重阻塞（梗阻性肥厚型心肌病），使左室腔内的血液无法顺利进入主动脉腔，输送给全身各个器官，而造成猝死。自此，患者就真的永远关上了爱之门。

第十四节 借酒浇愁——扩张型心肌病

一、侵略性强

A 型人格的人群容易患心脏病，扩张型心肌病患者同样具有这种 A 型行为，并且冠心病也会引起心肌病（一种心肌长期缺血引起的缺血性心肌病）。

他们属于扩张型、侵略型人格：脾气暴躁，嗜酒好斗，不断扩充自己的实力，扩张自己的势力范围；同时，自己心脏的心肌细胞也如自己的心性般不断扩张。而心肌完美的形态、和谐的力量，被扭曲、被破坏，最终无力收缩射血给全身组织，慢慢凋亡。

二、贪婪

患者总是希望得到更多，不断扩张。结果心脏也不断得到扩张的指示，而产生扩张型心肌病。

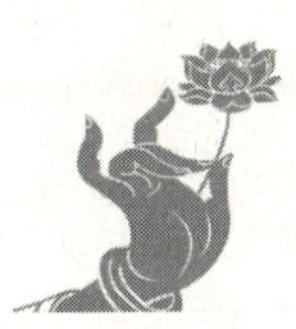

第十五节 爱得泛滥——主动脉夹层动脉瘤

主动脉中流淌着的是由心脏泵出的血液，心脏代表爱，动脉是输送爱、满载着爱的管道，当爱的力量过于强大时，主动脉会像瘤样扩张，以缓冲太多的爱，当爱的力量持续增强，超过动脉血管壁的承受力时，动脉管壁胶原和弹力组织会逐渐退化变质，僵硬，发生裂痕，直至血管壁中层组织坏死，血液高速泛滥，不断冲击入主动脉血管壁内，将血管撕裂成真腔和假腔，可以从主动脉根部一直撕裂到腹部动脉，引发持续、无法忍受的胸背、腹部剧烈疼痛。从剧烈疼痛开始，一两天内自然死亡率可达50%。

攻击性强大是导致主动脉夹层的重要因素，几乎全部的远端主动脉夹层患者急性发作时都有血压升高，心跳加速，并且常伴有主动脉斑块溃疡面。长期的紧张，压力大(接收到的溺爱越多，压力越大)可引起主动脉平滑肌细胞变性、肥大以抵挡来源于自身的持续走强的血压。

相反，主动脉狭窄则是自己的需求、要求没有得到满足，长时间受阻，就像那血液从心脏泵出后卡在了狭窄弯曲的主动脉弓部一般，患者心中的爱也被卡住了。

主动脉弓形似弯钩，故和弯钩形状类似的东西对患者造成的伤害，容易引起主动脉弓的疾病。例如：鸭脖、镰刀等等。

第十六节 付诸东流——血液循环疾病概述

一、生命的流动、生活的喜悦，恰如一江春水向东流，而没有循环

生命本应该是流动的、生生不息的，犹如那奔腾不息的河流。血液就是身体中的河水，将我们意识中的快乐与悲伤带到全身各处组织细胞。

如果您的意念永远积极、主动、乐观、向上，血液循环系统也永远清澈、流畅、健康。

相反，如果您的意念消极、被动、悲观、绝望，血液循环系统也容易淤堵、停滞、发生疾病。

二、财富、营养方面出现问题

血液代表财富，也代表营养。

血液循环疾病：代表财富出现问题，营养出现问题。

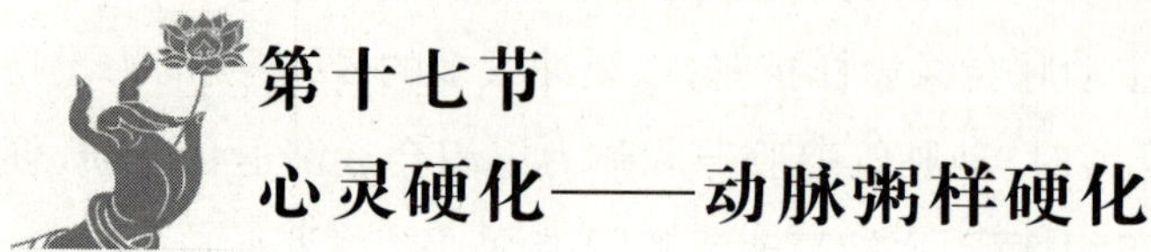

第十七节 心灵硬化——动脉粥样硬化

动脉携带的是由心脏泵出的血液，心脏代表爱，动脉是输送爱的管道。动脉管壁增厚，表示能够输送的血液减少，与此同时，我们可以表达的爱也跟着递减。

一、生活中缺少喜悦之情

人体的新陈代谢是由我们的情绪调控的。

快乐的时候，动脉里的血液也像奔泻千里的江河之水一般畅通无阻；而悲伤的时候，血液则像一潭绝望的死水，清风吹不起半点涟漪，久而久之淤堵沉积。

动脉是输送快乐的通道，动脉硬化代表您输送快乐的通道堵塞了，对生命变得有些僵硬、麻木。

为什么患动脉硬化的多是老年人呢？因为老年人更容易纠缠在负面情绪之中。致病的首要原因不仅仅是食用油腻的食物，因为科学实验已经证明，即使不摄入食物胆固醇，我们自己身体内部各个组织细胞也会合成胆固醇，尤其是情绪低落，不开心时。所以不要等到血脂高了，血管阻塞了才想起来应该遗忘那些不愉快的陈年旧事。只有学会了让自己变得真正快乐，您的血管才会清洁！

二、排斥别人的思想

生活中的矛盾和紧张会影响血管，让动脉变得硬化。血管硬化患者的性格也像自己那硬化的血管一般，非常固执狭隘，他们固执地不愿发现生活中的美好，总是疑神疑鬼，认为这个世界充满苦难，生活沉重，令人难以忍受。他们喜欢批评他人、批评世界、傲慢无礼、不知变通，既不接纳他人关爱，也不关爱他人。

心灵药方——解决痛苦之道

出现痛苦时，人们总是盼着能够远离痛苦，甚至为了远离痛苦而牺牲他人也在所不惜，而没有好好享受痛苦。但是，痛苦实际上是一个走向爱的通道，当您经历痛苦时，正是需要学习热爱自己、热爱他人之时。

没有痛苦就没有爱，没有经历过八年抗战的人，会对现在的和平生活不以为然；没有经历过三年自然灾害的人，会认为现在的衣食丰足是理所当然。没有经历过苦难的人，即使身在甜水中，仍旧感觉苦不堪言。身在福中不知福。

痛苦是走向爱的路上必须跨越的一道鸿沟。

如果您拒绝痛苦，您就无法完成向快乐人生的飞跃，因为拒绝痛苦，就是拒绝爱。

所有您现在经历的痛苦，一般是过去曾经经历过类似痛苦的经验的重现。可能是失败感、无价值感、被孤立、受挫折、失落、无助、不满、不受关注等。找出那个类似的使您痛苦的场景。不要企图逃避，越是逃避、对抗、反击，越会倍受折磨；越否认您的痛苦，痛苦越会持续下去。

所有的痛苦都是自己定义的。

就好比小马过河一样，同样深浅的河流，老牛觉得很浅，小松鼠却觉得很深。同样一件事，有些人觉得痛苦，有些人就不觉得痛苦；同样一件事，现在觉得痛苦，随着时光的流转，经历一些事情以后，可能又不觉得痛苦。所以，就看您如何定义痛苦。

定义自己的痛阈是每个人的本能，但如何提升痛阈，增强耐受力却是每个人的必修课。

所有的痛苦都是自己一手造就的。

总是被人说自己坏话的人，仔细观察，自己一定也经常有意无意说别人的坏话；总是受别人欺负的人，内心当中一定对他人是怀有敌意的，正是这份敌意，同样会导致他人欺负自己；孩子越是不听话（反抗控制），越说明自己控制欲太强了，可能不该管的事也管到了，侵犯了孩子的隐私太多。只是这一切您还没有认识到，以为痛苦是他人强加给自己的。

只有一件事是可行的，就是去面对痛苦，并以全心全意的、真诚的爱，去抚慰它，去超越它，这才是真正的解决痛苦的道路。

不愿意被欺负，就永远不要有欺负别人的想法；不愿意别人说自己坏话，就多多赞美他人；想要孩子听话，自己就多听听孩子的心声……一旦您放弃对抗而去切身感受痛苦，就会透过痛苦，给我们带来心灵的净化与觉悟的提升，从而得到真正的身心安宁。

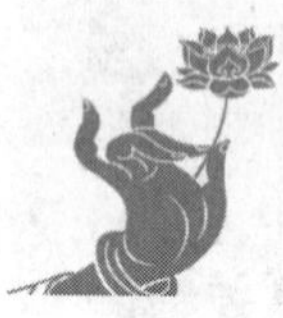

第十八节 停滞不前——血栓性静脉炎、静脉曲张

一、内心的停滞

静脉血流的停滞，代表思想的停滞。当您停滞不前时，可能周围一些人、事、物使您产生挫败感，阻碍了您向前迈步，也可能是自己做事虎头蛇尾而导致停滞不前。

二、缺乏弹性和灵活性

患者的静脉已经迂曲、变形，弹性消失，说明患者的内心也比较单一，缺乏弹性和办事的灵活性。

三、世俗倾向

如果说身体的上半身代表哲学、宗教、政治、思想、艺术等上层建筑，那么下半身则代表经济基础、生理需求等下层地基。

患者的血郁积在腿部，循环偏重下半身，这表示患者有明显的世俗倾向，运用下半身思考问题略多。还有行动迟缓、步伐笨重的情形。

四、压力

感到自身承担过于沉重的负荷和压力的人经常患静脉曲张。

五、舍与得不平衡

动脉将血液输送到全身各处，代表付出、舍；静脉将血液回收，代表接受、得，静脉曲张患者只获取，不懂得付出，或者接收他人的好意后并不珍视，简直是感情浪费！

心灵药方——舍与得、付出与接受的哲理

也许您会感觉自己付出了很多，却没有得到好的结果，主要原因是太看中自己了，以为别人会需要自己的付出，将付出变成了损耗，而不是因爱而付出。

请您不要太看中自己的付出，也许您的付出别人感受不到，甚至还会成为别人的负担。

您需要静下心来仔细想想：为他人付出时的真正动机是什么？是他人需要的吗？到底是为他人好，还是为满足自己的虚荣心？掌控欲？

了解他人真正的需求和自己的能力，既不是对他人的施舍，又不会让自己白白损耗，这才是正确的付出，才能让付出成为一种享受。

放手吧！这个地球不会因为任何人的消失而停止运转。您能够做的事情，别人可能也会做得很好。

六、生活之路坎坷不平，还没找好方向

静脉淤堵在腿部，妨碍您的行动，代表您选择的生活道路不适合自己。没有选择自己向往的生活道路的原因很可能是对未来、对未知的恐惧。

您认为现在的生活模式虽然有弊端，但是已经熟悉，向往的生活模式尽管有益，但是非常陌生，因而不敢越雷池一步。但是如果您不肯跨出这一步，很多问题会慢慢凸显。

工作应该不仅仅给您带来金钱，更重要的是身心快乐，实现自我价值，并且帮助别人身心快乐。

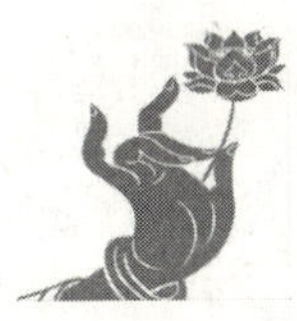

第十九节 起伏不定——雷诺综合征

雷诺（Raynaud）综合征是指肢端动脉阵发性痉挛，表现为肢端皮肤颜色间歇性苍

白、紫绀和潮红的改变，一般以上肢较重，偶见于下肢。

血液中携带着我们的情绪、爱和生命。罹患雷诺综合征，代表我们爱意退缩，血液无法抵达手、耳朵、鼻子、脚等远离心脏的部位，我们的生命力也随着爱意一起减弱。

爱意之所以退缩，因为我们恐惧表达自己的真实情感，害怕遭到拒绝或排斥。我们曾经有过很多创伤，有过悲痛欲绝的体验，以至于最终只想保持、固守一颗冰冷的心。

苍白仿佛是患者情感被扼杀；潮红犹如情感上的重生；紫绀恰似是情感上的呼救。

显然，患者没有从过往的创伤之中出来，没有全身心地参与自己的生命。

有位患者找我治疗此病，我做了一个小实验：请她面对不同的人的时候选择自己最舒适的距离。

注："人际距离"是人与人之间进行交往时通常保持的距离。人类学家霍尔认为"人际距离"分为4种：1. 亲密距离（0－0.5米），通常用于父母与子女之间、情人或恋人之间，亲密距离可使双方感受到对方的体味、呼吸、体温等私密性刺激；2. 个人距离（0.45－1.2米），一般用于朋友之间，可以感知对方大量的体语信息；3. 社会距离（1.2－3.5米），用于公共关系的个体之间，如上下级关系、顾客与售货员之间、医生与病人之间等。4. 公众距离（3.5－7.5米），用于进行正式交往的个体之间或陌生人之间。

这个患者面对不同的人的时候，保持的距离并不同：如果她面对的这个人使她感觉轻松自在，她的手就温暖、潮红；如果她面对的这个人使她紧张，她的手就会变得冰凉、苍白。

这个实验使她明白：雷诺综合征就是她灵敏的"人际关系指示器"，指示出了她与别人相处时的难易程度。

治愈此病的心灵药方：只有重新鼓足勇气，坦然面对生活，全心全意地投入社会并找到自己的立足之点。

第二章

呼吸系统疾病

呼吸系统是气体交换的场所，使人体获得新鲜的氧气，普通人如果不呼吸，3~5 分钟就会死亡。所以呼吸系统疾病代表对生命最深层的恐惧。

呼吸系统是自身和外界连接的通道，不管愿不愿意，都要呼吸；意味着不管愿不愿意，都要与这个世界连接，所以呼吸系统的好坏也意味着和他人沟通的好坏。

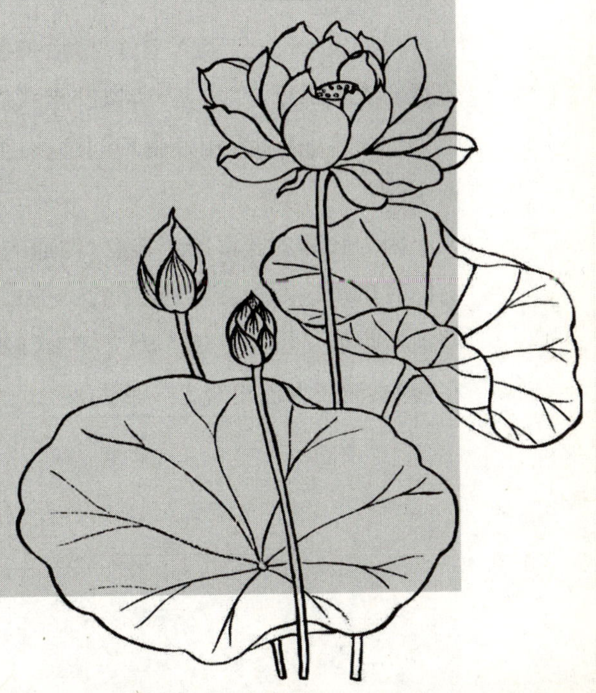

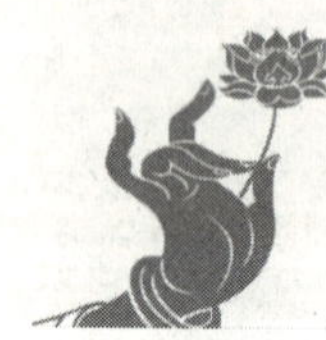

第一节 沟通不畅——呼吸系统疾病概述

一、接触和沟通

我们所呼吸的空气,与世界上其他的每一个人、动物、植物所呼吸的空气是相同的。

通过呼吸,我们不断与世界中其他的人、事、物相联结。所以,呼吸器官代表的含义就是接触。

虽然肺和皮肤都是呼吸器官,但是如果将肺脏内部全部展开,表面积约有一个足球场那么大!而皮肤的全部面积大约只有2平方米,所以肺是人体最大的接触器官。而且皮肤的接触是直接的,取决于我们的意志。我们可以通过自己的主观意愿去接触或者回避别人;而呼吸的接触是间接而强制的,不管我们愿意不愿意,呼吸必须把我们自己与外界世界相连接,除非我们逝去。

肺是我们身体中唯一一个永远向外界敞开的器官。我们不想看可以把眼睛闭上,不想听可以把耳朵捂上。但是,不论我们多么不愿和他人接触,都不能停止呼吸。我们所呼吸的空气把我们与整个世界的人、事、物紧密联系在一起,就好像一个巨大的脐带。

我们发声时,先吸入空气,然后控制声带和呼吸,气流冲击声带发出声音,发出我们想要表达的语言、声音,所以肺是我们的身体与外界沟通的器官,肺部疾病也象征和他人沟通不畅,和人相处出现问题。比如,平时我们对别人不满时会说,“你也不跟我通个气”。

因为肺和皮肤都属于接触、沟通的器官,故而,不愿意、不擅长人际交往的人往往会同时出现这两种器官的疾病。比如,有些患者皮疹被控制后可能出现哮喘发作,哮喘被治疗后又出现皮疹。因为哮喘(呼吸系统疾病)和皮疹(皮肤疾病)都是因为患者在接触、沟通方面出现了一些问题。

心灵药方——解决沟通之道

平时我们说话，习惯了张口就来，不顾及他人的感受。下面，我将举个实例，详细阐述一下人际沟通时，如果他人不顾您的感受，您会是怎么样的，以及如何进行正确的沟通：

假设上班时间，老板让您为他做一些额外的工作，而且要在下班前完成。您手头本来有很多事情还要做，现在却又不得不去做老板新加的工作。但是正要打算去做，发生了一些紧急情况，您必须要处理那些情况。

时间如流水般飞逝，还没有来得及完成老板的任务，下班时间到了，老板过来询问。此时的您真的是一天都在连轴转，午饭都没时间吃，忙得焦头烂额，您刚要向老板解释今天是如何繁忙，老板手一摆，愤怒地嚷道："我不听任何解释！你以为我花钱雇你来跟我磨洋工的么?"老板拂袖而去，您有口难辩。

您非常气愤、委屈，离开了公司，回到了家，向妻子讲述了这件事，下面列举了妻子可能的八种不同的回答方式，请仔细阅读每一种回答方式，体会您心中的感受并记录下来，感受无所谓对错，是什么就写什么：

1."这有什么好生气的？你这样想真是太傻了！你大概是累了，把事情过分夸大了，老板的压力也很大，没有你说的那么坏。算了，过去的事就别想了，笑一笑，你笑的样子多好看啊!"

您的感受是什么？

解答：否定他人的情绪是最让人气愤、给人伤害最大的方式。很多人听到这样说就无语了，无语并不代表解决了问题，而是使问题更加深刻地埋在了心里。积少成多，最终有一天，这些问题会像洪水猛兽般再次冲出来。

2."你知道你该怎么办吗？明早一上班，马上就去老板办公室向他承认错误，然后马上完成他交代的工作！如果你是个聪明人，想保住这个饭碗，以后那些杂七杂八的事情就别管了！你要保证以后不会再发生这样的事情!"

您的感受是什么？

解答：人在有情绪的时候，不愿意听任何建议。所以，很多人听到这样的建议，更加不愿意道歉，不愿意完成交代的任务。他们会开始为自己辩护，并且更加对老板咬牙切齿、恨之入骨。

3.“这就是生活，不可能事事顺心，你看谁上班没有经历过这种事情？你要处变不惊，这个世界上没有十全十美的事！”

您的感受是什么？

解答：面对这种言语，很多人会这样想：讲大道理谁都会，等你遇到我的情况，看看你能不能处变不惊！

4.“到底出了哪些紧急情况，你竟然连老板交代的任务都没完成？你怎么连主次轻重都分不清！你不赶紧干完还有脸回家？你知道你这样做，老板会多生气吗？老板走出去的时候，你为什么不追上他向他解释？”

您的感受是什么？

解答：听到这种火上浇油的话，真的好想发飙打人！算了吧，我和你没有共同语言，不跟你说了，说了也白说，对牛弹琴。

5.“我可以理解你老板的反应，他的压力一定很大。他没有继续向你发脾气已经很不错了。”

您的感受是什么？

解答：听到这样的话，很多人会想：你能理解老板，为什么就不理解一下我？

6.“亲爱的，你好可怜，你的老板太可恶了！我真是为你感到难过，我好想哭。”

您的感受是什么？

解答：这是同情的回答方式，同情意味着承认丈夫的无能，以及自己的高高在上。看似是帮助丈夫说话，其实已经得罪了他还不自知呢！

7.“我帮你分析一下，你为此感到伤心的真正根源，是因为你老板的做事方式很像你的父亲。小时候你父亲经常没搞清楚事实就骂你，这些创伤感深深地埋藏在了你的潜意识中，还没有愈合。现在当老板骂你的时候，你把这些过往的创伤，负向移情到了老板身上。”

您的感受是什么？

解答：很多人会觉得，现在是讲大道理的时候吗？我烦都快烦死了，还听你婆婆妈妈地分析我的成长历史？

8.“真是难为你了，忙了一天，却当着那么多人的面受到了责难，你现在一定很难过吧？”

您的感受是什么？

解答：同情、怜悯，只会让人更加觉得自己可怜。

大部分人每天都是用这8种错误的方式来和他人沟通的，通过以上分析，我们已经清楚地看出来这些沟通方式对人的伤害有多大！所以当我们出现工作不顺、家庭不和的时候，不要再一味地埋怨别人不好了，可怜之人自有可恨之处，一定是自己某个地方做得不到位，才引起了这些不幸。

增加自己的沟通技巧和共情能力才是解决所有问题之道。

那么对于上述场景，最好的回答方式是——倾听。

倾听看起来简单，做起来难。默默听他讲述，细心感受他的情绪——共情。

其次，做一些他喜欢的事情，比如当他发怒时，悄无声息地端上一杯沁人心脾的茶、拥抱一下他等等。再次，如果您真的愿意说，那么就说："我看到了你的愤怒、你的痛苦，我能够理解你的愤怒，理解你的痛苦。"足矣。

大家知道共情的作用有多大吗？

著名的心理学家罗杰斯每天要治疗上百名患者。

天啊！上百名！他是如何做到的？他从早到晚一句话都不说，看着一个又一个患者在他面前哭诉，用强大的共情能力和患者做心与心的深层沟通。虽然他一言不发，但是很多患者说，当他一见到罗杰斯，突然就觉得自己好了！一粒药都不用吃。所以，罗杰斯每天能够治疗上百名患者。这才是真正的心理学大师！语言在很多时候是苍白无力的。

然而，做到张开自己的耳朵，闭住自己的嘴何其难！

有这样一个故事：

耶稣在某个教堂里，每天前来朝拜的人成千上万，他们在耶稣面前哭诉了诸多不幸，耶稣了了分明，如如不动。耶稣的一个徒弟说：这也太简单了吧，让我来替您站会！耶稣一再向他强调，无论来者向你哭诉什么，你都当作没听见，什么都不要说。徒弟说没问题！耶稣走了，徒弟美滋滋地站在那里，接受众人的顶礼膜拜。

来了第一个人，是个富翁，他知道自己平时名声不太好，前来祈求赐予美德，祷告完毕后，起身便走，不慎将一袋金币落在耶稣徒弟脚下了。耶稣的徒弟刚要提醒，想起了耶稣的嘱咐，于是，就把已经到了嘴边儿的话咽了回去。

接着，来了个穷人，祈祷求耶稣赐予金钱给病重的父亲看病。突然看见地上有一袋金币，虽然自己素有拾金不昧的美名，但以为是耶稣显灵了，所以捡起钱袋便走了。耶稣徒弟见状又想提醒，但想到耶稣的嘱咐，话到嘴边又咽了回去。

随后，进来的是一个渔民，祷告求耶稣保佑出海平安，祷告完毕起身欲走，被迎面回来的富翁拦住去路，富翁以为是渔民偷走了金币。二人为此事争吵起来，渔民被冤枉不认账，二人越说越多，说着说着扭打起来。

耶稣徒弟再也看不下去了，大喊一声："住手！"就把真相如实地告诉了他们。由于"耶稣"显灵，二人大为震惊。他们极为虔诚，也明白了钱包的去向，富翁追到那个穷人要回了金币，一场纠纷自然也就平息了。

耶稣徒弟美滋滋地向耶稣表功。耶稣一本正经地说："我一再强调，无论来者向你哭诉什么，你都当作没听见，什么都不要说。你为什么还是要说呢？"徒弟觉得非常委屈，问："我……我这样做不正确吗？"

耶稣解释说："你开口说话以为自己很公道，但是，你现在看看他们三人的结果吧：穷人父亲的病本来还有医治的希望，却因为没有得到那笔救命钱，他的父亲现在已经去世了；富翁的钱财是坑蒙拐骗来的，他原本打算拿这笔钱去赌博，我特地让他施舍掉，教育他以后不要再昧着良心做事，结果现在他拿到了钱去赌场了，因为平时名声不好，早有人安排好陷害他，现在他已经死于非命；我知道渔夫出海会遇上风浪，他前来祈求保佑出海平安，于是我安排富翁和他扭打起来，如果你继续让他们扭打，他们会去打官司，消耗时光，错过出海时间，就能躲过这场劫难，而你的开口却让渔夫赶上了出海时间，现在已经阴错阳差地遇上风浪死于海难。

因为耶稣徒弟一句看似公道的话，丧失了三条人命！

我们平时生活中何尝不是如此呢？很多时候，我们太自以为是了，以为自己看到的、听到的就是正确的，并且迫不及待地说出自己的见解。

有次孔子受困在陈蔡一带，七天没有吃过米饭。中午，他的弟子颜回讨来一些米煮稀饭。饭快要熟的时候，孔子看见颜回居然用手抓取锅中的饭吃。孔子故意装作没有看见，当颜回进来请孔子吃饭时，孔子说："食物要先献给尊长才能进食，岂可自己先吃呢？"颜回一听，连忙解释说："夫子误会了，刚才我是因看见有煤灰掉到锅中，所以把弄脏的饭粒拿起来吃了。"

孔子叹息道："虽说眼见为实，而眼睛也有不可靠的时候。"

就连孔子这样的圣人都不能保证自己看到的、听到的就是正确的，何况我们普通人呢？我们经常认为自己很公道，有时造成了生活中的很大麻烦还不自知呢！

有个患者向我抱怨婆媳关系怎么那么难搞，他母亲总是说媳妇这不好那不好，说得非常严重，甚至有想让他离婚之意，他真不明白为什么母亲百般阻挠自己和心爱的人在一起，亲生母亲为什么不希望他幸福；媳妇也总是说他母亲不好，搞得他夹在中间两头为难。他怎么也想不明白，刚结婚的时候婆媳关系挺好的啊，怎么没几年搞成了这个样子。

其实，婆媳关系不仅仅是两个女人的事，更重要的取决于这个儿子加丈夫如何做。经过我仔细盘问，果然找出了端倪：这个男人经常说些“公道话”。例如，他会跟母亲说媳妇懒，不愿意做家务；他也会跟媳妇说自己母亲年轻的时候跟人打过架。这些确实是事实，但是每次跟母亲说媳妇的缺点的时候，这个母亲的心里就难受一次，心疼自己的儿子一次，久而久之，对媳妇的意见越来越大；媳妇也一样。这对婆媳关系的矛盾，绝大多数原因是儿子加丈夫说了所谓的“公道话”造成的，不能怪罪母亲，也不是媳妇不好。

这个患者听我分析完，终于恍然大悟，从此在两个女人面前只说另外一个女人的优点，当然了，过犹不及，小心不要夸得过头了，否则会引起嫉妒心哦！

处理婆媳关系是一门艺术，掌握好了这门艺术，可以助您扶摇直上九万里，掌握不好也可以拉您一落千万丈。后来这个患者的婆媳关系逐渐缓和。

另外，婆媳关系也是丈夫与母亲的亲子关系的缩影，也就是说，丈夫与母亲未解决的矛盾，一定会反映在婆媳关系上：丈夫与母亲的关系越好，婆媳关系就越好，丈夫与母亲的关系越差，婆媳关系越差。

所以，疾病的心声一再强调，心灵成长的顺序是先处理好自己和自己的问题，自己和父母的问题，再结婚；结婚后，处理好夫妻关系再要孩子，孩子才会身心健康。否则，问题越堆越多，直到无药可救的地步就很难解决了。

再回到刚才提到的未处理好婆媳关系的那个男人上面。我之所以鼓励大家多多赞美他人，这不是虚伪，不是拍马屁。

赞美是人际关系的润滑剂，赞美仿佛是灿烂的阳光愉悦人心；赞美能够溶化人与人之间寒冷的坚冰，赞美能够洞穿相互间心灵的隔膜。“良言一句三冬暖，恶语伤人六月寒。”多多赞美他人吧，一定能够得到意想不到的收获，得到和谐美好的婆媳关系更是轻而易举！

二、呼吸与生命

佛陀曾经问各位弟子关于人生寿命长短的看法，有说数十年者，有说旦夕祸福者，争执不下。佛陀答曰："生命只在呼吸之间。"

在梵文里，prana 既是"气"的意思，又是"生命力"的意思。

《创世篇》记载："我主上帝用一块土制出人，并给人的鼻子中吹了一口气，人类因此才获得具有生命的灵魂。"

呼吸看似简单，却是每个人生存的必备条件，普通人如果不呼吸，3－5 分钟就会死亡。所以，呼吸代表生命。

呼吸代表生命，可惜，我们平时并不注重呼吸，完全没有开发它的潜能。

没有练过呼吸功法的普通人，呼吸浅短，气息只吸到喉头及胸的上部，从生理层面上来讲，肺部不能接收到足够多的氧气，从心理层面上来讲，呼吸浅短会阻碍我们参与生命的程度，肤浅且敷衍地呼吸也代表我们对待人生的态度也是肤浅和敷衍的。

我们在焦虑和恐惧时，呼吸会浅短急促，同质相吸，呼吸浅短的人也会经常遭受生命的焦虑和恐惧的威胁。

一旦学会深呼吸或者呼吸功法，我们将体验到更深层的生命状态。深呼吸能够协助我们深层碰触自己的心灵，以及面对生命的挑战时能够沉着应对，不再焦虑和恐惧。

无论是道家的气功还是佛家的坐禅；无论是印度的瑜伽还是中国的太极，都是内练一口气，外练筋骨皮，都需要从练习一呼一吸开始，可见呼吸功法的重要性。

三、生命的节奏

呼吸是自然的身体律动，犹如大海的潮涨潮落、宇宙的日月轮替一般自然发生。

一般情况下，我们不用大脑控制思考，呼吸就可以自然发生，按照节奏，有规律地进行。

但是特殊情况下，大脑也可以改变呼吸的节奏，例如我们期待某件事情发生时，会屏住呼吸；遇到危险逃难时，呼吸节奏会加快，储备氧气以应对危险。

同样，生命的节奏掌控了我们的大脑之后，也会将呼吸的节奏改变。当您工作压力大、生命节奏快时，呼吸会变得浅短急促；当您心平气和、生命节奏慢时，呼吸会变得深长缓慢。所以，呼吸系统疾病另一个原因是我们生命的节奏被打乱了，比如，生活中出现了很多我们应付不了的人、事、物。

反之，通过练习呼吸功法，也可以改变我们的生命节奏，使我们应付不了的压力变得顺畅。所以，这也是太极拳、气功、坐禅、瑜伽等功法可以化解压力，减少生命中的不幸的原理之一。

四、舍与得的平衡

一呼一吸，阴阳之道。

吸气的过程也是接收、索取的过程，相当于阴阳图中的阳极；呼气的过程也是付出、给予的过程，相当于阴阳图中的阴极。有呼必有吸，有吸必有呼，二者缺一不可。

只懂得索取而不懂得付出的人，生命不会长久，同样，一味付出而不懂得接受的人，生命也不会长久。因此，呼吸系统出现问题也往往是在生活中取、舍没有达到平衡。

就如歌德所说：在呼吸中有两种祝福，把气吸入，然后吐出，一方对我们施加压力，另一方使我们感到舒畅，形成奇妙混合的生命。

五、肺都快气炸了

有句俗语叫做“肺都快气炸了”，此话不假，爱生气的人确实对肺的损伤极大。

河豚，俗称“气泡鱼”“吹肚鱼”，河豚的特点之一就是特别爱生气。即使是自己不小心碰到了礁石，也会对礁石怒气冲冲，气得肚子鼓鼓的，就像一个小气球，白色肚皮朝上，浮在水面上。

这个生气的时候，肯定就是它最危险的时候，若是恰巧被鱼鹰看见，它就成为了“瓮中之鳖”。当鱼鹰向它俯冲而来的时候，它即使惊恐万分，想潜入水底逃命，无奈肚子里都是气，连翻身都不可能，更别说逃命了。只好眼睁睁地看着鱼鹰抓破自己的肚皮，成为人家的玉盘珍馐。

这个小家伙也带有剧毒，1 克河豚毒素能使 500 人丧命，吃河豚中毒死亡的事件，在国内外屡见不鲜，据说每年中毒死亡者有几百人之多。

这个容易生气的小家伙竟然有如此剧毒。

容易生气的人也是含有很多毒素的，害人又害己。生不完的气，扯不完的皮，现在更是有很多人都是被气病的。

六、忧伤肺

在我国最早的一部医学经典《黄帝内经》中有这样的记载：“忧伤肺”。

《素问 · 灵兰秘典论》：“肺者，相傅之官，治节出焉。”做宰相的人容易患肺病，因为宰相容易忧愁。忧愁耗费心力、耗费能量、耗费气血。张景岳：“肺主气，气调则营卫脏腑无所不治。”《素问 · 五脏生成篇》说：“诸气者，皆属于肺。”

林黛玉见花开花落便忧愁落泪，文采颇高却红颜薄命。肺病患者就是这样，忧愁儿女，忧愁工作，忧愁过去，忧愁未来，大事小情没有不忧愁的。

更有甚者，有的人比总理还喜欢忧国忧民，自己在那儿常暗自哀叹，悲伤不已。

双子座人的性格容易忧伤，所以有些双子座的人易患肺部疾病。

忧愁子女是现在社会普遍现象，父母们可谓是可怜天下父母心，“生命不息，忧愁不止”。

喻嘉言在《医学实在易》中说：“凡脏腑经络之气，皆肺气所宣。”既然肺主宣发，整日忧愁盼望，肺气不得宣发，怎会不得病？“盼”即是“目分”，越盼越分，所以盼什么不来什么。

对孩子真正的爱不是对孩子牢牢地掌控，而是轻轻地放手。

肺部是一个人独立自主的象征，我们出生时的第一声啼哭、第一次呼吸就代表了和母亲的身体成功分离，可以独立存活。同样，孩子从小到大的过程，也是母子心理逐步分离的过程。

分离得越成功，说明孩子独立自主的能力越强，也说明父母教育得越成功。然而，很多父母自以为是，不肯放手让孩子自己探索生命，恨不得帮孩子大口呼吸，对孩子的掌控到了令人窒息的地步。这样的孩子非常易患呼吸系统疾病，结果患病后，父母更是小心翼翼，严加掌控，结果反而更加剧了孩子的疾病。

呼吸系统疾病就是无声的呐喊，压抑着孩子对自由的渴望。

还有很多父母把疼爱孩子的顺序搞反了，孩子小的时候，最需要父母爱的时候，父母把孩子寄养在姥姥家、奶奶家、亲戚家、寄宿托儿所、寄宿学校，导致孩子童年爱的贫瘠；等孩子长大了、成家了，父母们本应该放手让孩子们去闯世界，却又为孩子们操心工作、操心婚姻、操心孩子的孩子……导致孩子成年之后淹没在“爱的窒息”之中。

这不是爱，这是恐惧。父母恐惧孩子脱离自己的掌控，而做了诸多伤害孩子的事情。

七、放弃自由

《黄帝内经》指出“肺为相傅之官”。

唐朝的王太仆注：“位高非君，故官为相傅。主行荣卫，故治节由之。”

所以肺病患者的性格是：喜欢辅佐，帮助，管教他人。

喜欢管教他人的人往往是不能独立自主的人，他们既剥夺了自己的自由，也剥夺了他人的自由。

当我们呼吸困难的时候，会感到“憋闷”，同时，当我们感到自由被剥夺的时候，也会感到“憋闷”，可见呼吸和自由之间的相关联性。

肺病患者往往不愿意独挑大梁，不愿意一个人面对生命，患者期待被他人统治，觉得有人为自己打理工作、生活，日子会过得轻松自在。

能否独立自主，往往也和刚出生时第一次呼吸有关，如果这一次呼吸是创伤经验，对呼吸的恐惧，对生命的恐惧，就会深深植根于这个人的潜意识之中。这样的人也很难做到深呼吸，不能以放松的态度，坦然面对生命中的困境。

肺部健康与否，可以判断出一个人是接纳生命还是拒绝生命，是自己主宰生命还是让别人接管生命。

八、眼里不揉沙子

肺对应的五行是“金”，“金”在中国传统文化里边，代表收敛、肃杀、秋天。

肺对应的五常为“义”，谓天下合宜之理。

但是有当过于处处讲究道理了，就显得苛刻，就好似秋风扫落叶，一派肃杀之气。所谓“水至清则无鱼，人至察则无徒”，过于苛刻，处处明察秋毫，很多时候会导致肺病。

然而，我们呼吸的空气和所有生命呼吸的空气是一样的，从这个角度来说，我们所有人都是平等，我们没有资格选择、挑剔。

九、与房屋居住有关

肺为空腔器官，就像我们住的房屋。肺病患者可能和房屋居住有瓜葛。

有个患者才40多岁就患了肺癌。详问病史，她从结婚后一直和公婆住在一起，直到有两个孩子，生活非常不方便。她多次向丈夫提出来和公婆分开住，但是都遭到了拒绝。她生命中最大的愿望就是能有自己的家，并不需要多大，哪怕只有30－40平方米她都很知足，但这个愿望就是一直没有实现，纠结、压抑在她胸中，直至患了肺癌。

十、恼并希望渺茫

肺对应的“五毒”为恼。

恼就是苦恼、烦恼前程，烦闷、忿恨、恼火的情绪。

呼吸和生命关系最为密切，一口气上不来就可能有生命危险。呼吸系统疾病患者为某个人、事、物而恼，总是认为希望渺茫、前途堪忧。

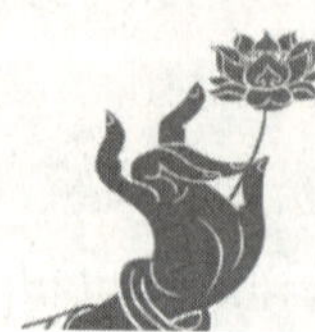

第二节 鞠躬尽瘁——感冒

一、鞠躬尽瘁

很多人认为感冒，尤其是流行性感冒是外感病。

然而，唯物辩证法认为：事物的内部矛盾是事物自身运动的源泉和动力，是事物发展的根本原因，外部矛盾是事物发展、变化的第二位原因。

结合到人体中，病毒只是外因，只是造成感冒的次要原因。而主要原因，还在于患者的内心状况。

我们体内存在很多病毒，大多数人都能够和它们共存，维持健康。一些人们公认的致病性病毒，可以其非致病形式或阶段在机体内存在。例如，我国有1.2亿人口是乙肝病毒携带者，他们没有症状，正常地生活、工作、学习着，每年真正从乙肝病毒携带者发展成乙肝患者的数量大约30～40万人，也就是说只有0.25%～0.4%会变成乙型肝炎。

据统计，有1/3的人感染人乳头状瘤病毒，还有很多人携带潜伏在淋巴细胞、巨噬细胞中的巨细胞病毒，以及腺病毒、EB病毒、水痘－带状疱疹病毒等等，但是这些人都非常健康。

很多病毒的DNA与人体细胞的DNA共价结合，可在人体中存在而不致病。非典期间，很多医护人员抗战在临床一线，却没有感染非典病毒。可见病毒并不是致病的主要因素，那么什么才是真正的元凶呢？

病毒只有能力袭击在意识和潜意识里都“志在必得”的人。

具有“我要感冒了”的信念的人离感冒也就不远了。很多人会说“我体质很差，每次流感都逃不过去。”“我每年都会感冒。”“我快感冒了。”当您说这些话的时候，大脑不断受到暗示，唤醒了沉睡在体内的病毒，于是您就真的感冒了。

二、该休息了

日理万机，太多事接踵而至时，感冒使您不得不放慢脚步，重新调整思绪；忙过头而应接不暇时，感冒给您名正言顺的请假休息的机会；不想面对和旁人的冲突时，感冒让旁人望而却步。

所以说，身体是有大智慧的，它会以感冒的形式帮助您走出险境，不会让您鞠躬尽瘁，死而后已。

感冒各种症状代表的含义：

1. 鼻涕：

感冒通常是一把鼻涕一把泪的可怜兮兮的模样，这是获得他人同情心的最好方法。即使平时不关心您的人，此时他们也会过来安慰一下："感冒啦？多喝水，别累着！"

感冒可以挖掘出人与人之间善良的本质，拉近人与人之间的关系。

2. 打喷嚏：

每当打喷嚏的时候，别人就会躲避我们，包括那些给予我们伤害的人。这种防卫武器比穿上金盔铁甲还要奏效。

3. 流泪：

戴着厚厚的人格面具的我们，从小就被教育不能哭泣，而这正是个绝好的发泄心中委屈的机会，好好地哭一场。

4. 鼻后滴注：

心中的委屈太多了，以至于眼睛的泪水都不足以彻底发泄了，甚至鼻子都开始哭泣。

5. 喉咙痛：

心中的委屈说出来也没人理解，憋在嗓子眼都把喉咙憋痛了，已经不想再说任何话了。

6. 扁桃体炎：

又称喉蛾，就是扁桃体已经肿大到吞不下任何东西了，再也不想忍气吞声，吞下无法忍受的人、事、物了。

7. 口腔溃疡：

自己压抑了很多语言，但是只要一开口，口腔溃疡就痛得钻心，只好不说。这可真是"哑巴吃黄连，有苦说不出"啊。

8. 咳嗽：

愤怒的情绪已经积压得太久了，终于可以向他人"狮子吼"了。这种狮子吼，这种无声的语言胜过人世间所有最高明的话语，保证让人望而生畏、退避三尺。

9. 痰：

那些讨厌的人、事、物像粘痰一样粘着自己，要用力把他彻底从自己的世界中驱逐出去!

10. 头痛:

头痛得实在无法工作了,这是休假的很好的理由。

11. 四肢酸痛:

好累,好辛苦,真的做不动了,不想干了。

生理层面上,感冒是身体和病毒的抗争。

心理层面上,感冒是我们和生活中的“病毒”战斗。

身体和心理都从感冒中得到历练、提升,下次,无论是身体还是心理,再遇到同样的“病毒”,便有了“抗体”。直到更加严重的“病毒”出现,我们会再次感冒。

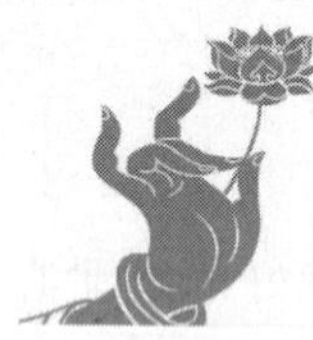

第三节 透不过气——支气管炎

支气管是指由气管分出的各级分支,支气管看似比气管变细了,但因为分支变多了,所以加起来的面积其实变大了,氧气得以充分进入。

当我们遇到困难时,看似道路变窄了,压得我们透不过气,其实是生命给予了自己更多的前进的机会。突破重围后,将会迎来灿烂的曙光;而被困境卡住的人,则生命境界永远不能提升。支气管炎患者就是在困难面前甘拜下风的人。

患者经常感叹命运弄人,也习惯于仰人鼻息。患者具有既不想接受命运的摆布,也不想付出努力改变的鸵鸟心态。

气管的功能是交流。支气管炎患者与周围的人交流不畅。比如跟父母没法沟通,跟爱人交流不畅,跟孩子也是如隔鸿沟。

支气管炎患者压抑了很多愤怒。这也是为什么儿童患支气管炎的数量如此之多的原因。

有些家长夫妻关系不够好,天天吵架或者冷战,他们以为对孩子没有影响,其实给孩子带来的创伤远远大于我们成人,因为儿童的心远比我们成人敏感;还有很多家长以错误的方式教育孩子,孩子敢怒不敢言,怒火压抑在胸中,引起支气管炎,“炎”就是火上加火啊! 还有些家长平时忙着上班挣钱,没时间关心孩子,只有当孩子生病的时候,才会关心他们,于是孩子便不断制造疾病,以希求父母的关爱。

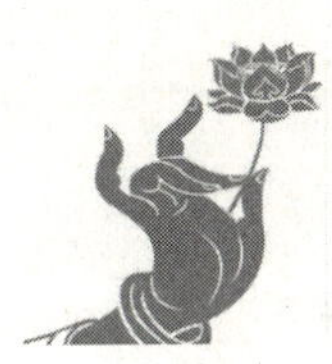

第四节
立锥之地——肺炎

根据“马斯洛需求层次理论”，人类需求像阶梯一样从低到高按层次分为五种，分别是：生理需求、安全需求、社交需求、尊重需求和自我实现需求。

意思是，人在没有满足最基本的生理需求时，吃不饱饭、穿不暖衣的时候，是不会有更高需求的，被尊重的需求不被满足，更别提自我实现了。只有低一层次的需求被满足了，才会去满足更高一级的需求。

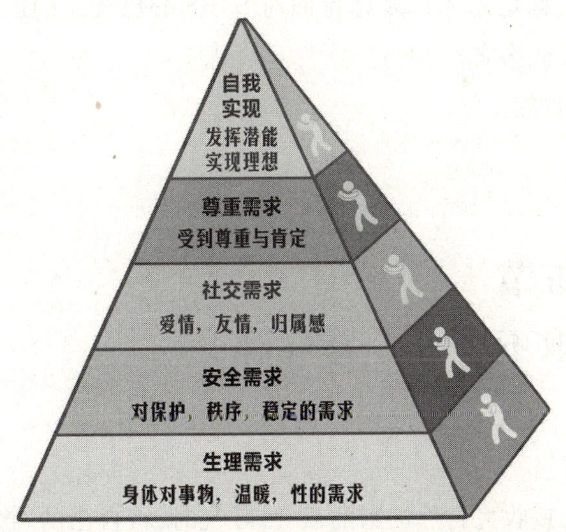

而肺部结构呢，是以支气管反复分支形成的支气管树为基础构成的。左、右支气管在肺门分成第二级支气管，每支第二级支气管又分出第三级支气管，第三级支气管又在肺内反复分支，可达23－25级，最后形成肺泡。

也就是说，肺部最底层是肺泡，然后是各级支气管，再汇聚为气管。如果说各级支气管分别代表“安全需求”“社交需求”“尊重需求”的话，那么肺泡就代表“生理需求”。

如果说各级支气管炎分别代表“安全需求”“社交需求”“尊重需求”没有被满足的话，那么呼吸道最底层的感染——肺炎，则代表“生理需求”没有得到满足，也就是对“生存”产生比较深的质疑，正如“上无片瓦遮身，下无立锥之地”一般。

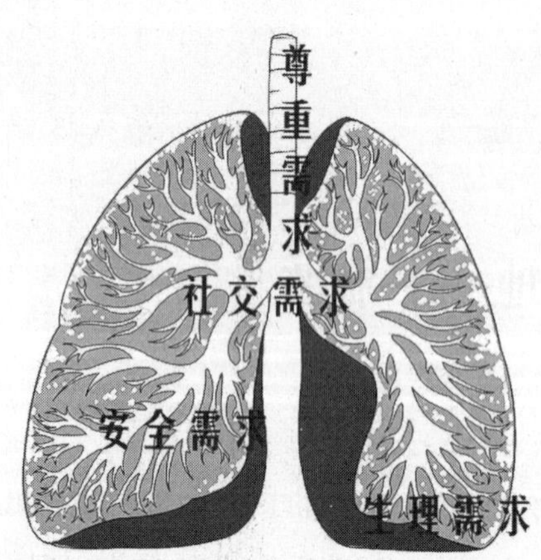

患者可能屡屡遭受失败的打击，觉得这个世界太残酷，生不如死，患者悲观厌世，否定生命的价值。

2003 年在世界范围内暴发的 SARS（传染性非典型肺炎）之所以病死率如此之高，无针对性药物治疗，就是因为很多患者面对 SARS 心已死。《庄子 · 田子方》："夫哀莫大于心死，而人死亦次之。"

身病易治，心病难医。

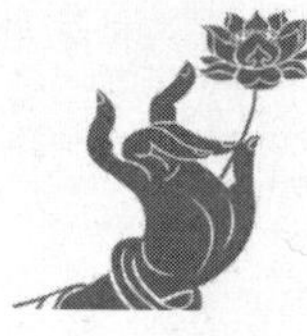

第五节 只取不舍——肺气肿

当我们吸气时，接收大自然馈赠的氧气；呼气时，将自己的"产品"分享给大自然。呼与吸、进与出、取与舍达到平衡，我们的生命才会达到平衡。

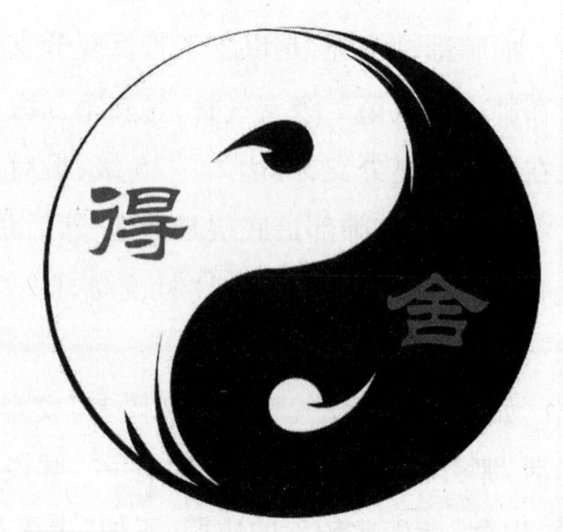

肺气肿患者吸气容易、呼气难，这种"只进不出"的情况，表明肺气肿患者索求太多，要求名利双收，食睡充足，而奉献显然太少。索求和奉献就像太极图的阴阳两极，这两极必须平衡，我们的身体才会健康。

心灵药方——舍得舍得,有舍才有得

肺气肿患者生动形象地演绎出了索求大于奉献的情形,不论我们想拥有什么,功名利禄权、财色名食睡,只有给予和索取达到平衡,才不会被得到的东西闷死。

被金钱闷死的最简单的例子就是巴尔扎克小说《欧也妮·葛朗台》中的葛朗台了。葛朗台是索米尔城一个最有钱、最有威望的商人。然而,他悭吝、刻薄,女儿和妻子在他眼里还不如他的一枚零币。

他很穷,穷得只剩下钱了。尤为可叹的是,葛朗台临死前,神甫把镀金的十字架送到他唇边,本意是希望他亲吻基督的圣像,他却作了一个骇人的姿势,想把金十字架抓在手里,这一下动作,最终耗尽了他的生命,死到临头还对金子如此"紧盯不舍",这些钱葛朗台是一分也没能带走的。

当那些希望只取不舍的人,绞尽脑汁地护卫好不容易到手的东西的时候,却没有看到一座更大的宝藏就从他们面前经过,他们已然和这宝藏失之交臂了。机会面前人人平等,只有那些不执著于眼前名利的人,才能适时抓住那座更大的宝藏。

有人对不同阶级的人进行研究,问一个贫民窟的小孩长大后的愿望是什么,孩子说当一个杂货店的老板;问一个中等阶级的小孩长大后的愿望是什么,孩子说希望考个好大学,找份体面的工作;问一个上层社会的小孩长大以后的愿望,他说要当大集团公司的老板,过着悠闲自在的生活。

三十年后,那个贫民窟的小孩果然当上了杂货店的老板;那个中等阶级的小孩找了份安稳的工作,虽工资不算太高,但吃穿住行都达到了小资水平;那个上层社会的小孩拥有了自己的跨国公司,住着豪宅、开着飞机、全世界度假、旅游。

这个例子是为了说明,那个一心相当杂货店老板的小孩,每天只把全部心思用于算计如何多赚一毛钱,哪天真有个让他过上中等阶级生活的机会,他会完全熟视无睹,因为他的心思不在那里;同样,一个让中等阶级的小孩过上上层阶级生活的机会摆在那个中等阶级小孩面前,他也会置若罔闻,因为他的心思只有如何能在自己的公司中升一级,多挣点钱。

所以,只有不计较眼前利益、得失的人,才有可能看得更远,得到更多;也只有看得更远的人才不会计较眼前利益。

因宫刑之耻，而发愤著成《史记》这"史家之绝唱，无韵之离骚"的司马迁曾云："盖西伯拘而演《周易；仲尼厄而作《春秋》；屈原放逐，乃赋《离骚》；左丘失明，乃有《国语》；孙子膑脚，《兵法》修列；不韦迁蜀，世传《吕览》；韩非囚秦，《说难》、《孤愤》。《诗》三百篇，大氐贤圣发愤之所为作也。"

现在看来，这些人貌似失去了很多，得到的很少，实际上他们却得到了更大的、真正的宝藏，不是葛朗台那一地库金币所能比拟的。

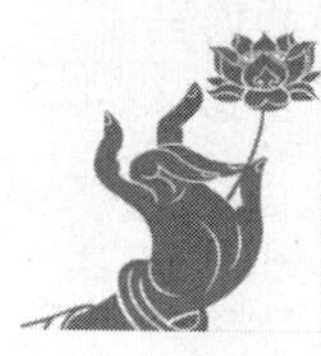

第六节 自我封闭——哮喘

哮喘发作时，患者无法呼吸，仿佛马上就要窒息。

一、窒息的爱

当我们感受到失去自由、没有自己的空间的时候，会说："我感到闷死了"，"闷"一语双关，既指心理上的憋屈，又指生理上肺部的气闷。

哮喘患者的原生家庭中，父母往往对他们过度掌控，以至于连为自己呼吸的权利都没有，非常压抑，有窒息感。

患者的价值得不到父母的认可，他们就像是父母的傀儡，他们无法与父母沟通，表达自己的感受，这些因素导致患者具有内向、敏感的性格特点。

然而年幼的患者并不知道这是由于父母教育不当造成的，他们以为所有不幸都是自己造就的，于是发展出了过度的责任感。他们只是一味对自己自责，自我价值感低。他们不能为自己呼吸，不懂得如何享受生活。

患者渴望真正的爱，而不是窒息的爱。同样，他们也不懂得如何付出爱，他们连空气都呼不出来，又如何付出爱呢？

很多患者长大离开家以后，哮喘就好了。但是大多数患者并不懂得哮喘内在的原因，如果内心的创伤没有得到修复，有人再次碰触到他们的"旧开关"时，哮喘会再次复发。

这个“旧开关”就是患者的生活中，又出现了某个人、事、物让他们感觉失去自由，受到限制，感到窒息。

《三国演义》中的荆州太守刘表便患有哮喘。他虽为荆州之主，但是实权落在他的夫人蔡氏和蔡氏弟弟蔡瑁等蔡氏宗族手中，他做什么事都要看蔡氏的脸色。长子刘琦非蔡氏所生，懦弱无能，传位给他可能荆州不保；次子刘琮为蔡夫人所生，而且尚未成人，传位给他，其实就是让位给了蔡氏宗族；曹操数十万大兵压境。内忧外患，他活得能不窒息吗？

二、自我封闭

在消化系统中，我们学习到的是对外界事物的分解功能，而在呼吸系统中，更多的则是身心对外界事物的防御、保护功能。

《难经集注·三十二难》虞庶注：“肺为华盖”，华盖就是保护伞。故而难以抵御外界人、事、物入侵的人，容易患肺部疾病。

研究显示，个性依赖、顺从、胆小、内向、好幻想、缺乏信心、难以忍受挫折的人容易罹患哮喘。

无论醒着还是睡觉，呼气和吸气都可以自主完成。

在特殊情况下，大脑也可以支配呼吸。比如当我们闻到不愿意闻的气味时，就会屏住呼吸；同样，当我们不愿意和某些人、事、物接触时，大脑也会本能地控制呼吸肌，导致支气管痉挛、呼吸困难，这就是哮喘发作的主要原因。

哮喘发作时，不能吸进空气，代表患者潜意识中希望封闭自己，不让讨厌的人、事、物进入自己的生活领域。结果在抗拒敌人的同时，也把自己害了。

自我封闭的原因是他们的内心中存在着强烈的恐惧感，他们不相信自己解决问题的能力，导致他们将有利的、有弊的东西一并拒之门外，甚至连保证生存最基本的空气也排拒在外了。

所有我们缺乏的东西，都是我们自己一手将之推开的。

一个朋友总是抱怨怎么找不到女朋友，他本身一表人才，各方面条件都好，可是每次我给他介绍女朋友的时候，他第一句话都会说：“这女孩我能追到手吗？”“我守得住吗？”“我会不会被她欺负？”

可见，他找不到女朋友的原因并不是女孩子们有问题，而是他自己内心的恐惧没有消除。

再仔细追问，他上中学的时候，和一个女孩子交往，但是另外一个男孩也喜欢这个女孩，于是纠集了十几个人把这位朋友打得很惨。从此，他对交女朋友有了深深的恐惧，甚至不敢和陌生人说话！

抱怨为什么找不到女朋友，不停地相亲是没有用的，消除内心深处的恐惧才是首要问题。

三、控制别人

哮喘患者的恐惧感导致他们不敢独自挑起生命的大梁，做生命的勇者，他们非常倚赖周围人，尤其是父母和配偶。

于是哮喘就成了控制周围人的最好的方式。哮喘患者发作时，周围的人帮忙抢救，会对患者言听计从，说一是一，说二是二。

每个事物都有两面性，极端控制的反面就是失控。患者哮喘发作虽然一时控制了别人，但最终的结果却往往连自己的生命都无法控制了。

所以，越是掌控别人的人，越容易被别人掌控。

四、超凡脱俗

哮喘患者不允许养宠物、不允许吸烟，不允许任何肮脏的东西。

从心理层面上讲，哮喘患者向往天堂般圣洁、超凡脱俗的生活。他们不喜欢媚俗，他们有高高在上的、傲世轻物的秉性。

心灵药方——您看到的便是您自己

患者需要明白：您在别人身上看到什么，他们就会向您展示什么。

陶行知先生任育才中学校长时，曾处理过这样一件事情：

一位男生要打同学，陶校长忙上前制止，并责令其到办公室处理。当陶行知先生回到办公室时，见那位男生已到，便赠与他一块糖果："这是奖励你的，因为你比我按时到了。"

接着又赠与他一块糖果："这也是奖励你的，我不让你打同学，你听了，说明你尊重我。"

又赠与他一块糖果："据了解，那个同学欺负女同学，你才要打他，说明你有正义感。"

这位男生接了三块糖果，顿时痛哭流涕："校长，我知错了，同学再不对，我也不该采取这种方式。"

陶校长笑了，又赠与他一块糖果："很好，你已知错，再奖励你一块糖，我们的谈话到此该结束了。”(各校长必读,并备好糖果。)

再举个例子,我做过无数次实验:当您夸一个人“有气质”时,他会无意识地挺直腰板,向你展现有气质的一面;当您对一个人说“真没气质”时,他会像泄了气的皮球一般塌下腰,立即展示出了没有气质的一面。

类似的实验我也做过很多次:我夸一个人做的饭好吃,她的饭果然就会比平时好吃很多;如果我百般挑剔一个人做得这不好、那不好,应该这么做、应该那么做,她做的饭的确会比平时难吃。

真可谓:“一字之褒荣于华衮,一字之贬严于斧钺。”

很多老板向我埋怨他们的下属为什么那么笨,很多父母也会说自己的孩子有多么不好。我会反问他,你每天夸奖他几次?这些人又会说:“一个优点都没有,让我夸什么啊!”这就难怪了,你看不到他的优点,他当然就向您展示不出优点,反而不断地显露出您所认为的,他身上的缺点。

“唐宋八大家”之一苏轼,非常喜欢和佛印禅师谈佛论道。一天,他问佛印禅师:“你看我是什么。”佛印说:“我看你是一尊佛。”苏轼喜上眉梢,佛印又问苏轼 :“你看我是什么?”苏轼说道:“我看你是一坨屎。”佛印沉默不语。

苏轼得意洋洋地跑回家见到苏小妹,向她吹嘘自己如何难倒了佛印禅师。苏小妹心似明镜,说道:“哥哥你的境界太低,佛印心中有佛,看万物都是佛;你心中有屎,所以看别人也就都是一坨屎啦。”

事实的确如此,有次听到一位朋友很为自己女儿交男朋友的事情发愁,总是担心女儿遇到坏男人、被人欺骗。我一听便明了,并非她的女儿没有交男朋友的智慧,而是这位母亲自己年轻的时候可能遇到过性骚扰,内心的恐惧没有消除,她就担心所有女孩,尤其是自己的女儿也会遇上,便不停叮嘱、万分担心。

再看看这个女儿,和她母亲的性格迥然不同:成熟稳重,身材健硕,霸气十足,一般的色狼不可能是她的对手。作为局外人,我们明白,这位母亲在女儿身上看到的是她自己,不是真实的女儿。

如果这个母亲从来没有遇到过性骚扰,感情方面一帆风顺,她也许会对女儿的感情生活充满信心与祝福。

同样,那些埋怨下属笨、孩子不好的人,请您思考一下,是不是自己也有同样的问题呢?

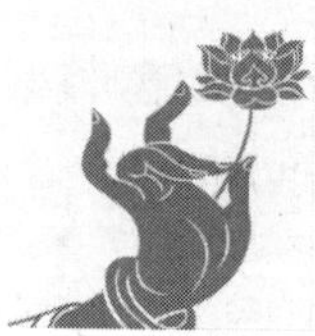

第七节
多愁善感——肺结核

肺结核是由结核分枝杆菌引发的慢性肺部感染性疾病。那么哪类人群易感呢?

提起肺结核,首先跃入我们脑海中的一定是多愁善感的林黛玉,她几乎已经成了肺结核的代言人。

且看林黛玉的诗作便可知其一二:她在《葬花吟》中这样写到:"尔今死去侬收葬,未卜侬身何日丧?侬今葬花人笑痴,他年葬侬知是谁?试看春残花渐落,便是红颜老死时。一朝春尽红颜老,花落人亡两不知!"《秋窗夜雨夕》中,她写道:"抱得秋情不忍眠,自向秋屏移泪烛。泪烛摇摇爇(ruò)短檠(qíng),牵愁照恨动离情。"由此可见,林黛玉所写的多是些哀伤的诗句,想到的往往是老、死、离别、衰败。

一、艺术范

肺结核似乎特别"钟爱"艺术家们:

济慈、雪莱、拜伦、肖邦、歌德、席勒、卡夫卡、契诃夫、劳伦斯、勃朗特三姐妹、费雯·丽……

在18－19世纪,浪漫主义运动时期,也正是肺结核最猖獗的时期,当时艺术家们患肺结核成为一种流行,甚至肺结核被认为有"艺术范",以至于著名的浪漫主义作家大仲马都说:"患肺结核是一种时髦。"

他们属于典型的D型人格,即"忧伤症人格"。

他们感情细腻、感受敏锐、多愁善感、才思敏捷、沉默寡言、形影相吊。他们认为眼前的一切毫无吸引力,即使获得了声誉、地位、财富,也仍旧渴望获得遥不可及、远在天边的爱,他们认为这些爱才能让自已幸福。

情感消耗尽了他们的生命,杰出的英国诗人济慈与他的爱人分手之时,写到:"即使万一我有望从结核病康复,这种激情也会置我于死地。"

正如诺贝尔文学奖获得者托马斯·曼的代表作《魔山》中所写:"疾病的症状不是别的,而是爱的力量变相的显现,所有的疾病都只不过是变相的爱。"意思就是说,一个人处于"大爱"的状态时,他一定是完全健康的;变相的爱就是指"小我"之爱,那是带有创伤的爱，我们企图以带有创伤的自己去爱别人，最终的结果只能是伤害别人，并且自己也会产生各种疾病。

肺结核患者的情绪总是处于巅峰或者低谷，肺结核的症状正是这些情绪的真实写照：患者的面色一会潮红（情绪亢奋），一会苍白（情绪低落），他们那多愁善感的情绪藉由肺结核的症状发泄出来。

患者的忧伤情绪往往来自童年的缺失感。他们可能在童年遭到父母遗弃，或者父母时而出现，时而消失，时而和善，时而暴躁，反复无常。他们的热情反复遭受到打击，藉由结核病的反复发作来攻击自己、创造自己。

患者的潜意识中多年积累了很多对周围的人、事、物的敌意，这种敌意使患者不能舒心地生活、痛快地呼吸。

解决忧伤之道请参见本书“消化系统疾病”第七节“大肠疾病”部分。

二、欲望号街车

欲壑难填的人容易患结核病。

林黛玉对待贾宝玉的占有欲极强，贾宝玉和其他姐妹玩闹，林黛玉便会醋意大发，冷嘲热讽或者独自抹泪。

因为有欲望的人就等于承认自己是不完整的，不停地热切期待不属于自己生命中的东西。

所以，欲望是最能消耗人的精、气、神的，难怪《牛津英语辞典》中，“consumption”既有“消耗”又有“肺结核”的意思。

肺结核患者既不相信自己，更不相信别人，在自私自利和强烈的占有欲中，日渐消瘦。

第三章

消化系统疾病

胃肠道接受自身之外的物质,同时,这些物质所包含的信息也一同进入我们的体内,需要我们消化。所以,消化与吸收外部信息的能力越强,消化器官越健康。

所有的食物都有它们的属性,一个人钟爱何种食物,这个人也具有这种属性(性格)。

粗略归纳,喜欢吃硬的人,骨气硬,爱啃硬骨头;喜欢吃热的人,别人对他热情,他就开心;喜欢吃酸的人,事业心强,但性格孤僻,不善交际;喜欢吃咸的人,待人接物稳重,有礼貌,做事有计划,埋头苦干;喜欢挑食的人,做事挑剔;喜欢吃油炸食品的人,勇于冒险,有干一番事业的愿望;喜欢吃甜食的人,在潜意识里是渴望得到爱与支持的。

接受了这些带有不同属性的食物之后,也塑造出不同性格的人。这也是中医认为脾胃是后天之本的原因。肾为先天之本,是从娘胎生下来的我们,消化系统就是我们自己塑造的自己。消化系统不好,往往是因为对自己严厉剖析与过度批评。

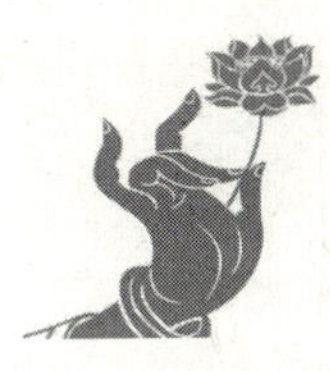

第一节
囫囵吞枣——消化不良

消化道犹如工厂里精密的流水线，从食物进入口中开始，到营养被吸收、废物被排出，每个器官各司其职、各守其位，每天都要完成这项严格复杂的工作。

如果工厂老板贪心接了大量订单，而让流水线超负荷运转，就会导致很多产品制作不良，甚至整个流水线都会梗阻、坏掉。

自18世纪人类进入工业化、机械化时代以来，的确有很多人就是把自己的身体当作了一台机器，而忘记了它是有血有肉、有情有感的生命体。

1936年，著名影星查理·卓别林在影片《摩登时代》中，向我们充分演绎了工人们如何被当作机器人一样工作的情景，历历在目啊。

消化不良患者，常因贪心做太多事情而导致吃夹生饭，抑或是生活中出现了“不合胃口”的人、事、物，导致处理事情“囫囵吞枣”来不及消化。

中国著名的美学大师朱光潜认为“美感与现实生活之间，必须存在着一个适当的距离”。

消化不良的人通常不记得给生命中留白，没有时间欣赏人生旅途上美丽的风景。

脾胃属“土”，大地能承载万物，消化道的承载能力也很强，古希腊哲学家柏拉图以正六面体代表土元素，因为它最为稳定。

但土元素也带有惰性，若超过了承载能力，食物与事物就会迟滞与发酵，最终变成一滩烂泥，毫无用处。

解决之道，别无他法，就是不要贪心，选择重点，做人生中最重要的事情！

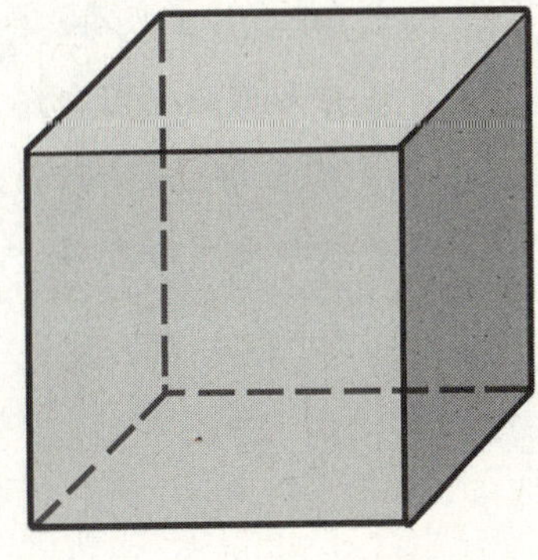

我有一个朋友感觉自己能力超强，琴棋书画，样样精通，文韬武略，无所不能。她给自己揽了很多活，这个还没忙完，就开始忙那个，那个还没忙完又开始忙另外一个，每件事都搞成了粗制滥造（当然确实还是比一般人做得好一些）。可是时间短，任务重，自然不会很满意。甚至，她做的饭经常也像她做的事一样——夹生饭，还没熟就开始吃，我告诉他每口饭需要嚼24下再咽才有助于消化，她就是忙，嚼个三两下就咽下肚去，如狼吞虎咽，结果导致严重的消化不良。

心灵药方——解决贪婪之道

天主教将“贪婪”定为七宗罪之一。每个人贪心的对象不同：

我有个做生意的朋友，身价十几个亿，他非常不在乎钱，他说：“钱有什么用？我们办什么事都要看当官人的脸色。”他贪恋的是社会地位。于是他花几百万给孩子找了一个公务员的工作，他的孩子住着几千万的别墅、开着几百万的跑车，每个月挣几千元工资，在别人看来很不可思议，但这是他的需求——社会地位；

另外一个朋友有权又有钱，但是身为一个男人只有1.5米高，他的择偶标准是：女方可以没有钱、可以没有权、可以不漂亮，但是一定要高，他贪的是身高。于是他找了位1.7米的妻子。在别人看来很不可思议，但这就是他的需求——身高；

当您贪图金钱的时候，有人已经拿钱当砖头往外扔了，可见金钱并不是您想象得那么重要；当您贪图爱情的时候，李叔同已经看破红尘，离开美丽贤惠的妻子出家修行了，可见爱情并非您想象得那么重要。

聪明的读者一定明白了：只有什么都不缺的人才什么都不贪，如果您很贪，就是承认自己缺点什么。

其实这个宇宙是非常富足的，它已经给予了您能驾驭的所有东西，那些不能驾驭的东西，即使给了您，反而会成为灾难：当您不能驾驭名声的时候，如果获得了名声，可能反而会遭到陷害；当您不能驾驭金钱的时候，如果获得了金钱，可能会失去更快。北京有很多拆迁户，从穷困农民，一夜间变成了百万富翁、千万富翁，但是因为不懂得如何驾驭金钱，有些人的钱很快被骗光，有的甚至吸毒、赌博，最后锒铛入狱。

老天不给您驾驭不了的东西是对您最大的保护。

何况，宇宙已经给了您最最重要的东西——生命，人身难得，今已得；还给了您维持生命最最重要的阳光、空气、水。假如没有了这些，我们还从何“贪”起呢？

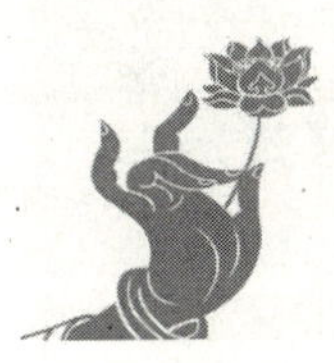

第二节
吹毛求疵——消化道溃疡

一、自我价值感觉不高

我们身体分泌的胃酸，本应该消化外来物，而消化性溃疡患者的胃酸却反过来伤害自己，这是为何呢？

胃病患者常常不能接受自己，他们上怕辜负父母、上司的期望，下怕照顾不好子孙后代，并且更害怕别人会发现这一点。

患者通常不认可自己的工作，即便别人认为他们已经做得很好了，但是他们总是认为不满意。对自己的不满，就好比那胃酸，逐渐将自己侵蚀、消化掉。

一个患者年逾九旬，竟然耳不聋、眼不花，还可以做针线活，这对于绝大多数人已经是相当不可思议了。但是她做针线活有个特点，总是不停地改，总是觉得这还不够好，那还不够好。这是自我攻击的典型表现。这个患者曾经说过："无论我做什么事情，旁边都好像站着我的父亲，他不停地指责我说，这样做不对，那样做不对，尽管我的父亲早已不在人世。"

患者的童年经历过太多的批评，以至于他们将这些批评转化为了内在监督体系，即使旁边没有人，他们也觉得有人在监督自己。

消化性溃疡男性发病率较女性高，因为男性从小就受"男儿有泪不轻弹"的教育，男孩子哭，被视为没出息的表现。其实，这样的教育是对人的毒害，这样的人的自尊心严重受到创伤，甚至对自己男性特质也有恐惧和怀疑，他们从小就学会了压抑自己、贬低自己、鞭挞自己、消化自己。

因为自我消耗过度，消化性溃疡患者往往身材消瘦，脾气不定。同时，他们也经常挑剔他人。患者往往热衷于获取权力，总是想超过别人，希望向别人证明自己；但是获得权力后，他们又开始攻击自己，害怕自己不能担此重任。

心灵药方——解决自卑之道

当您呱呱坠地时，并不知道什么是自卑，后来有人批评了您，慢慢产生了自卑心理。

自卑并不是天性具有的，而是他人强加的，那不是真实的自己。

何况批评您的人，他们本身就很自卑，一个真正自信的人是不会对他人横加指责的。学会对自己的性格和价值进行重新评价，学会尊重自己，就不会再自卑。

历史上很多名人受尽耻辱后，却赢得了成千上万人的尊敬和崇拜；但大部分人却仍旧活在别人评价的阴影里，一辈子就在对自己的不满、苛责和愤恨中度过。

这些人指责自己的意图是好的，希望自我完善，出类拔萃，但是如果您想清理房间却不断有人往里面倒垃圾，又如何自我完善呢？

每个人都是这宇宙中独一无二的生命，自从有人类诞生到现在，在地球上生存过的人数已经超过1060亿，这么多人里面却没有一个和您完全相同的人，您真的是前无古人，后无来者，您难道不是这个宇宙的奇迹吗？

现在，请您拿起笔，写一封《宇宙妈妈给我的信》。

以下是一位患者写的“信”：

你是我送给地球的一份大礼包！你从小就聪明伶俐，人见人爱。从上小学开始，不用费力就总是考全班第一，又是班干部，德智体美劳全面发展。上高中时，没有头悬梁、锥刺股般地学习，却阴差阳错地考上北京大学；大学也没好好学习，却阴差阳错地找到了一个别人挤破脑袋都找不到的好工作。同事还在挤公交，你就开着跑车上下班；同事还在租房，你就住着别墅。但是你并没有陷在这物欲横流的世界里，别人还在谈论如何升官发财，你已经开始探索生命的意义，人生的奥妙，心灵的成长。你是如此优秀，我将会帮助你完成所有的心愿！因为你是我的宠儿！

——宇宙妈妈

读完她的“信”，您是否也会心潮澎湃呢？也许您认为她真的是幸运儿，其实不是的，她20多岁的时候就患了20多种疾病，每天像行尸走肉般痛苦地生活，您没她惨吧？除此之外，她也承受着工作不顺、家庭不和的挫折。

当我让她写《宇宙妈妈给我的信》时，她无从下笔，因为她和很多人一样，已经习惯于陷溺在自己的不幸里，而忘记了自己是宇宙妈妈的宠儿！

但是写着写着就找到感觉了，她越发感觉自己竟然如此幸运！把自己都感动得热泪盈眶了。

您还陷溺在自己不幸的泥沼里吗？还是鼓足勇气开始往外爬了呢？别犹豫了，请拿起笔给自己写封“信”吧！写好后，每天大声朗读一遍，用不了多久，您就会发现意想不到的惊喜变化！

二、逃避冲突

研究显示，个性被动、依赖、顺从、有惰性、不善与人交往、缺乏创造力、情绪不稳定的人容易罹患消化性溃疡。

法国戏剧理论家布伦退尔在《戏剧的规律》中，明确把冲突作为戏剧艺术的本质特征；中国戏剧理论中也流行这种说法：没有冲突就没有戏剧。

冲突同样是生命里的“推手”，正是有了这些冲突，我们的生命才变得精彩绝伦。

胃酸具有很强的腐蚀性，换句话说，我们本自具有很强的解决冲突的能力，但如果我们缺乏勇气面对冲突，逃避冲突，不相信自己有解决冲突的能力，那么胃酸就会失去准头，转而侵蚀自己的胃肠。

胃溃疡患者之所以喜欢吃没有刺激性的柔软食品，也是因为他们希望这个世界是平和安全的。他们的心中充满着各种各样的恐惧，恐惧引起紧张、焦虑、痉挛，交感神经兴奋，胃肠蠕动停滞，加重溃疡。

三、挑剔

胃酸具有强烈攻击性，挑剔也像胃酸一样，同样具有攻击性。每当您挑剔别人一次，就好像一根刺扎进了别人的心一次，是很难拔出来的，即使拔出来，伤口也是很难愈合的。

消化性溃疡患者是百般挑剔的人。每当胃酸攻击自己的胃壁黏膜的时候，仿佛就在提醒您，受到攻击是非常痛苦的！请不要再攻击别人和自己了！

每种疾病都在向您吐露自己的心声，只有仔细倾听疾病的心声的人，才是真正有智慧的人。

挑剔的人其实是非常自我中心的，希望其他人、事、物符合他们自己的世界观、价值观，他们认为自己的观点是最正确的，而不去包容、接纳其他人的观点。

挑剔除了与他人之间筑起一道高墙，没有太多好处。而且更为重要的是，任何人无权干涉别人的生活。

解决挑剔问题的心灵药方请参见本章第十七节“胆结石”部分。

四、把所有问题都自己扛

消化性溃疡属于典型的精神压力性疾病，所以从事司机、警察、记者、急诊科医生等压力较大的职业的人，患消化性溃疡的比例最大。

每个人都有压力，为什么有的人妥善地处理了压力，而有的人却被压力击垮？那是因为每个人应对压力的方式不尽相同。

消化性溃疡患者喜欢“把所有问题都自己扛”，他们认为向他人求助就等于证明了自己的无能，所以他们尽量“武装”自己。

可是身体不会说谎，疾病会吐露出心声，胃肠以溃疡的形式显露出胃肠的真实生理本质。

自己的短处和长处就好比太极图的阴阳两极，太过彰显自己的长处而回避短处必然造成阴阳失衡。每个人都有缺点，承认自己的短处并不代表自己就一无是处。

第三节 有容乃大——胃部疾病

一、不能包容

在五行中，胃属土。

《易经》云：“地势坤，君子以厚德载物。”《论语·颜渊》：“大地有载物之厚。”

土地的这些品质象征了“坤”的品质，也就是女性的品质。

胃的功能也是“厚德载物”，包容各种各样的食物，甚至有些人可以吃铁、吃石头，都可以被胃所包容。

胃不仅容纳了各种食物，也将各种人、各种事、各种物包容了起来。

而有些胃病患者则是容受度较小，对于工作不顺、学习紧张等挫折，难于忍受，不想再包容了。

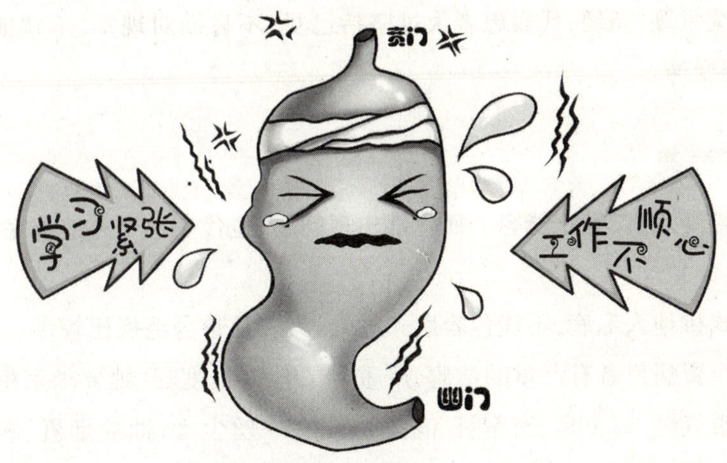

巨蟹座的人比较容易患胃部疾病,因为较多巨蟹座的人具有包容度小的性格。

贲门是胃与食管相连的部分,是胃上端的入口,贲门疾病表示患者对某个人、事、物从一开始就不接受;而幽门是胃与十二指肠相连的部分,是胃下端的出口,幽:深长、隐秘的通道;门:出入的门户。胃幽门疾病患者常有深长、隐秘、阴暗的怨恨之气。幽门疾病表示患者对某个人、事、物阳奉阴违,表面接受,打内心深处却不接受。

二、攻击性

在德文里,“生气”和“酸”是同一个单词(Säure)。胃酸也具有攻击性,男人是攻击性的象征,也就是说,胃除了“厚德载物”,即“坤”的品质,还有一个属于“乾”的品质——攻击性。相当于《易经》中的“天行健,君子以自强不息。”

胃酸的酸性和蓄电池酸液同样强大,胃酸可以溶解剃须刀!所以每隔三到四天,人就要换一层胃黏膜,如果不及时更换,它很快会被胃酸腐蚀、穿孔。

当我们产生的负面情绪被胃容纳了,如果不及时处理掉负面情绪,强大的攻击性就可以将胃壁腐蚀掉。

攻击性的背后,往往是对自己缺乏信任。

只有将攻击性(即太极图的阳性)的一面与包容性(即太极图的阴性)的一面和解,达到平衡状态,胃才会舒缩平和,健康运行。

三、重压和焦虑

胃病患者喜欢食用细、软的食物,不需要费太大力气就能消化、吸收,表达患者承受不了生活的重担,焦躁不安。

胃胀气，则意味着自己已经受够了，不能也不愿再受气了。

胃部持续紧绷、僵硬，代表患者太过坚持己见，不肯面对现实，不知道顺应自身的处境，不懂得变通。

四、追求完美

胃本是接受之官，爱吃能容。而胃部出现问题，也代表这个人追求完美，喜欢挑别人毛病。

凡是喜欢挑他人毛病，不能包容别人的人，大多是自身毛病比较多。

我的一个胃病患者有严重的洁癖，严重到了什么程度呢：她要求家里每个角落都一尘不染。暖气缝、椅子腿、窗帘杆、花盆不能有一丝尘土；抽油烟机、橱柜的里里外外、冰箱底下都不能有一点脏东西；每间屋的门以及衣柜门上面若有指纹也要马上擦掉，甚至空调的室外机，也要趴在窗户上把它擦干净。

心灵药方——解决追求完美之道

虽然完美是每个人都期望的，并可以激励自己奋发图强，但同时，它有时也可以成为折磨自己的罪魁祸首。追求完美的人会被不完美、不满意的感觉所日夜煎熬，因为追求完美意味着不接纳当下现存状态。

追求完美的人首先认为自己就是不完美的人。这就等于完美主义者承认现存的状态是失败的，有缺憾的。于是，他们总是要忍受折磨，因为这个世界并非是完美无瑕的。

完美主义实际上是害怕失败主义。

思考一下，完美主义给您的生活带来的益处大还是害处大？把自己和他人与您的理想作比较的原因是什么？完美的理想状态更重要，还是和他人的关系更重要？

不论他人多么优秀，也不会达到您的理想状态，因为金无足赤、人无完人。您应该发现爱比理想更具体，更重要，爱的力量是无穷的，拥有了爱的力量去追寻理想，会披荆斩棘，更加顺畅。

理想只是一个理性的概念，并不能带来快乐的感受；爱可以给予自己真正的快乐，而接纳才可以打开爱之门！

当下就是最完美的。

五、容易计较

胃对应的“五常”是“信”,信就是诚信。

信,五行属土,对应的四季是长(zhǎng)夏,也就是夏季最后一个月,“长”也就“生长”的意思,万物生长。

所有事物的发展,人脉若想做稳,企业若想做大,都是靠一个人的诚信。“人无信不立”。身体生长也是这样,一个人特别诚信,从不计较,肠胃就好;反过来,斤斤计较的人,肠胃容易不好。这类人做事情疑神疑鬼、犹豫不决。

我这么说依旧很多人不认为自己有这个问题。比如有个朋友就是瞻前顾后的性格,但是他自己完全没有意识到。我们一起包饺子的时候,有的人喜欢一次捏成型,但是这个朋友要反反复复地捏紧饺子皮,恐怕露馅。从一点小事就可以看出这个朋友犹豫不决的性格。

内容决定形式,从您所做的事情就可以看出内在性格。辩解自己没有瞻前顾后的性格,是没有用的,您的每一个言行举止,早已把您的性格暴露出来了。

六、思伤脾胃

脾胃属土,后天之本。

《黄帝内经》云“思伤脾”,故生气、情志不舒、暗恋会伤到脾胃。所以脑力劳动者脾胃容易不好。脾胃不好的人体型消瘦,思虑过度的人怎么吃也吃不胖。

脑力劳动者过于信任思考可以解决一切问题,而忽略了身体的感受。其实这个世界上并非所有的事都可以倚靠思考来解决,有时候身体比大脑更有智慧!学会放下对思考的执着,您会发现一片更广阔的天地!

七、忧心忡忡

担忧使我们紧张、焦虑,进而失去大量精、气、神,影响我们的胃。

我们担忧的时候会不专注,而难以把事情做好,长此以往还会对自己产生负面评价。担忧还可以产生无力感、恐惧感、厌恶感等心理状态。所以容易碰到意外事件。

八、房屋受损

胃是一个空腔结构的器官,就像我们住的房屋。胃的好坏也反映了我们住的房屋的好坏。如果房屋出现破损、漏水、出现蟑螂、蚂蚁等小动物,都可能引起胃部疾病。

胃下垂患者经常做事过头,讲卫生也过头。

胃寒是周围有让自己寒心的人、事、物，心都凉了。以及自己也让别人寒心，也怕受到冷落。

胃出血，表示与他人发生了冲突，受到了利益上损失。正如很多商家会打出“出血大甩卖”的广告，因为血也代表利益。

胃癌是上述情况均有，并且达到顶点，心中的死结，解不开、理还乱，想不通，对世界的不理解，好像是世界末日的感觉。

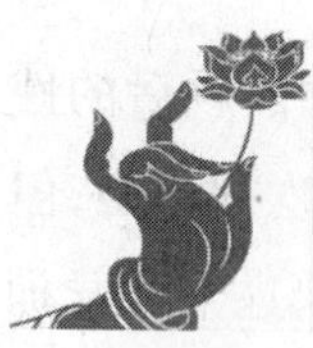

第四节 难以消受——恶心、呕吐

胃可以表达我们的心声：如果没有胃口，就代表对某人、事、物没有胃口；如果难以消化，就代表对某人、事、物不能接受、吃不消；如果胃好像“翻江倒海”似的，代表对某人、事、物感到恶心；呕吐就是完全地不接纳。

《黄帝内经》指出“胃者，水谷之海”。

很多孕妇会出现呕吐的情况，因为她们在潜意识中对腹中孩子有某种程度的拒绝，或是不那么心甘情愿地接受精子，或是还没有做好当妈妈的准备，或是对没有足够多的钱养活孩子表示担忧。相反，非常接纳自己孩子的孕妇是不会呕吐的。

有个朋友考博士研究生期间经常恶心呕吐，因为她无法消化考博这件事。

而这些不接纳的背后是或大或小的恐惧。

您要深挖自己的内心，找出这些恐惧，并穿越恐惧。所有恐惧都是学习的机会，而不是人生的结果。

吃一堑，长一智。也许今天不接纳的东西正是将来成功的必备条件。要学会习惯和认同所有不接纳的人、事、物。那样您的胃就会一直很好地工作。

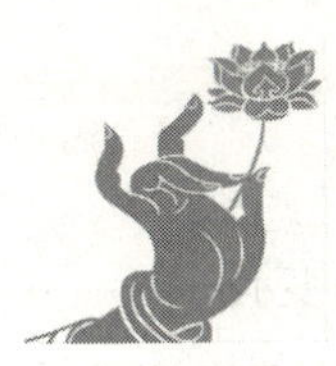

第五节 愁肠寸断——肠道疾病

一、不良情绪的积压

肠道的形状和大脑极为相似，成语“脑满肠肥”将肠道和大脑挂上了钩；而腹部神经传导物质的数量跟受体密度均极高，也和大脑相似。

因此情绪变化及压力都容易影响肠道，若能妥善照顾好“腹部脑”，同样能解决精神压力造成的失眠等脑部疾病。

就神经系统而言，我们的肠道主要是由腹腔神经丛，又称“太阳神经丛”的交感神经及副交感神经(迷走神经)所掌控，肠道同样受内分泌系统掌控。

最能影响交感、副交感神经与内分泌的大脑部分称为“边缘系统”，边缘系统主要跟我们的情绪有着绝对密切的关联。

肠道疾病属于典型的身心疾病。

有很多成语都表明了肠道所具有的存储情绪、情感的特性。例如：愁肠寸断、牵肠挂肚、古道热肠。

其实，我们的身体是非常有智慧的，它能够知道我们的意识层面还没有意识到的东西，身体通过一定的方式通知您，如果您继续一意孤行，自然会有些不良后果。在大难临头之前，身体拉响的警笛次数更多、更迅猛。

有个朋友向我讲述，有一天，他一整天都感觉不太对劲，但是工作太忙没时间顾及身体的感受，晚上还要加班。他想去超市买点东西吃，然后回公司继续加班，其实当时他有很多事情要做，并不是非去超市不可。但是他又转念一想，去趟超市只不过用几分钟而已嘛，去去就回。

走在半路，他想给同事打个电话，一掏口袋，才发现手机竟然被偷了！他非常郁闷，但是当时已经走到超市，依旧进去买了吃的东西。走出超市，他突然感到自己腹痛难忍，大汗淋漓，全身乏力，恶心呕吐，蜷缩在路边怎么也爬不起来了——他突发了肠穿孔。幸好旁人及时叫了救护车才得以幸存。

其实，他回想到，那天身体多次给他预警了，他完全没有当回事，如果及时休息一下可能会好很多。

每当我们的身体要出现状况时，总是会向我们报告的，只要我们多多倾听，认真对待，可以获得很多重要情报，及时破解重大事故。

二、肠道乃变化之官

肠道每天都在不停地蠕动，象征我们要审时度势，随着时局的变化而变化。

反之，墨守成规、不懂变通、不爱花钱（钱是流通的货币）的人，易患肠道疾病。过于喜欢较死理的人就易患肠癌。

人生如羊肠小道，逶迤曲折，好似迷宫，只有善于倾听自己的心声，勇于突破自己，勇于改变自己的人，才能最终走出这人生之迷宫。

三、改变身心节奏

肠道原本有它自己的生物钟、规律与秩序，但也极容易跟着主人的内心时钟拨快或调慢，而方寸大乱，达利名画《记忆的永恒》中扭曲的钟面与世界就是最好的诠释。

现代人生活节奏快，生活压力大，只有自己先放慢身心的节奏、回归平静，才能让肠道的指针准确无误。

心灵药方——解决压力之道

“如果您因为任何外在的人、事、物而苦恼，那么您的痛苦并非来自那些事物本身，而在您怎么看待它们；正因如此，您同时也具备了随时可消弭这些痛苦的力量。”

——罗马皇帝马可·奥勒留

获第73届奥斯卡12项大奖的著名电影《角斗士》片头出现的皇帝即是马可·奥勒留，他是著名的“帝王哲学家”，著有《沉思录》。

负担和压力并非是工作、生活带给您的，而是您的观念带给您的

压力都是自己想象出来的，为什么这么说呢？我曾经做过一个小实验：让一个人背着他妻子走，他走得可兴奋了，我们边走边聊，他走了一公里竟然一点都不累；另外一个人刚背起他的妻子的时候，我就告诉他，你必须要走一公里才可以放下，他没走几步就不走了，说肯定完不成任务，一公里太长了。第二个人并不是被他的妻子压倒，也不是一公里太长，而是被“背着妻子走一公里”这个思想压倒了。

我们生活中也是这样，其实如果我们放平心态，生活中所有的压力都可以轻松应付。但是我们之所以会感觉到压力，那是因为我们的大脑太好用了，总是想得很多很多。我们会想：完不成任务老板炒我鱿鱼怎么办？我不努力工作挣不到钱，房贷车贷怎么办？我不进步，爱人离我而去怎么办？……

我们的想象远超过我们的行动。压倒我们的不是外界事物，而是我们的想象力以及对某些人、事、物的执着。

如果您已经放下了对金钱、名誉、地位的执着，压力从何而来？如果您不怕老板炒鱿鱼，又怎么会有老板带给您的压力？如果您有的是底气能还清房贷车贷，又怎么会担心挣不到钱？我们敬爱的习主席需要管理一个泱泱大国，尚且游刃有余，您的压力再大也不会比“习大大”的压力大吧，又为什么那么甘心被自己设定的压力压倒呢？

当您围着这些压力团团转的时候，其实已经是“心随境转”了，而真正的高手往往是“境随心转”。

为他人活也会增加压力

医学生里流传着这样的话：“金眼科、银外科。”因为眼科相对于其他科室来说，既轻松又赚钱，所以被称为“金眼科”，谁找到了眼科的工作就会得到其他同学的羡慕。

我有一个同学毕业后，争了个你死我活终于分配到了同仁医院的眼科（中国眼科领域最好的医院就是同仁医院）。

多年过去了，老同学相见，我问他近况如何，他抱怨压力太大。而他也比较坦诚，说自己并没有那么喜欢眼科，就是因为眼科好才去的，难怪另外一个同样在同仁医院工作而真心喜欢眼科的同学没有感到压力呢。

再看这个同学的妻子——一个日本人。只是因为当时流传这句话：人生最大的幸福莫过于开美国车、吃中国菜、住英国房子、娶日本老婆。其实他也并不很爱他妻子，只是觉得自己娶了个日本人会得到他人的羡慕。

所以，别人没有感受到压力的时候，他就已经感受到了来自工作、家庭两方面的压力，因为那不是他喜欢的，他在为别人而活，做给别人看。

凡事亲力亲为

有句话叫做：“君闲臣忙国必兴，君忙臣闲国必衰。”从个人能力上来讲，诸葛亮肯定是超过刘备的，但是刘备去世后，为什么蜀国也日渐衰落？

《三国演义》中描述诸葛亮:“丞相夙兴夜寐,罚二十以上皆亲览焉。所啖之食,日不过数升。”司马懿听说这种情况,言:“孔明食少事烦,其能久乎?”果不出司马懿所料,没过多久,诸葛亮就累死了。

其实蜀国并不是没有能人,但是诸葛亮不够会用人,凡事亲力亲为,周围人都劝他小事交给其他人管就行了,他说:“吾非不知。但受先帝托孤之重,唯恐他人不似我尽心也!”最后诸葛亮活活累死在五丈原的时候,只有54岁。

有很多领导,大事小情都要管;有很多父母,对孩子的吃喝拉撒操碎了心。他们总是觉得压力很大,还认为付出了那么多,别人都应该感谢自己。

这些人认为,凡事都得亲力亲为是认真负责的表现,其实他们背后的深层的心理原因是:不相信他人、自以为是、掌控欲太强。

有位朋友,她想不明白为什么自己的先生什么家务都不做,自己本来白天上班就很累,下了班回家还要做家务,简直累得快喘不过气来了。

她来到我家,我说给她做饭,我拿起刀没切几下菜,她就说你那么切不对,让我来;我还没炒几下饭,她就说你那么炒不对,让我来;我还没擦几下桌子,她就说你那么擦不行,让我来……

我问:“你在家是不是也是这样对待你的丈夫?”她说:“是啊!我那丈夫太笨,什么都做不好,什么都得让我做。”我说:“他一个人在外面当了20年兵,还给国家领导开过车,你认为他太笨?”“他年轻的时候还行,现在老了,什么都不行了。”

我说:“刚才整个做饭的经过,我可以替你先生说句他的心里话吗?他本来并不是什么家务都不愿意干,但是刚要切菜,你就说这么切不对,你自己去切了;刚要炒菜,你就说这么炒不对,你自己炒去了……久而久之,你的先生就会认为:你牛,你什么都行,那你就自己去做吧,我什么都管不了。

不要埋怨你先生这么想不对,正常人都会这么想。是你亲自打消了别人的积极性,等你先生什么家务都不做的时候,你又埋怨他什么都不做?这都是你自己一手造成的啊!如果你希望让先生重新帮助你做家务,原理同样简单,和你之前的行为完全相反就可以了。你可以对先生说:“亲爱的,可以帮我做一下饭吗?”当他做饭的时候,不能批评他,而是鼓励他。不管他做什么,不管做成什么样,你要做到不干涉、不插手,多鼓励即可!况且他可能做得并没有你想象的那么糟。久而久之,先生就会去做家务了。

朋友回家照做了,没想到他先生不仅做了家务,他们的夫妻感情也变好了。

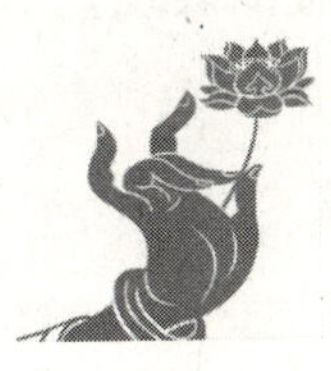

第六节
过度分析——小肠疾病

一、固守陈规

小肠的作用是把食物分解成各种成分,然后加以吸收。小肠也代表对外来事物及新思想的吸收的能力。不能接受外来事物、吸收新思想的人,即固守陈规的人,易患小肠疾病。

二、过度分析

小肠和大脑不仅从外表上看就像孪生兄弟,并且两者的任务和功能也相同:大脑消化、吸收精神层面的观念,即“分析”,英文是 analyze;而小肠消化、吸收物质层面的东西,即“分解”,英文也是 analyze。大家已经看出来了,英文当中,“分解”与“分析”是同一个单词:analyze。有小肠疾病的患者大多会倾向于过度理性分析和斥责他人。

小肠对应的星座为处女座,处女座的人过于强调和尊重规则,善于精确分析,故而他们的小肠也容易出现疾病。

三、充满同情心

有个成语叫做“古道热肠”,充满同情心的人是“热心肠”的人。

在循环系统疾病一章我们已经证明,充满同情心的人易患心脏病。心与小肠相表里,充满同情心的人同样易患小肠疾病。

如果帮助别人之后,觉得这件事办砸了,心气凉了,打算以后再也不办了,小肠区会感觉凉;如果帮助别人之后,觉得这件事办得太漂亮了,心里热热的,小肠区会感觉热乎乎的。

解决同情的问题请参照本书第一章循环系统疾病第三节心绞痛部分。

四、缺少爱

在“循环系统疾病”一章,我们已经详细分析了心脏代表爱,心脏病患者往往缺爱。心与小肠相表里,小肠疾病患者也处于缺爱的状态中。

俗话说:“十指连心,十趾连小肠”。“十指连心”指人在缺爱的状态下,心是凉的,手也是凉的;同理,“十趾连小肠”指小肠不好的患者脚也容易凉,也是缺爱的表现。

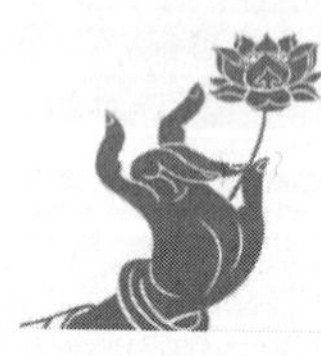

第七节 堵塞漏卮——大肠疾病

一、利益冲突

大肠负责吸收食物残渣中的水分以及排泄废物。

排泄,即排出;排出,即慷慨地给予。

大肠五行属金,排泄物与金钱有关,比如俗语“金钱如粪土”;《周公解梦》:“梦见屎尿污身,主得财。梦见大便满地,主富贵。”

中国古代神兽貔貅也是“只进不出”,所以代表招财进宝。

很多国家也认为不小心踩到狗屎的人会有财运。

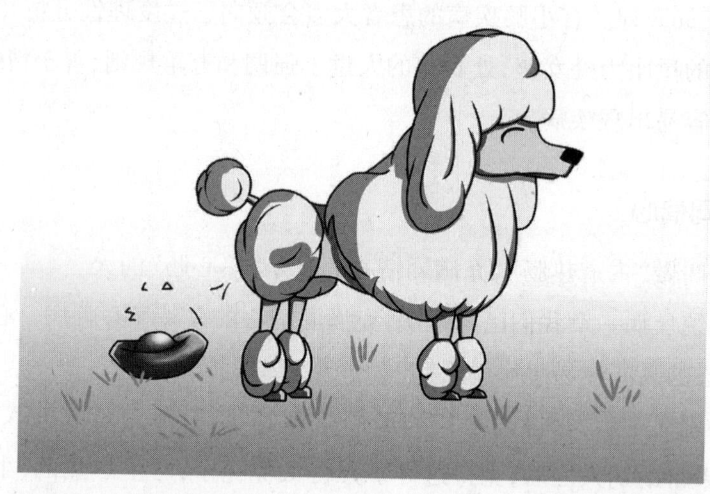

排便带血,表示有金钱损失;

大便奇臭无比,代表享受“铜臭”的乐趣;

大便憋不住,表示急于想花钱;

放屁多代表对人有意见又不敢说;

而肠道癌症患者往往由于钱财损失而结了“死结”,始终想不开。

二、潜意识的身体象征

如果说小肠的结构类似大脑，对应意识层面；那么大肠则对应潜意识层面，就是荣格所谓的“黑暗世界”（死亡世界）。

大肠疾病则代表对潜意识内容、对未知领域、对死亡的恐惧。

三、吸收和排出失去平衡

大肠的功能是对食物残渣中的水液进行吸收，而食物残渣自身形成粪便，并有时有度地排出。

无法排出废物的疾病，例如便秘或者肠梗阻，表示患者经常墨守成规，害怕丢弃旧思想，或担心花钱，害怕失去不再需要的东西；

过度努力排出废物的疾病，例如腹泻，代表急于排出某些无法忍耐的人、事、物，也代表花钱如流水。

两者都表示失去平衡。我们的身体，如同一个天平一样，摄取、吸收在天平的一端，排泄、排出在天平的另一端，两者达到平衡身体才会健康舒畅。

四、追求完美

大肠五行属金，金的特性本应该闪闪发光，大肠疾病患者却无法顺畅向外界展现自我，转向自我压抑而变得追求完美。

五、压力过大

众所周知，受到惊吓的人可能出现大便失禁。

因为排泄物本身就是没有用的东西，等待大脑下达指令排出体外。面临紧急情况时，身体当然会立即排掉它们减轻重量，以便应对紧急情况。

大肠的神经分布密度极高，对压力的感受敏感，所以压力过大的人也易患大肠疾病。

六、忧伤

在呼吸系统疾病当中我们已经提及，忧伤是形成肺病的原因之一。同时，大肠与肺相表里，忧伤也可造成大肠疾病。

张鷟《游仙窟》：“泪脸千行，愁肠寸断，端坐横琴，涕血流襟。”

心灵药方——解决忧伤之道

肺与大肠在五行中属“金”，金元素与固执己见密切相关，同样，忧伤的背后也是执着的情绪。

我们执著于不再被我们所拥有的人、事、物。当我们把注意力集中在这些人、事、物身上时，已经忘记了您现在拥有的美好的事物。

每个人的生活中都有过很多愉快的经历，但不知为何，人们总是对那些愉快的事情熟视无睹，而对不愉快的事情念念不忘。

每当发生好事情的时候，这些人就会习惯性地提醒自己：“这不会长久”或“我会不会乐极生悲”，并且开始在这件事上描绘一些可怕的蓝图。这些人总是将未发生的坏事提前未雨绸缪，以为这样就可以预防坏事的发生，殊不知这样做的结果只能给潜意识极强的暗示，最终将坏事引进自己的生活中来。当坏事发生的时候，人们又会说：“你看，果然被我猜中了吧，我就知道这不是好事。”

人们亲手造就了自己的忧伤。

七、变化

《素问·灵兰秘典论》：“大肠者传导之官，变化出焉。”大肠出现问题的时候，往往是人生出现变化，而自己不能适应的时候。

举个很简单的例子：我们在外出旅行，居无定所的时候，大便容易出现情况，要么便秘、要么腹泻。

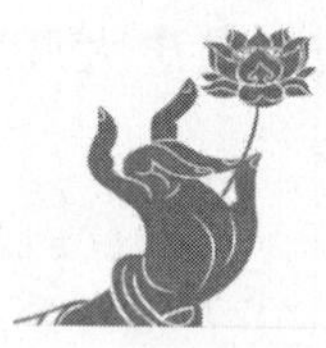

第八节 溜须拍马——溃疡性结肠炎

研究显示，谨慎小心、不爱激动、办事有秩序、拘泥于形式、刻板、喜欢阿谀奉承的人容易罹患溃疡性结肠炎。

“溜须”一词源自宋代。寇准有一门生叫丁谓。一次进餐时，寇准的胡须上不小心沾上一个饭粒，丁谓忙上前将寇准的胡须上的饭粒小心取下，并且将胡须梳理整齐，极尽奴媚之相，后来人们称丁谓这种行为是“溜须”。

“拍马”一词源自元代。蒙古族是马上得天下的民族，所以下级对上司最好的赞美，就是夸他的马好。一边拍着上司的马一边用尽天下最美的词夸赞这匹马，后来，人们就把对上司的奉承称为“拍马”。

溜须拍马正是溃疡性结肠炎患者的真实写照。

他们害怕独立自主，不甘忍受寂寞，于是又像寄生虫一样和别人共生，不惜牺牲自己的尊严而去对他人趋炎附势、阿谀奉承。

患者不堪忍受生命的重负，对生命充满恐惧，于是通过不断腹泻的方式，排出心底里不能接受的人、事、物，来减少压力，去除恐惧。

心灵药方——解决阿谀奉承之道

阿谀奉承看似在抬高别人，贬低自己。其实阿谀奉承的背后潜藏着有利可图，潜藏着攻击性，这也是为什么我们不喜欢溜须拍马的人，这也是为什么我们不喜欢和马屁精打交道会感觉不舒服的内在原因。

阿谀奉承的人其实是自甘堕落的人，他们承认自己不如其他人好，才会去奉承其他人。这也是隐藏着攻击性的内在原因。

一个真正有价值的人是不会溜须拍马的。

真正有价值的人会真诚地、没有功利目的地夸奖别人，他们的内心充满着慈爱，和这些人打交道，被夸奖者会感到真正的开心愉快。

每个人必须了解自己生命的价值所在，否则就容易丧失生命价值。

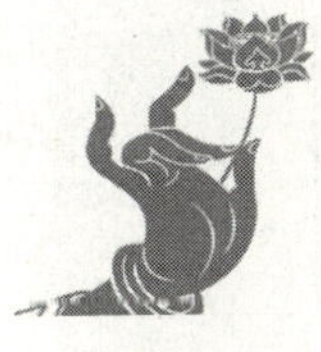

第九节 沧海一粟——阑尾炎

一、不能够充分自卫

阑尾也是一个淋巴器官，参与机体的细胞免疫和体液免疫功能，宛如肠道的过滤器，抵抗大量抗原，即外来物质。阑尾炎，指患者缺失过滤事实的本领，丧失保护自己不受外界伤害的能力。

二、自我渺小感

阑尾的英文是“appendix”，这个词同时也是“附件”的意思。从人类给它的定义，就可以看出人类对它的忽略和蔑视，这也就是很多人的阑尾不分青红皂白地就被切掉的原因。当它不受到重视，被人弃如敝屣的时候，心情是何等失落与痛楚，简直是上天无路、入地无门一般啊！

阑尾炎患者的心理状态正是阑尾这个器官的心理状态的真实写照。他们不被重视，受到冷落，觉得整个世界好像都抛弃了他们，他们活在这个世界似乎只是一个“附件”，一个没有用的东西。

心灵药方——解决渺小之道

这个世界是丰富多彩的，小草有小草的作用，大树有大树的作用，每种生物各就其位、各司其职就好。请想象一下，如果小草天天争着抢着做鲜花，鲜花天天痴心妄想做大树，这个世界会变成什么样？

人体任何一个器官都在发挥它独特的作用，如果世界上没有了小草，将会发生什么？

阑尾炎患者感觉自己渺小、无价值感的原因其实也是对生活有所恐惧。

《哆基朴的天空》是一部感人至深的动画片，叙述了一坨狗屎的生命历程。它遭到唾弃、受尽羞辱，不知道自己来到世上的意义是什么，不知道自己为什么不能像动物一样到处游玩，不能像花朵一样美丽芬芳。它孤零零一人熬过严冬，迎来春天。当自己死亡的那一刻，却发生了奇迹！它发现自己竟然用生命滋养了一棵美丽的蒲公英！至此，它终于找到了生命的意义！

来看看一丝瓜与菜农的对话：

丝瓜：又给我浇水啊！

菜农：是啊！不浇怎么长大哦！

丝瓜：我有件事不明白，想请教先生。

菜农：请讲吧！

丝瓜：我们丝瓜生存的意义是什么？

菜农：成为有机健康的蔬菜，人们食用。

丝瓜：就这些吗？我能否像树一样魁梧，像蒲公英一样随风飘逸？

菜农：没有可能。你的种子决定了你的命运。

丝瓜:为什么有的兄弟不被摘掉,一直长成金黄色呢?

菜农:因为要用它做明年的种子。

丝瓜:我能否不被人类吃掉,而只是被用来观赏呢?

菜农:那不取决于种子和你们,而取决于我们,如果有人喜欢那样的话,可以。

丝瓜:那我能否长得大一些,长得更美观些呢?

菜农:这些取决于两个要素:1. 你的种子,里面包含了你生长的全部信息,什么时候开花,每个长多大等。2. 我对你们的养护。否则你虽然可以长大,却容易被旱死。

丝瓜:我不能自己决定这些吗?

菜农:不可以,你做不到,你的本能就是尽情地成长为自己本来的样子。决定这些的都是你的种子,是他造成了你的模样,你自己无法不成为你的样子。

丝瓜:种子的作用有那么大吗?

菜农:如果没有种子,那么你根本就不会出现,如果不浇水施肥、没有阳光的滋养,你不可能长大,诸多要素合作才保障了你的存在,作为一只丝瓜,你已经是很幸运的了,还有很多刚刚开花就夭折了。你经历了风风雨雨,体型完美,还能跟我说出你自己的心声,实在是非常厉害啦。

丝瓜:我不需要再努力做什么了,反正最后也难免被人类吃掉。

菜农:虽然你的命运被你的种子界定了,但是谁的命运没被界定呢?你看那些花草到了冬天也同样枯死,同样是结束命运,只是方式不同罢了。更何况生命存在形式转化之理呢!

丝瓜:也是啊!万物生命形式的转化是恒常的,总是从一种形式转化到另一种形式,物质状态的丝瓜转化为意识状态的丝瓜,再从意识状态的丝瓜进入物质形态的丝瓜。

菜农:看来你明白了。

丝瓜:我知道生命的意义了。

菜农:说来听听。

丝瓜:那就是健康、快乐地生长,努力把自己最完美的状态活出来。

菜农:祝贺你。

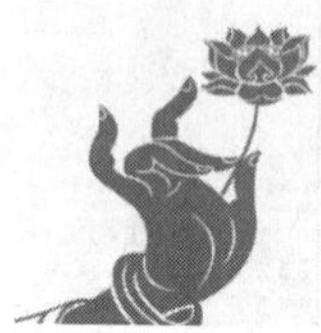

第十节
怒发冲冠——胃肠胀气

一、气鼓肚子

有个妇女向我诉说:她的孩子从小就腹胀,各种医治无效。我问她怀孕的时候有没有和谁生过气?她说那时候成天和爱人生气,觉得爱人对她照顾不周、不理解她。我说,这就对了,平时我们常说“肚子都被气得鼓鼓的”,生的那些“毒”气全跑您肚子里了,而肚子里是孩子啊!孩子当然也会和母亲一样“气鼓肚子”了!不用再到处看病了,自己先赶快学学夫妻相处之道,学学如何练就豁达的心境,给孩子做个好榜样,让孩子在无忧无虑的环境中快乐地成长,哪里还会有气鼓鼓的腹胀!

美国《科学杂志》(《American Science Magazine》)也曾刊登过“奶婴猝死”的新闻:一位哺乳期的母亲,早晨五点左右和丈夫激烈地大吵一架,五点半给孩子喂奶后,不到十几分钟,孩子猝死!父母将孩子遗体送到医院进行尸检,发现孩子是中毒身亡。而毒素正是母亲的奶!因为和丈夫争吵时,母亲体内分泌了大量毒素,这毒素也进入了乳房。成人抵抗力较强,所以不会致命,但是对襁褓中的婴儿而言,幼小的身体却无法抵御过多毒素的入侵,呜呼一命休矣,岂不哀哉!

可见一个女子的修养何其重要,既可以兴家也可以败家。

二、难以消化

一般来说,腹胀发生在一个人吃了不易消化的食物或很多各种不同的食物之后,同时也是发生了不易消化、难以应付的人、事、物之后,难以解决。

放屁可以暂时排出一些压力。

经常腹胀,也往往是有贪婪的心理再作祟。患者贪图同时处理很多事情,以显示自己事事精通,可自己又没有那么大的能力,结果只能淤在胃肠里。

心灵药方——怡然自得之道

摆脱腹胀的最好方法是安心、按部就班，不要贪图一次处理太多的事情。

给自己定好不超过自己能力、容易达到的目标，积极地采取行动，循序渐进。不要让自己承担过多事情的负担，轻松自在地享受工作、生活，游刃有余。

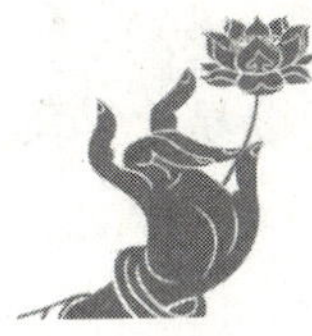

第十一节 欲罢不能——腹泻

一、自以为是

前面我们提到大肠对应潜意识层面，就是荣格所谓的“黑暗世界”（死亡世界），粪便就是潜意识的内容。

排泄速度越快，越表明患者想逃避、不能坦然面对事实的心理。

他们“一泻千里”，欲罢不能。急匆匆地一路前行，没有充分的时间仔细整合和消化吸收新的观点和事物。也表明患者最近常常刚愎自用，不喜欢接纳别人的观点。

这类患者应该学会放慢脚步，改掉急于求成的毛病，用些时间和心思聆听他人的意见，也包括吸收逆耳忠言，这的确是不易被吸收的东西。并给自己机会细细品味、欣赏人生一路的美丽风景，自我滋养一番。

二、恐惧

各种恐惧会导致对大便的失控。

俗语常说：“吓得屁滚尿流”或是“吓得拉裤子”。所以，腹泻表示恐惧、拒绝、排斥生命中某种人、某些事及某些思想。

腹泻的频率和释放的频率有关，您越想释放某个有害的情况，腹泻次数越多。

当一个人恐惧的时候，例如考试的时候，就不再花时间去分析，而是未经消化吸收，一下子将消化不了的东西全部都排泄出去。我们蜷缩到安静的、孤独的厕所一角，让事情自然发展。

三、挑战父权、夫权

腹泻的英文是 diarrhea，源自希腊文 diarrhoia，原意是“水流穿越”。

腹泻的确如瀑布般“飞流直下三千尺”，急冲冲，有如摧毁一切权威之势。

水克火，而火自古是男性的象征，腹泻患者的父亲或丈夫一般过于专制，腹泻犹如农民起义，挑战父权、夫权。正所谓“水能载舟亦能覆舟”。

四、缺乏弹性

腹泻过程中，患者会丧失大量水分，水分象征弹性、灵活，所以腹泻患者也缺乏一些灵活性。

老子的《道德经》曰：“天下莫柔弱于水，而攻坚强者莫之能胜，以其无以易之。柔之胜刚，弱之胜强，天下莫不知，而莫能行。”

如果我们想克服恐惧，有时候就需要弹性，以柔克刚。

我们已经讨论过，恐惧总是与紧绷、限制有关，治疗恐惧就需要放松、扩展，并成为有弹性、凡事不强求的人。

腹泻的治疗就是给予补充大量的水分，患者需要流动性、弹性、灵活性，得以从蜷缩的现状中舒展、融解开来。

不论是急性或慢性腹泻，都在告诉我们对害怕的、过度焦虑的事情紧抓不放。我们需要水的品质，扩展自我僵化的，狭小的边界，腹泻教导我们放下，让事情自然地尽情发展。

五、花钱如流水

在大肠疾病综述中我们提到，排泄物和金钱自古就密切相关。

急着排泄，急着想变化，也代表用钱、花钱很大方，花钱如流水，经常花计划之外的钱，如青年人为面子花钱；老年人为子孙花钱；还有怕别人说您小气而花钱等等。

为某些人花钱多了认为不值得，或者认为别人花钱太多了，自己又拦不住，等等一系列于金钱有关的情绪波动也可以导致腹泻。

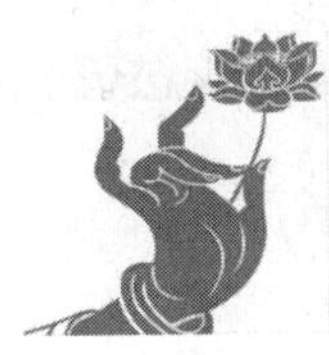

第十二节 囊中羞涩——便秘

一般的动物想吃就吃、想拉就拉。有别于动物对消化道进出口的自由权，人类的消化道在社会化过程中，并不能想“出口”就“出口”，故而首当其冲受到情绪与各种压力的影响，出现动物不会有的便秘。

追溯到童年经验，当幼儿被训练学会控制大小便时，过程的好坏感受，会影响长大后的肠道能否轻松自如。（详见“肛门疾病”一节）

一、囊中羞涩

前面我们提到金钱和排泄物之间有象征性联结。

“庄稼一枝花，全靠粪当家。”过去农民种地，没有什么化肥，要庄稼长得好，就得施粪肥。因此，粪便意味着肥料，对于以前的农民，粪便如同金钱一般珍贵。

所以，便秘表示不愿意给出金钱或某种物质层面的东西，想要紧抓着不放，其根本问题就在于贪婪。

现代人便秘的情况越来越普遍，也意味着现代人对财富越来越缺乏放下的能力。

有个朋友家里堆满了“垃圾”，她的衣服已经多得衣柜里怎么也塞不下了，很多衣服她已经很多年没有穿过了，已经过时了，自己也不是那么喜欢了，但是她依旧不舍得捐给灾区还没有衣服穿的孩子们；她家的柜子缝、床缝挤满了没有用的纸袋，她总是说没准哪天能用得到。家里的废物不及时排出去当然也会反映在身体上了，于是，她患了便秘。

还有的便秘患者生命中有段难忘的情怀、一个人、一件事、一段经历、一个情感、一种观念，无法放下。

贪婪的心理原因是：您认为世界上的一切都是有限的，贫乏的，因此害怕抛弃生活中的某些东西，因为您不相信将来可以弥补这个损失。学会相信生活的进程，它会把您需要的一切都交给您。

二、紧闭潜意识

前面我们提到大肠对应潜意识层面，就是荣格所谓的“黑暗世界”（死亡世界），粪便就相当于潜意识的内容的象征。

便秘就是牢牢封住潜意识的大门,不愿意里面的内容暴露出来,不愿面对自己未解决的问题,很狡猾地逃避掉自我提升的机会。但是,身体不会说谎,便秘促使您勇于面对自己内心的黑暗世界。

三、不能明辨是非

肠道的天然屏障,是有选择性的通透,能分清别浊,取其精华,去其糟粕。如果出现通透的障碍,反过来被敌军渗透时,也可反问自己生命中是否降低了明辨能力,或面临选择的两难?

便秘在表达无力感。不要追求能力以外的东西。

四、拖延

肠道非常容易受到生物钟的影响,该排便的时候不排,再想排就排不出来了。

便秘患者常说的一句口头禅是“等会儿”“待会再说”,他们做事较拖延,很容易错失良机。早晨五点至七点大肠经开合之时,是一天中治愈便秘的最佳时机,每天都是,机不可失,失不再来。

五、顽固不化

便秘时,直肠肛门区域收缩紧闭,象征着心理状态的紧缩,钳制。背后的情绪是恐惧,害怕未来和未知的内容。

很多人有类似经验,面临新事物、新环境,换工作时,很容易出现排便困难,因为这些事件会带来不确定感,心理的乱拍,也打乱了生理原有规律。

这类人属于掌控型或者固执型人格,比较缺乏弹性,不能随遇而安,故以节制、紧缩,或吝啬的态度来面对生命,包括消化道的最后关卡也是。

每当我们急着操控或主宰处境,或者应该主动探取相应措施又心不甘情不愿,如此顽强、迟钝的性格自然会浮出台面。我们之所以如此固执,还不是害怕事情会脱轨控制不了,或者恐惧在他人面前恣意表达创意。所以,便秘和我们“死不认输、不肯放弃”的心态有关。

便秘也和依赖感有关,患者容易紧抓住熟悉的人、事、物不放,例如爱人、孩子、房子等。他们担心一旦失去这些,不知会有什么不幸发生。

心灵药方——放手

治疗便秘的灵丹妙药是放手让生命按照自由意志行进。

然而,做到这点实属不易,很多人都希望每件事都按部就班不脱轨,就是因为这种执著,我们的心情时常抑郁寡欢,丧失了健康的体魄!

恐惧是人类2种基本情绪之一,尤其是害怕失去亲友或自己的生命。

在手头吃紧、人际关系紧张、长途旅游时容易便秘,原因是我们会觉得没有安全感,不愿意随遇而安,迫切抓住每件事,不希望它们变得太快,造成内心更加紧张、烦躁。

恐惧感的原因是没有信心,宁愿让事情、让身体继续糟糕,也不愿改变。

什么叫做"放手让生命按照自由意志行进"?就是完全信赖生命自有解决困境的本事,认为跟着它走,一定安全无虞,不再急着掌控所有事物,懂得享受生命的一点一滴,自在地和人相处,平和地处理每一件事,这既是对自己高度的信任,也是了解了随遇而安的精髓。

思考一下我们有多少事情是坚持到底或者刻意忽略的?如果愿意松手不再坚持,自己有什么样的感受?我们能否放松自己对他人的要求,不再希求他人每件事都按照我们的角度去做?

中医治疗便秘:右手从左肩拍打至食指尖,左手从右肩拍打至食指尖,左右交替拍打,刺激大肠经,加强胃肠蠕动,疗效显著。(其实也就是放手)

六、反抗权威

肠道的肌肉我们是无法掌控的,而肛门的肌肉却可以掌控。当我们遇到权威(老板、家长、配偶),无法掌控他们的时候,反抗的意念会反映在可以被掌控的肛门肌肉上面。

造成便秘的紧缩的肛门就像攥紧的拳头,随时准备反击。

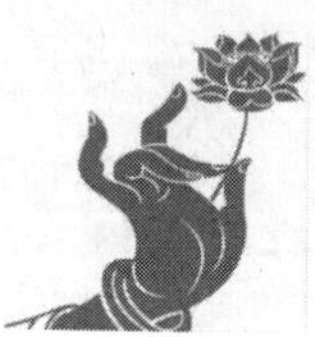

第十三节 好高骛远——肝脏疾病

肝脏具有多种功能，是人体最大的内脏器官，可以说是身体的金匮石室。

肝脏的重要性仅次于心脏。

藏地人民天葬时，兀鹫就是按等级秩序“分享”人体器官的，第一个飞来的是兀鹫群的“老大”，尸体分解者会把心脏给它吃；第二个飞来的是“老二”，尸体分解者会给它肝脏。所以，即便是天葬都突出了肝脏的重要地位。我们平时会称爱人或孩子为“心肝宝贝”，而不是“心肺宝贝”对吗？

以下简述肝脏的重要功能及其代表的含义：

一、分辨是非能力

肝脏具有解毒作用，但首先它要分清敌友，再将敌人消灭，肝脏疾病患者却搞不清孰亲孰敌，以至于解毒能力减弱。这里所说的毒素，不仅仅是字面所表示的化学物质，如防腐剂、药物，也表示生活中的“毒素”：不愿接纳的人、事、物。

二、好高骛远

肝细胞本身的活性极大，能让外来毒素失去活性，代谢排出。但是如果主人好高骛远，摄取了超过肝脏负荷能力的毒素，就会产生肝脏疾病。

毒素既包括物质上的过量的酒精、脂肪、药物，也包括精神上的负面情绪、上瘾、欲望。

肝病患者的重要课题是学会适可而止。

脂肪肝的心理原因是：患者认为自己有能力，而没有发挥出来，没有得到重用。

三、生命意义的问题

肝是生命力最强的器官，就算切除掉2/3，只剩1/3，半年内也能恢复原状，将被切去的2/3长回来。

英语的肝写作“liver”，源自根词leip，表示生命（life）、活力（lively）；古代欧洲人德语的肝写作"leber",表示"有生命的、生气勃勃的"(lebende)。希腊语中的肝"hepar"是与整个生命有关,关系生死存亡的器官。

古希腊著名的神话《普罗米修斯》讲的是:

普罗米修斯教给人类观察日月星辰的升起和降落;给人类发明了数字和文字;为人类调制药剂;他发明了船和帆,让人类在海上航行……他关心人类生活中一切活动。

然而,宙斯要求人类敬重他,禁止普罗米修斯向人类提供最后一样东西——火。普罗米修斯凭借智慧偷取了火种给人类。宙斯为了惩罚他,用牢固的铁链把他锁在高加索山的悬岩上,下临可怕的深渊,每天白天派一只恶鹰去啄食被缚的普罗米修斯的肝脏,而晚上,肝脏会复原,第二天,恶鹰继续啄食。

普罗米修斯肝脏复原的时间,竟然和中国中医子午流注的肝经运行、修复身体的时间神奇吻合——凌晨1点至3点。同时,这个时间也代表了我们的潜意识。肝脏疾病,代表患者潜意识中的很多问题还没有被挖掘,还未曾探索出生命的价值和意义。而普罗米修斯肝脏的复原,也象征着人类需要通过潜意识的内容来复原真实的自己,找寻到生命的意义。

四、怒伤肝

"肝"的声符为"干",肝是身体的一员"干将"。自古以来,肝就代表将军。

《素问·灵兰秘典论》认为"肝者,将军之官,谋虑出焉"。

《素问·经脉别论》:"怒伤肝。"

"怒"字,心上面是个"奴"字,表示发怒乃奴隶之心也,人心受到外境的奴役。

肝脏在身体的右边,人怒属于极右,离自己左侧的心脏很远。极右的人,大多是将军之命,是不控制好自己的脾气,乱发脾气、走极端的人,都是些青年之命,大多数到了中年之期,人生灾难就会来了。岳飞精忠报国,为什么惨被奸臣所害?因为太右了,"怒发冲冠",招致死灾。"肝开窍于目",《宋史》载"飞以目疾乞辞军事",进一步证明了岳飞的肝脏很可能有问题。

还有些患者将愤怒隐藏了,明明对某些事情很生气,可是,他们认为自己是个有涵养的人,必须容忍人家,原谅人家,为了自己的风度不敢生气,压抑久了,肝脏也会出问题。所以表面上脾气好的人并不代表没有怒气。让患者把这个愤怒倾诉出来,对他的肝会有帮助。

为什么有肝病的人经常有关节病,读过本书"风湿免疫疾病"一章"关节炎"一节就会明白,愤怒既会导致肝病,同时也会导致关节病。

肝脏是一个忍辱负重的器官。身体其他器官有一点小问题就会疼,而肝脏不会,它有了问题之后，依旧像老黄牛般安静却辛勤地工作，面对外来毒素与中伤，肝脏选择沉默以对。等到真的疼的时候，问题往往已经非常严重了。"肝主宣发"，患者需要学习肝的本性，放宽胸襟与视野，才会拥有健康的肝脏与美丽人生。

摩羯座的人的特点之一是："憨傻在面，怒不轻发，发则震庭"，所以，摩羯座的人比较容易患肝脏疾病。

欲知解决愤怒之道的心灵药方，请参照本书的"代谢及营养疾病"一章第二节"痛风"部分。

五、肝脏对应的"五常"是"仁"

"仁"指人与人之间相互亲爱。孔子把"仁"作为最高的道德原则、道德标准和道德境界。

仁对应的五行是木，对应的四季是春天。我们都知道春天是万物复苏的时候，它对应我们的心理状态就是爱他人。《论语·颜渊》："上天有好生之德，大地有载物之厚，君子有成人之美，"这个生也是指"爱"意思，也是指"仁"的意思。

肝脏患者需要思考哪里做得不够仁慈？

六、倔强

"肝者，将军之官"。大凡有"将军"性格的人，都会特别执拗，不懂得变通，像牛一样固执，不撞南墙不回头。最终的结果只能是默默付出一辈子，老死了，或者累死了，主人还要把牛肉全部吃掉，得不到一句嘉赏。

七、和父亲的心结没有打开

这些有"将军"性格的人，多半也有这种性格的父亲，这些父亲对自己爱之深，责之切，对自己打骂。患者虽然已经成人，也对父亲很孝顺，但是身体有记忆，它们忘不了这些伤痛，会以疾病的方式呈现。

心灵药方——什么是真正的大孝

本书多次提到父母教育子女出现的问题，本意并不是让子女们看到父母对自己造成的伤害后不去孝顺父母，而是让子女们发现自己创伤的来源，并且予以解决，然后才能达到真正的大孝！

在没有解决创伤之前，尽管很多人也做到了世间人认为的孝顺，但是只要还有创伤存在，这个人就还有“小我”在，又如何实现真正的大孝呢？

电影《世界上最爱我的那个人去了》就是很好的例子，斯琴高娃饰演的女主角表面上看起来是孝顺，精心照顾患病的母亲。但她只是出于自己的角度去照顾母亲，而不是母亲真正的需求，比如母亲不能快走，她非要逼着母亲锻炼身体，搀扶着母亲快走……没过多久可怜的母亲就被她“折腾”死了。

这就是“小孝”，“小孝”产生的原因是一个人“内在小孩”的创伤还没有解决。“内在小孩”的意思是“潜藏在内心深处里，因幼儿期不幸体验而受伤，且被压抑下来的真正的自己。”

斯琴高娃饰演的女主角的母亲大概就是一个很主观的人，在女主角小时候，这个母亲一定是个不太会满足孩子需求的人，而是按自己的意愿，要求孩子做这个做那个。这些创伤记忆存在于女主角的“内在小孩”里，于是她也无意中这样对待母亲，结果加速了母亲的死亡，她并不是有意要害母亲，而是没有意识到自己的创伤，更没有解决创伤。

日常生活中，以不正确的方式“孝顺”父母的人太多了。不得不承认，大部分人都是以父母对待自己的方式来对待父母的，即带着父母给自己的创伤对待父母。

有位来访者说，他的母亲住在乡下，他见别人家都有院落，唯独自己母亲只有屋子而没有院落保护，担心会有小偷，于是决定帮母亲在屋子四围筑一圈围墙。

亲自施了一个月的工，住惯了城市生活的他，哪里受得了乡下生活，吃不好、睡不好。孝顺的他，最终把围墙筑好了。他自己累得筋疲力尽，睡了几天几夜都没歇过劲来。没想到母亲对此爱答不理。他百思不得其解：我好心好意，又出钱又出力，怎么似乎母亲并不是很高兴呢？

根据前面的理论，读者一定明白了，这位来访者筑围墙确实不易，但只达到了“小孝”的水平：他以一己之想法来度母亲之想法。在他童年时，他的母亲确实是位不太懂得满足他的需求的母亲。如果他提早发现自己和母亲具有同样的问题——不懂得如何满足他人需求，而改正自身缺点，这次，在筑围墙前和母亲沟通，如果得知母亲住惯了没有围墙的屋子，有了围墙反而出入不方便之后，而满足母亲的心愿，不给她筑围墙，才是大孝。

真正大孝之人见到父母给自己的创伤之后，会想办法疗愈自己的“内在小孩”，这样才有可能以正确的方法孝顺父母，做到真正的大孝！

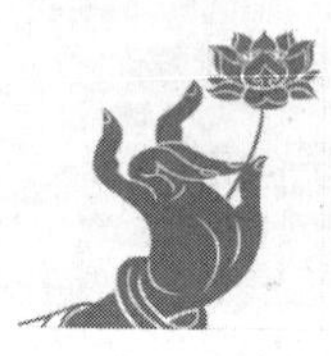

第十四节 屈心抑志——肝炎

据调查,有1.2亿多中国人患肝炎及携带肝炎病毒。为什么我国患肝炎的比例远高于国外?

这和中国人传统的教育方式有关。

肝喜条达、恶抑郁,意思是肝脏喜欢开朗,而不喜欢压抑。而我们中国人从小受到"要听话"的教育,不允许发表自己的言论,习惯于压制自己的情绪。尤其是男性,更是承担了众人的期待和压力,鞭策自己在各行各业中努力打拼、熬夜工作,甚至借酒浇愁,岂不知,当承受的压力超过肝脏的负荷,肝就会以肝炎的形式抗议,愁更愁。

所以,男性患肝炎的数量比女性多。

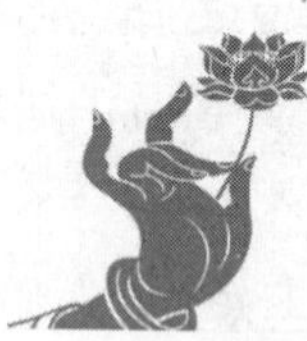

第十五节 珞珞如石——肝硬化

肝硬化多是由慢性肝炎演变而来。

肝硬化患者有一个严重的误区,他们深信"适者生存,不适者亡",他们认为如果自己不够强硬,就会被人打败,他们坚信优胜劣汰。

大脑不断向身体发出这种指令,肝脏接收到了指令,而逐渐把自己全副武装,形成了珞珞如石的硬化的肝脏。

这些人不知道,穿上铠甲不仅并不等于成功,反而是在自己和他人之间筑起一道高墙,更容易使自己和他人之间产生隔阂。相反,拥有一颗赤子之心反而能够大获全胜。

正如老子《道德经》曰:"含德之厚,比于赤子。蜂虿(chài)虺(huǐ)蛇不螫(shì),猛兽不据,攫(jué)鸟不搏(道德涵养浑厚的人,就好比初生的婴孩,毒虫不螫他,猛兽不伤害他,凶恶的鸟也不搏击他)。”

解决冷漠无情的方法见“循环系统疾病”一章第二节“冠心病”部分。

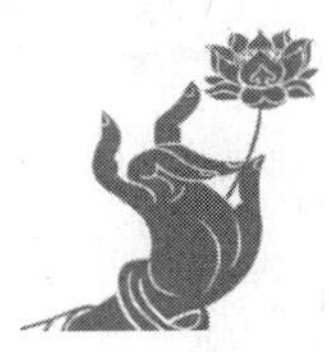

第十六节 卧薪尝胆——胆囊疾病

根据公元前5世纪古希腊医生希波克拉底的看法,人体内有4种体液(即血液、粘液、黄胆汁、黑胆汁),每种体液所占比例的不同决定了人的气质差异,其中黄胆汁占优势的人就属于胆汁质的人。

胆汁质人的优点是:积极进取,不怕困难,热情高涨,直率豪爽,有魄力,所以有个成语叫做“卧薪尝胆”。作曲家贝多芬就是此类气质型,他的音乐作品慷慨激昂。

胆汁质人的缺点是:鲁莽急躁,脾气大,有报复心理,办事不考虑后果,事后又后悔。所以有句俗语叫做“怒从心中起,恶向胆边生”。

所以脾气暴躁的人易患胆囊疾病。

肝胆互为表里,有个成语称为“肝胆相照”,胆就像身体中的英雄好汉,总是和勇气、胆略相联系。“肝藏魂,胆藏魄”,当人被吓死时,解剖发现胆囊破裂,这就是常言:“吓破了胆”“魂飞魄散”。而且,胆囊小的人,胆子就小,叫做“胆小如鼠”;胆囊大的人,胆子很大,叫做“胆大包天”“熊心豹胆”。马在解剖上没有胆囊,只有总胆管,马的胆子很小,非常容易受惊。

故胆病患者可能曾受过很大的惊吓。

姜维是三国时蜀汉名将,深受诸葛亮器重。诸葛亮死后,姜维先后11次伐魏。蜀汉后主刘禅降北魏后,姜维打算利用钟会野心复国,而降钟会。但因事败,死于乱军之中。魏兵剖开姜维的腹部,发现他的胆囊大如鸡卵,怪不得他如此胆大!

《素问·灵兰秘典论》云:“胆者,中正之官,决断出焉。”故胆病患者容易焦虑不安,优柔寡断,人云亦云,左右摇摆,患得患失。当患者感觉到自己的中正与诚恳并没有得到他人的认可之时,胆囊会产生疾病。同时,患者自己也可能倾向于存在限制、利用,甚至掌控他人的行为。

胆汁非常苦,象征着患者心里也有痛苦不堪的感觉,如果这种负面思考模式成为挥之不去的习惯,最终会沉积成结石。所以千万莫要小觑负面情绪干扰的严重性。

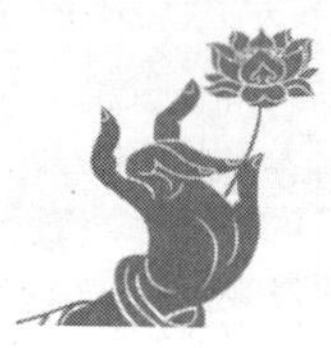

第十七节 我行我素——胆结石

一、攻击性

胆汁味苦，黄金色，是消化脂类食物、溶解胆固醇不可或缺的物质，每天正常人需要分泌1000ml胆汁，排入十二指肠降部。胆汁是专门消化肉类的，并且功能强大。

从俗语“吃了豹子胆”可以看出胆汁具有多么强烈的攻击性和愤怒情绪。

在英文中表示胆或胆汁的词也有攻击和愤怒的意思，例如gall、bile，都既有“胆汁”又有“恶毒”的意思。

攻击性并非完全是贬义，人体需要攻击性，诸如牙齿、胃酸、胆汁都具有攻击性，如果没有它们，人类将无法生存。但是攻击的能量需要流动，如果受到阻碍，就会淤结，长此以往，就会淤结成石。所以胆结石象征着没有表达出去的，压抑在体内的攻击性和愤怒情绪。

所以，这就是已婚有子女的妇女罹患胆结石比例很高的原因。对这些妇女而言，外面工作压力大，里面家务事繁琐，上有老、下有小，中有丈夫要照顾，哪点没做好都会对自己产生致命的打击。然而，这些妇女从小受到的教育就是忍辱负重，她们不停地压抑自己的不满，以至于这些攻击、愤怒的能量全都凝结成石了。

即使您切掉胆囊，如果您的观念不改变的话，疾病也会找上其他器官。如胃肠疾病、关节疾病。

二、黑白分明

胆属阴，乃中正之官。

惊伤胆，主对错，爱争辩。

胆气足的人，经常喜欢辨明是非对错，凡事较真，喜欢得理不饶人。

患胆结石的人，自以为是，刚愎自用，锱铢必较。较劲越大的人结石越硬。

为一件事较真，就会长出一颗结石；为几件事较真，就会长出几颗结石。

如果认为自己正确，与他人较真，既长结石又很疼；如果认为自己正确，不与他人较真，一般只长结石而不是很疼。

三、没有排除万难的能力

胆汁可以消化难以消化的肉类，代表它排除万难的能力极强。

胆囊疾病患者往往是不能跨越生活中的某些苦痛，越积越多，就像胆汁经过一夜的浓缩，再不吃早餐，等忙到中午，胆汁也越积越黏稠，很容易凝结成石，引发右上腹痛。

身心俱痛。

四、挑剔

胆结石患者严格来讲，不能吃高脂肪、高糖、酸性食物、产气食物，冷的不能吃，热的不能吃，一吃很容易诱发胆绞痛，吃东西如此挑剔，代表患者对自己及其他的人、事、物也是比较挑剔，要求比较高。

心灵药方——解决挑剔之道

1. 承担责任！与其把错误归咎给别人，不如自己亲自把事情做好。

2. 学会包容！不仅仅您认为自己的观点是正确的，其实每个人站在自己的角度都认为自己的观点是正确的，人生轨迹不同，学会站在他人的角度包容他人！

3. 尊重别人！每个人都和您一样，是这个世界上独一无二的生命，神圣而不可侵犯。永远不要试图改变别人。尊重别人也就等于尊重自己。

4. 学会称赞！当您看到他人身上好的、有益的一面时，别人也会回馈您好的、有益的东西。

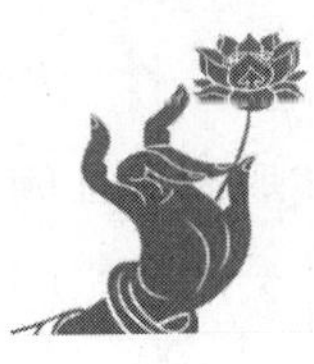

第十八节 依依不舍——肛门疾病

弗洛伊德把精神结构发展的第二个时期称作“肛欲期”。

肛欲期（analstage），又称肛门期，幼儿约 18 至 36 个月大的时候，感受到刺激肛门时带来的新奇感觉，他们因为忽然发现自己会产生粪便而很兴奋，这个时候就是家长教小孩到马桶上厕所的关键时期。

幼儿觉得自己的产物——粪便，是他的一部分，是隐藏在身体里秘密地方的，是神奇的、珍贵的、令人兴奋的东西。他们对自己的产物非常自豪，希望保留他们自己的产物，想在粪便中发现和自己相关的秘密。但由于父母的禁止，幼儿不被允许玩弄自己的产物，只得转而爱好玩弄类似的泥土。

如果小孩在肛欲期得不到满足，很容易在长大后出现“肛门性格”：父母一再强调“产物”有多脏，不允许玩弄产物，导致孩子形成拘谨、过于遵守秩序的性格，甚至出现洁癖、强迫症；由于孩子担心产物消失而发展出来的喜欢藏匿东西的癖好；因为过度紧张而用力收缩骨盆肌肉导致的倔强、顽固的性格；小孩子因为拉裤子而遭到家人的羞辱、耻笑和责骂会让孩子产生羞耻感，形成自贬和低自尊的性格；由于没有充分享受肛门括约肌收缩、舒张产生的快感而导致孩子将来性生活的不幸福……

天蝎座的人的性格就是自尊心强、顽固、倔强，因此，天蝎座的人往往易患肛肠疾病。

肛门是消化系统的出口，嘴巴是消化系统的入口，如果说嘴巴代表意识，那么肛门就代表潜意识，所有被我们压抑到潜意识的负面情绪，例如愤怒、暴力、虐待等，都会体现在肛门疾病上，例如痔疮、肛裂、直肠癌、肛门直肠神经官能症等等。

中国的肛肠疾病发病率达到了60%！有句俗话叫做“十男九痔，十女十痔”，可见肛门疾病发病率多么高。因为很多中国的父母没有意识到身体和心理的紧密关系，以为肛门不过是排便的器官；再加上中国的父母控制欲非常强大，不能很好地理解孩子，很多父母亲过早训练幼儿大小便，然而，此时的幼儿无法分辨肛门括约肌和其他肌肉，迫使孩子们收缩腹肌、背部下方肌肉、生殖器肌肉、大腿根部肌肉、臀肌、骨盆底部的肌肉，甚至屏住呼吸、全身紧绷，导致孩子将来一辈子都视排便行为是一件苦闷的差事，很多孩子甚至导致患上严重的肛门疾病。

肛门作为人类不可或缺的代谢废物出口，默默地被压抑到潜意识层面，从幼儿期就深深地影响着我们的心灵：

1. 导致情绪压抑。

过早训练幼儿大小便导致肌肉失去应有的弹性与力量，紧张的肌肉形成防御性的盔甲，长期包围整个骨盆区。如此一来，也启动了孩子内心防御程序，并且会严重影响幼儿顺利表达自己情绪的能力，转而发展成压抑自己的情绪。

有些人则是反其道而行之，大肆传播丑闻、制造事端、混淆视听。

2. 导致将来无法享受性生活乐趣。

弗洛伊德认为，肛欲期足以决定我们能否发展出正常的性功能。

如果在肛欲期，家长急躁又粗鲁地训练孩子排便，孩子会感觉紧张，心理压力很大，扰乱孩子控制大小便的自然节律，将大、小便解在裤子里的次数就越多，肛欲期拖延的时间也就越长。孩子的性发展就出现了停滞状态，导致将来孩子情感生活的不顺畅。

3. 导致吝啬性格。

印度阿育韦达医学中，肛门正对应于“三脉七轮”的“海底轮”，或称“根轮”，与人类本能、基本生存需求有关，也和创造财富的能力有关。

废物到了消化道的最末端——肛门，马上就要舍得、放下，才能顺利排出废物。如果太悭吝、太眷恋过往的人、事、物，后悔没能把握，残念就累积在这部位，造成肛门疾病。

有个患者，很爱一个男人，但是没有把握住，最终那个男人和别人结了婚，而她自己却只得了个痔疮。痔疮的问题反映出爱与失落、屈服与控制、恐惧与信任之间的冲突。

4. 导致掌控型人格。

很多父母会粗暴地让孩子按照自己的要求做事，完全不顾及孩子的感受，他们以为孩子小就等于什么都不懂，可以不尊重孩子。

面对父母的掌控，孩子反抗的两种最好的方式就是进食和排便。进食和排便顺利的孩子，也代表了和父母的关系良好；进食和排便不顺利的孩子，自然和父母的关系不够好。

孩子学会通过进食和排便掌控父母之后，还会不停地学会更多的方法掌控他人，继而发展为掌控型人格。

从臀部外观形态可以看出一个人压抑自己的方法：

1. 臀部外观形态是：收缩臀部中部肌肉；

两边臀部用最大力量夹紧，两边臀部中间凹进去，他们穿上裤子显得臀部是往里收的。要维持这种臀部姿势需要极大的收缩力量。

象征着这类患者思想顽固，是典型的倔犟脾气，努力压抑着所有感情，不会做自我情绪的表达。容易出现痔疮。

“臀”的上边是“殿”，下边是“肉月”，臀部的坐骨犹如大殿一般可以保证我们“稳坐江山”，然而此类患者却因为长期收缩臀肌，疲劳僵硬，而导致“坐立不安”。“坐”与人们的定居和事业发展紧密相关，英语 settle（定居）的词根是 sit（坐）。“稳坐江山”的人家庭事业才会稳步前进，“坐立不安”的人，家庭、事业也会遇到挫折。

2. 臀部外观形态是：收缩臀部下方肌肉，俗称“马裤型”；

他们的大腿根部和肛门括约肌是向内用力收缩的，他们边走路，裤子边不断被卷入裆下。

腿部代表我们人生行走的方向，这类患者是想控制自己生命方向，努力营造出奢华的环境。我们多次提到，身体上部分代表理性，下部分代表感性、爱心，这种收缩臀部下方肌肉的人，不会接受别人的关爱，也不会轻易付出一点关心。

这种类型也会限制性功能，因为他们切断了许多真挚情感的流露，切断了与他人的自然互动的机会。

3. 臀部外观形态是：收缩臀部上方肌肉，俗称“桶腰型”；

用力收缩腹部、背部下方肌肉，从外观上来看，较不明显看出异常。

人体上方代表理性、下方代表感性，这类患者通过收缩距离肛门很远的上部肌肉来排便，所以这种人一贯喜欢以上压下，以理性压制感性。他们的腹肌、腰肌肌肉都因收缩而僵硬，继而导致血脉不通，腰部疼痛、消化不良、性功能障碍。

还有一些人是上述3种类型的混合型。

心灵药方——如何伴随孩子度过肛欲期

当孩子出现了肛欲期的表现时，如拉裤子，父母最明智的做法是平静、温和地告诉孩子：“宝贝，这是正常现象，妈妈给你换上干净的裤子。”不可以羞辱、耻笑和责骂孩子，不可以将孩子拉裤子作为家人的谈资、笑料。也不要告诫孩子“下次记住去卫生间”，因为孩子正是练习控制自己的时候，并不是不想解到卫生间里去，而是肌肉还不发达，没有成功。批评、羞辱、耻笑孩子，会导致孩子的自卑心理。请问我们大人在学习一项完全陌生、完全不熟悉的工作的时候，难道会一次成功吗？

孩子天生就对世间的万事万物充满了探索的欲望，处在肛欲期的孩子玩弄大便时，父母不要打搅孩子，可以告诉孩子不要将大便到处涂抹，如果仅是孩子的手上沾上了大小便，父母协助孩子洗干净就可以了，可以温和地告诉孩子，大小便中有细菌，如果不先洗干净手上的大便，身体可能会得病。不要斥责孩子不讲卫生，也不要以“肮脏”“羞”等概念来训斥孩子。

“肛欲期”一般仅仅有两个月的短暂时间，不懂得爱孩子的父母们，从这个时期开始，就逐渐走上了母子关系解体之路；细心的父母如果好好利用这两个月的时间，不仅会给孩子的将来一个健康的身体，还会为孩子拥有健康的心灵和甜蜜的亲子关系保驾护航。亲爱的父母们，您们愿意做哪一种父母？

对于已经成人，患有肛门疾病的患者，记住“扛得起，放得下”的道理：

“肛”与“扛”都有“工”，“肛”所“扛”起的责任，是将废物排“空”。“肛”的“控”制力是“空”，只有“扛得起，放得下”才是“空”。

第四章

代谢及营养疾病

代谢性疾病即因代谢问题引起的疾病，包括代谢障碍和旺盛等原因，主要包括糖尿病、痛风、骨质疏松症。营养性疾病即因体内各种营养素过多或过少，或不平衡引起机体营养过剩或营养缺乏以及营养代谢异常而引起的一类疾病，主要包括饮食过度、肥胖症、神经性厌食症。

马克思主义哲学认为人的生命分为自然生命和社会生命，这两者紧密相连，相互影响。自然生命的健康发展需要代谢和营养，社会生命也需要，爱就是社会生命的营养，一个人社会生命的茁壮成长，需要通过赞美、感恩、宽恕、互助等摄入充足的爱，可是总会有失望、愤怒、贪婪等不良因素影响爱的代谢，让我们生命中的爱快速流失或停滞不通，给我们带来痛苦，这反映在我们自然生命上就是种种代谢及营养疾病。

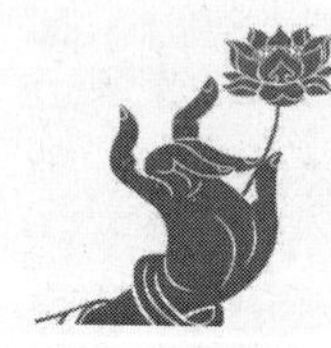

第一节 甜蜜逝去——糖尿病

糖尿病号称富贵病，我国在二三十年以前，发病率不高，但随着人们物质生活水平的提高，糖尿病的发病率也愈来愈高。

一、控制欲

拥有爱的人一定是甜蜜的，所以甜食、糖在潜意识里代表爱与支持，“sweet”在英文中既有“糖果”的意思，又有“爱人、情人”的意思。

糖尿病患者渴望爱，但不擅长以正确的方式去爱和接纳爱，于是他们使用了操控的手段去爱。他们以为自己对他人“投之以桃”，别人对他就要“报之以李”。这个“桃”就是他们操控他人的手段之一，他们表面上看是老好人，骨子里是希望得到回报的，希求心越强，血糖越高。

何谓控制欲？并非手揽大权才是控制欲，其实按照自己的标准去要求别人做好人，也是控制欲。

由于患者的主观愿望强，但是掌控他人的能力又弱，他们只好在无关紧要的小细节上挑他人的问题，又逐渐产生强迫倾向，强迫又导致了焦虑倾向。

他人不受自己的掌控，觉得自己好心不得好报，很失落，对很多人、事、物看不惯，心理不平衡，感到缺失了爱，最终导致代表爱的糖分、甜蜜也流失了。

糖尿病患者过度的隐形的控制欲的原因，是因为他们没有敞开自己去接受世界。

为什么说糖尿病患者属于“老好人”型呢？

我承认糖尿病患者都是比较善良的。

我的一个糖尿病朋友在北京安家落户了，但是他的亲戚都在外地老家，亲戚又很多。他的亲戚们只要路过北京，就到他家住。每次他都非常热情地照顾亲戚，这确实很善良。但这不是发自内心的，亲戚一走，就开始各种抱怨，不希望人家来，但是又不好意思拒绝人家。这就是典型的“老好人”，却还不是真正的善良。

表面高兴心里骂，嘴上抹蜜心里苦。也许他人不知道，可是您瞒不了自己的身体，最终会呈现出糖尿病来提醒您。

不过我们也不赞成嘴上骂，并非骂完就没事了，恶毒的语言好似放火烧山，把亲朋好友都烧跑了，那也不是可取的办法。

正确的方法是表达自己真实的心声，希望人家来就热心照顾；不希望人家来就心平气和地实话实说，比如“最近很累，需要休息”等等，一般人都会理解。

面对使您不愉快的人、事、物，您可以采取两种态度：一是心平气和地直接拒绝，表达出自己真实的心声，一般的人都是有情有义的，您的困难人家也能理解。很多人不实话实说，总以为如果没有帮助人家，人家就会记恨，其实这只是您自己的过度臆测、推断而已；二是用真诚的爱来做好事，不怕辛苦。是您心甘情愿付出才付出的，没有任何强迫自己的心思，让爱及快乐弥漫你、我、他！

话说糖尿病患者希求回报，一定很多人不服气，认为自己并没有希求回报。举个例子，我有个糖尿病朋友，他每次送礼给别人的时候，都会反复强调，这个礼物多么贵重，他花费了多大的精力才买到这个礼物。这就是希求心。

无论他希望获得他人的赞赏，还是希望自己的努力没白费，抑或是心疼钱，有希求心就不是真正的善良。真正不求回报的人，一心为他人的人，付出再多也是不会强调这些付出的。

有个患者给孩子找了工作，孩子不满意没有去，他每见到亲朋好友就要跟人家抱怨这件事。好心好意找工作这当然是好事，但是认为费了那么大劲，孩子就应该领情，这就是希求人家的回报。

有一次我坐一个朋友的车出去玩，那个朋友是糖尿病患者。在高速路上，我想上厕所，却又不太好意思开口，身为司机，朋友敏锐地察觉到，他说：“您是想去卫生间吧，待会咱们在服务区停一下吧。”我自然会非常感激他，但是这种说法其实是有希求回报的，希望我感谢他的。没有希求回报的人会说：“我想休息一下，待会到服务区停一下车吧。”大家能体会出两者的区别了吗？

两者做了同样的事情，都在服务区停了车，可是糖尿病患者感觉在付出中受苦，真正大爱的人却在付出中体验到快乐。

行为的初心决定了行为的感受，当您的行为出发点是责任，而不是爱时，付出感就会成为您苦痛的来源。

糖尿病患者在童年时期，往往曾有感到自己无能或不被爱的经历，他们幼小的心灵中得出这样一个结论：是自己不够好，做错了事，才导致了这些不幸。因此他们决定要做些事情来弥补自己的失误，而这些事情并不是他们愿意做的。久而久之，付出感就在他们的心灵中深深地扎下了根。他们认为，只有做自己不愿意的事情，才是对他人的善意，做自己喜欢的事情就是自私。

这种付出感，导致他们不会享受所做的事情，享受友爱，享受生命。因为他们骨子里是认为自己不够好，是无限的内疚。

他们的付出是一种隐形的控制，目的是为了得到他人的认可、感激、赞许。无论他们的行为多么得体或崇高，这种付出感都不会使他们幸福，而且他人也并不领情。

因为付出感的心理背景是索取、恐惧和控制，他们在别人面前极力掩盖这种心理，但没人是傻子，他人只能回报以怨愤。这就是很多人好心没好报的原因。他们在骂别人不领情，是白眼狼的时候，并没有想明白这是自己言语、行为的动机导致的必然结果。

控制就像拍皮球，拍下去，它一定会弹起来，拍得越用力，弹得越高。这就是作用力与反作用力。

有个患者，是某工厂的厂长，一辈子管人管惯了，退休以后，总是管自己的家人，管邻居家的闲事，人家要么躲她远远的，要么激烈反抗。患者的退休生活完全失控，血糖也越来越失控了。

同样，越想控制别人的人，越会被别人反控制。上述例子中，这个退休的厂长等于被人家控制住了。

二、情不自禁，欲罢不能

我们先来看个“司马相如点文卓”的故事：

汉代有一个著名的文学家叫司马相如，一表人才，却是个口吃，家境穷苦。他得知好友王吉担任县令，就想依靠这个朋友。王吉知道司马相如是个有才华的人，乐意帮他，想办法介绍一些有钱人让司马相如认识。当地有一位富翁叫卓王孙，长女卓文君是有名的美女，爱好音乐。相如起了爱慕之心，一心想追求文君。

王吉放出风声说县内来了一位贵宾，每天以大礼招待，最初几次相如还接见他，以后便谢绝不见了。日子一久便开始引起那些富翁的注意，果然有一天卓王孙提议，县令有高贵的客人在此作客，大家设宴请他，开了几桌宴席请了几十位陪客。去请相如，谁知相如竟然推脱说有事不能来，最后不得已只好请县令亲自去请，总算勉强来了，司马相如摆的这个架势，引来宴客的羡慕，也吸引到了卓文君的芳心。

酒宴进行当中众人有几分醉意，司马相如弹了一首自己作曲、流传至今的古琴千古名曲《凤求凰》，文君对司马相如一见钟情。晚上，二人就相见恨晚，卿卿我我。第二天相如同文君私奔到相如家乡，过着夜夜鸳鸯、朝朝鱼水的生活。

且说当时司马相如虽然年轻体壮，因为好色，加上貌美多情的文君，两人房事无节制，不久相如因为房事过度竟然患上消渴证，就是现代医学之所谓的糖尿病。再过不久司马相如就并发房事无能，虽然美色当前，却心有余而力不足，司马相如只得望美人而兴叹，这就是糖尿病引起阳痿的状况。

糖尿病人末梢血液糖分增高，黏稠，血管多有堵塞，末梢神经缺血性坏死而不敏感，性生活持续长时间亢奋而没有感觉，对性器官消耗透支而逐渐转至阳痿不举。

可见糖尿病和性欲还是有很大关系的。

中医称糖尿病为“消渴”。消渴分为三种：一种是上消，一种是中消，一种是下消。下消就是指房事不节、纵欲所导致的糖尿病，在现代的临床中尤其多见。

清朝医家叶天士曾说：“男子向老，下元先亏。”俗话说“树枯根先竭，人老脚先衰”，“人老腿先老”。有些糖尿病患者就是下肢无力、脚凉，继而坏疽。房事不节对肾精、肾气伤害极大，有的老中医治糖尿病就是从肾入手的。

三、糖尿病与爱

刚才我们提到，中医称糖尿病为“消渴”，消渴分为三种，《证治汇补·消渴章》：“上消者心也。”而在“循环系统疾病”一章中我们已经讲过，心脏代表爱。所以，上消型糖尿病患者很多是缺少爱的。

有人对工作勤勤恳恳，夙夜为公，对家人也关心备至，眼看就要功成名就、名利双收，却得了糖尿病。为什么老天爷这么不公平？因为生命，不能只靠物质层面的功名利禄得到滋养，它更需要情感及精神的滋养，更需要爱的滋润。

而糖尿病患者花费了人生很多宝贵的时间去追求外在，却忘了寻找自己，寻找真正的爱。当您无法同时兼顾身体、精神的需求时，身体就会提出抗议。如果您不断缺失爱，体内的细胞也接收到指令，不断拒绝吸收糖分。

食物是有象征意义的。在第二章“消化系统疾病”一章中有详细解说。爱和甜食是有关联意义的。爱和糖两者形影相随。糖尿病患者把糖尿出去了，就等于把爱也排挤出去了。

糖尿病患者不懂得如何接受、保存爱。

糖尿病患者渴望爱，但是爱来到眼前的时候，他们却完全不知道如何接受，往往在恐惧、困惑、懵懂的驱使之下，拒绝了爱。

糖尿病患者同样也不懂得如何付出爱。

糖尿病患者满怀爱心、无私奉献，结果辛辛苦苦付出的爱，却像尿中的糖一样流走了。仿佛热脸贴冷屁股上，那怎叫一个心酸了得啊。

糖尿病患者总是想不明白为什么自己好心没有好报。

因为他们盼望做好人的心理需求很强，但这样的好不是真正的大爱，而是虚荣心在作怪。他们总是希望做了好事别人夸自己,如果别人不夸,心里不舒服;可是如果别人夸了,他们又不禁夸。

糖尿病患者认为自己是好人、善人,别人的"滴水之恩",他们总是"涌泉相报",这当然很好,问题是他们经常觉得自己付出多了,心里不平衡,感到好心没好报,这种希求心也不是大爱。

另外,糖尿病患者比较爱后悔,不相信他人,就相信自己,心无依靠。而且易上当受骗。这些都不是大智慧的爱。

综上所述,糖尿病患者既不懂得如何付出爱,也不懂得如何接收爱,于是,爱意随尿液而逝去矣。

四、酸葡萄心理

糖尿病患者常发生急性并发症,主要包括糖尿病酮症酸中毒或糖尿病乳酸性酸中毒。

酸具有腐蚀性,让我们联想到攻击和愤怒。同样,糖尿病患者眼看着付出的爱得不到回报,会产生"酸葡萄心理","酸葡萄心理"导致体质的酸化,最终发生酸中毒。("酸葡萄心理"是因为自己真正的需求无法得到满足产生挫折感时,为了解除内心不安,编造一些"理由"自我安慰,以消除紧张,减轻压力,使自己从不满、不安等消极心理状态中解脱出来,保护自己免受伤害)

患者为了减轻"酸葡萄心理",又以"阿Q精神"自我安慰,给自己找借口,找台阶下,以替代品的模式存活,这也是为什么有些糖尿病患者终身以胰岛素作替代治疗的心理原因。他们总是以不想要的事物,来替代真正的渴望。

五、"糖尿病人格"

有专家提出了"糖尿病人格":具有性格上不太成熟、被动依赖拖延、优柔寡断、缺乏自信等特点。

身体上终身依赖胰岛素,也会造就心理上的被动依赖性,以至于越来越觉得自己很虚弱,越来越缺乏自信心,犹犹豫豫,这种性格继而导致血糖越来越高,更加依赖胰岛素,形成了恶性循环。

六、其他

糖尿病本身并不可怕,可怕的是它的并发症给患者造成很大伤害甚至死亡:①糖尿病视网膜病变;②糖尿病性肾病;③糖尿病神经病变;④反复的感染;⑤糖尿病足;⑥

心脑血管硬化，特别是给心脏供血的冠状动脉血管硬化、变窄，病人往往突发了心肌梗死，而还没有明显胸痛症状。

上述相关并发症代表患者有相关的心理问题，欲知这些并发症的心理含义，您需要反复翻阅本书相关章节。

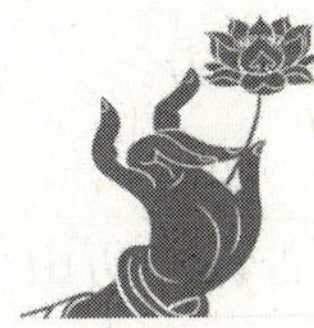

第二节 王者之风——痛风

痛风是历代帝王中发病率最高的一种疾患，所以，痛风被形象地称之为“帝王病”“王之疾病，疾病之王”。

在历史长河中，不少帝王都患有这种病，甚至被疼痛折磨致死。外国的帝王如亚历山大、路易十六、乔治四世、富兰克林都是痛风病患者。再厉害的人物，中国元朝开国皇帝元世祖忽必烈也是被痛风折磨得死去活来。

这些帝王们究竟有什么样的性格特征，以至于如此叱咤风云，越被痛风这种病找上门来呢？

一、大男子主义，易怒

痛风的临床特点：高尿酸血症及尿酸盐结晶沉积于关节所致的急性关节炎、痛风石、间质性肾炎，严重者呈关节畸形及功能障碍。

痛风这种病“重男轻女”，95%痛风患者为堂堂大男子汉。而攻击性属于阳性，是男性特质的体现，更是帝王们普遍具备的性格特征。

酸具有攻击性，体内尿酸的沉积，意味着患者的攻击性、愤怒没有充分爆发，一次愤怒结下一个结，多次愤怒结下多个结。其实，我们身体里的所有疾病都是一个个的心结结成的。且看“患病”的“患”字不正是一“串”“串”的“心结”吗！

痛风患者累积了一些愤怒，这些愤怒积累到小关节那么大时，手指、脚趾开始剧痛。手指、脚趾也是我们行动的开始处，因为无论我们去哪里，都要从抬脚迈步开始，无论我们做什么，都要用到手指。手指、脚趾开始剧痛，就是提醒患者需要注意了，需要调整心态、改变不良脾气了。

但是大部分患者都忽略了疾病的心声，愤怒越积越多，直到累及较大的关节，导致肘部（不愿帮助兄弟，不愿付出爱拥抱他人，哪怕是举手之劳）的剧痛。

什么是大男子主义？

不懂得如何转化攻击性和愤怒的男人就被称为大男子主义。

大男子主义的危害是多方面的，轻的可造成家庭不和睦，子女有抵触情绪。如果这种现象恶性膨胀，走向极端，常常是导致婚姻破裂的主要原因。严重的情况下甚至可以导致犯罪。

而真君子本色的男人可以将攻击性和愤怒转化成风度翩翩的男性特有魅力。

这些大男子主义者的原生家庭中往往有喜欢包办一切的父母存在。

亚历山大大帝的母亲奥林匹亚斯就是一个专横独断的女人，她总是告诉亚历山大，亚历山大是自己和宙斯生下的孩子，亚历山大是宙斯的儿子，还说服亚历山大杀亲生父亲腓力二世，并让亚历山大做国王，说服亚历山大远征……她认为亚历山大的灵魂是她自己的，掌控着亚历山大的一切，用所谓的爱控制亚历山大。生活在强权母亲阴影下的亚历山大，性格也产生严重扭曲，心理痛恨女人，成为同性恋。

从饮食起居到成家立业，这些强权的父母都不容商量。

表面上看，这些父母打着“为孩子好”的幌子，其实这样的教育是建立在对孩子非常不信任的基础之上的，家长无法相信孩子的决断力是正确的。在这样的家庭教育背景下，孩子从小就懂得如何控制、忽略自己的、内在的真实情感，不断地压抑、扭曲自己内心真实的需要。

但是，压抑并不能解决问题，有朝一日，当他们压抑不住、忍无可忍的时候，内在的压抑就会转化为强大的攻击性和愤怒，日积月累，这种两个极端情绪不能很好磨合，最终造就、形成了大男子主义性格，并继续控制下一代的学习、工作……

世界上最好的教育不是掌控，而是信任。

您信任孩子，孩子才可以学会信任自己、信任父母、信任他人。如果想解决这个问题，父母首先要解决自己的问题，这些不信任孩子的父母们首先对自己就是不信任的。父母如果能信任孩子青出于蓝而胜于蓝，信任孩子的每个情绪，不管是开心的还是失落的，都是为了迈向更美好的生命，让孩子按照最真实的自己做事情，反而能够让孩子更身心健康、茁壮地成长。

同理，痛风患者如果能多了解、信任自己最真实的心声，让自己的聪明才智去按照自己的真实想法行事，而非压抑自己的心声，相信症状也会缓解大半。

心灵药方——解决愤怒之道

愤怒也是天主教七宗罪之一。布拉德·皮特主演的电影《七宗罪》中，主人公米尔斯警长做了那么多侦查工作，眼看案件大功即将告成，却被愤怒冲昏头脑，开枪杀死连杀六人的犯罪嫌疑人，自己却构成了第七宗罪——愤怒，结果导致自己被杀人嫌犯激怒，枪杀嫌犯，也因激情犯罪而锒铛入狱。新任警长也未能掌握好自己的愤怒情绪，正中嫌犯圈套。

愤怒是继发性情绪，背后的原因可能是迫切追求成功，渴望被爱，希望被理解等等。只是发怒的人认为表达自己真实的心声会显得懦弱，于是以愤怒的形式表达出来，以显示自己的强大，挫败对方的锐气。然而，愤怒会让他人更加不爱您，不理解您。

愤怒其实是潜在的一种掌控欲。易怒的人企图用这种办法实施对他人的控制。不尊重对方如其所是，也证明了自己的无力感。

愤怒其实不是针对眼前的人、事、物，更多的是针对引起眼前人、事、物的过去其他时空的人、事、物。那个负面情绪一直没有被处理，压抑到现在，在当下的人、事、物上面爆发了。

每个人发怒的对象不同，因为每个人的成长背景不同。

举个例子：有个患者，被人骗了3万元钱，他没有愤怒，还开玩笑说就当做贡献了；而别人骂了他一句，他便怒火中烧，破口大骂。追溯他的成长环境，家境优越、自己也有能力，挣3万元对于他来说不算什么；而他从小家教严厉，天天被父母骂，导致自我价值感低，别人骂他时，激发出了他内心深层次的渴望被尊重的愿望，于是怒火中烧。

但是相反，换作一位家境贫寒、深知挣钱不易的人，被骗3万元可能会怒火心中烧。

所以，当愤怒生起时，我们需要开始回忆：我之前还有什么时候为相似的情景愤怒过？挖掘出来，说明我们对这方面的情绪有着较大的厌烦或者恐惧。例如："我害怕别人指责我""我讨厌被人呼来唤去"等等。只要引起你愤怒的情形还存在，就继续挖掘。

注意每次发怒会持续多久？愤怒过后，接下来会变成什么情绪？又如何再度生起？愤怒时身体哪个部位有痛感？感觉那个痛点有发热吗？身体会变柔软还是变僵硬？会呼吸急促吗？有没有不同类型的愤怒？痛苦的强度如何？心是否变得更小、更硬、更紧绷？是否觉得紧张？倾听伴随愤怒而来的想法，自己在想什么？

愤怒能非常明确地显露出：我们能容忍的底线在哪里不能被触碰，我们生命的能量在哪方面被阻碍了，我们根深蒂固的理念和内心的恐惧到底是什么？

愤怒通常是出于自己某个执着的人生观，当我们认为，某人应该怎么样对待我们，而他又没那么做时，会产生愤怒。有句话说："期望越高，失望越大。"

所以，愤怒的程度可以显示出我们执着的程度。

当您没有期望，不给任何人设定自己想要的情景，别人做什么都是他的自由，并充分尊重别人的选择，愤怒又从何而来呢？

二、万念俱灰

痛风患者往往不够灵活，犹如死水一潭，不足以洗刷掉沉疴，常感觉身体处处被束缚，就像困在囚笼里，蜷缩着，不能展翅高飞。

痛风结晶反复侵蚀着我们的身体关节，使我们痛苦不堪，象征着某些人、事、物也在砥砺着我们，需要强力去污剂，彻底洗涮我们的内心世界。

识时务者为俊杰，只有穿越风雨，才能见到彩虹，那时您的人生境界又高了一个层次。若紧抓痛苦不放，或还想去支配，枷锁会层层累加，换来二次伤害。

我问一个痛风急性发作的朋友最纠结什么问题，他说极不喜欢目前的工作，可是如果换其他工作自己又不熟悉，还要重新打拼天下，这种内心的冲突体现在能让我们行走的大脚趾关节上。

三、机不可失，失不再来

尿酸持续增加，累及的关节越来越多，越来越大，患者一次次失去康复的机会，也代表患者不擅于抓住机遇，喜欢拖延时间，容易有自暴自弃情绪。本来拥有充裕的时间，结果普通的事情也常常搞得自己措手不及。

荀子云："不积跬步，无以至千里。"

"平时不烧香，临来抱佛脚"显然是不可行的，到那时，就已经发展到了多处关节僵硬、寸步难行之时矣。所以还是要未雨绸缪，从一点一滴做起，掌握好情绪和饮食代谢，不要让尿酸持续走高。

四、杀生太多

帝王们确实比普通老百姓有更多的享用山珍海味的机会。

众所周知大量进食嘌呤含量高的动物内脏、牛羊肉、海鲜等，极易导致痛风。

孙思邈是中国的“药王”，是中国古代十大名医之一。孙思邈留有不朽著作《千金要方》，以及世界上第一部国家药典《唐新本草》。101 岁无疾而终，见证了他长寿及健康之道。

《千金要方》第一卷云：“杀生求生，去生更远。吾今此方，所以不用生命为药者，良由此也。其虻虫、水蛭之属，市有先死者，则市而用之，不在此例。只如鸡卵一物，以其混沌未分，必有大段要急之处，不得已隐忍而用之。能不用者，斯为大哲亦所不及也。”

以其他生命来供养自己的生命，只能离生命越来越远。

《周易·系辞》曰：“天地之大德，曰生。”

《大戴礼记》：“食肉，勇敢而悍；食素，智慧而巧。”

达·芬奇是位素食主义者。他说，将来必有一个时候人人都同他一样食素，而且把杀害动物看作同杀害人类一样。

著名的数学家毕达哥拉斯是素食主义者。他说：“只要人们持续无情摧毁低等动物的生命，就永远不能体会健康和平的真谛。播下痛苦的种子，不可能收成快乐的果实。不要让罪恶的食物，沾染你的身体。水果、谷物、蔬菜，大地供给了许多无罪的丰盛食物，也提供人类不用杀戮，即可获得的大餐。”以至于毕达哥拉斯学派全部吃素，毕达哥拉斯也成为了西方素食主义之父。

世界上最聪明的人——爱因斯坦，是素食主义者。他说，“吃素可以让智慧不被蒙蔽”、“素食者所生成性情上的改变和净化，对人类都有相当好的利益，所以素食对人类很吉祥”、“我们的任务是一定要解放我们自己，这需要扩大我们同情的圈子——包容所有的生灵，拥抱美妙的大自然。没有什么能够比素食更加有益于人类的健康，并增加在地球上生存的机会了”、“如果全世界都采行素食，就可以改变人类的命运。”

前普林斯顿大学病理科主任托马斯·哈维说：“我觉得研究爱因斯坦，最好能从脑细胞及神经元入手。人一生下来，脑内就有 140 亿个细胞，长成人也只运用了 5% ~8% 的脑细胞。聪明的关键，是多摇醒几个沉睡中的脑细胞，领导它们一个个发挥最大的功能。所以脑细胞的生长和工作环境，对人的 IQ 影响真是关键因素。”

美国神经学家威廉·布鲁克（neuroscientist William Brooks, of the university of new

Mexico in Albuquerque, USA)的研究结果显示:虽然爱因斯坦大脑样子和普通人一样,但他的饮食可是和同时代的人大不一样——爱因斯坦吃素!他说:"怎样吃决定了你是怎样的人。"

素食增进智商,是有严谨的科学依据和可靠的数据支持的:脑脊液内碱性越高,相应的智商越高;动物蛋白的摄入增加人体体液,包括脑脊液的酸性,而植物蛋白恰相反,它是碱性食物,保护体液的酸碱平衡;很多神经学及生理学实验不仅证实了植物性饮食对大脑组织极其有益,还解释了其中的作用机制。

综上所述,越来越多的人意识到了素食的必要性。

如今,素食主义已经越来越成为一种时尚,有越来越多的人成为素食主义者:李连杰夫妇、张学友、王菲、刘若英、李玟、冯小刚夫妇……

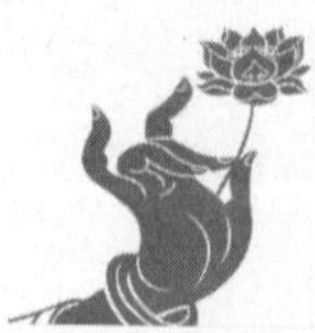

第三节 铁骨铮铮——骨质疏松

骨骼是人体最深层、最坚实的基本架构,没有了骨骼,人体将是一摊烂泥,骨骼象征一个人最根本的核心价值观、人生观、世界观。正如平时我们没了主意的时候,会说:"没了主心骨了。"

骨骼也参与人体多项重要机能,如制造红血球和白血球,储藏矿物质等。它表面看来一成不变,实际它们却是不停地更新换代。

这意味着人的核心价值观、人生观、世界观,虽然是一个人重要的支撑,却不能因循守旧,当它们不能解决自己的问题时,正是需要修正时!

巴顿是第二次世界大战中的铁板将军,二战结束才不过百日,就在花甲之年,撒手人寰。医生公布他的死因是:肺栓塞,究其原因还是骨质疏松。

巴顿将军的日记披露:"又一场战争结束了,就像我对这个世界的作用一样。"

"老将不死,只是凋零。"

很多将军是军校培训出来的,为战争而战争的人;而巴顿将军却是天生热爱战争的人,他为战争而存在。二战结束后,他还要固执地去攻打俄罗斯,遭到拒绝。他似乎就是为战争来到这个世界上的,战争就是他的主心骨。战争结束后,没了主心骨,他就结束了。

失望情绪是很多世界老人挥之不去的雾霾，这是很多老人患骨质疏松的原因，他们失去了主心骨。

骨质疏松患者，生命的活力逐渐流失，行动力下降，常会继续于过往的生活惯性、拘泥原则，而忘却了与时俱进。骨质也同生命一起由实变松。

人类的一生中，每一个重要的思想转型期，同样也是骨骼的转型期，例如婴幼儿时期、青春期、孕产期、更年期。这些阶段如果顺利地进行思想转型，骨骼也会健康成长，反之，思想转型的痛苦不愿承载，只好外显为骨质不良。

我们需要敏锐的洞察力，随时华丽转身，人生将如“乌蒙磅礴走泥丸”般轻松自在。

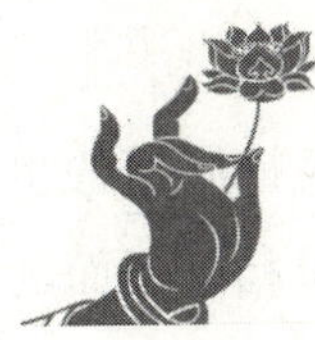

第四节 暴殄天物——饮食过度

宋明帝刘彧天生食量惊人，外甥刘子业给他取了个绰号叫“猪王”。天下的膏粱厚味和珍馐玉肴源源不断地塞进他贪得无厌的大嘴。《南齐书·卷五十三，列传第三十四·良政》记载：“食逐夷积多，胸腹痞胀，气将绝。左右启饮数升酒，乃消。疾大困，一食汁滓犹至三升。水患积久，药不复效。大渐日，正坐呼道人，合掌便绝。”

都已经撑得“胸腹痞胀，气将绝”了，还一口气吃喝了三升“汁滓”（清酒和酒糟），这次阎王爷再也不给他机会了。

宋明帝贪吃的形象，让人想起了饕餮（tāo tiè）。饕餮是龙的第五子，其形状如羊身人面，眼在腋下，虎齿人爪，大头大嘴。贪吃无比，最后被活活撑死。宋明帝把国家吃得一蹶不振，同时也把自己吃得呜呼哀哉。

在天主教中，贪吃也是七宗死罪之一。

饮食过度已经成为仅次于吸烟，可以致死的危险因素之一。

为什么贪吃那么危险呢？

因为贪吃的人如同动物一般，活着只是为了填饱肚子，他们浪费了很多宝贵的时间和精力在食物上面。作为万物之灵的人类，我们需要不断提升自己的精神境界，而不仅仅满足于获取物质。否则，我们又如何区别于其他动物呢？

很多人暴饮暴食是担心自己会缺乏营养。很多中国人经历过三年自然灾害，他们被饿怕了，有担心缺乏营养的老观点无可厚非；但是再看看现在的中国，国富民强，看看饭店里大鱼大肉的场景，中国早已经步入营养过剩的年代了；看看心脏病、糖尿病等富家病比比皆是，如果还担心营养缺乏，岂不让人啼笑皆非？

世界上最聪明的人爱因斯坦是素食者，发明家爱迪生是素食者，著名舞蹈艺术家杨丽萍每天只吃一两饭，他们不仅没有缺乏营养，反而活得更加翩翩欲仙。

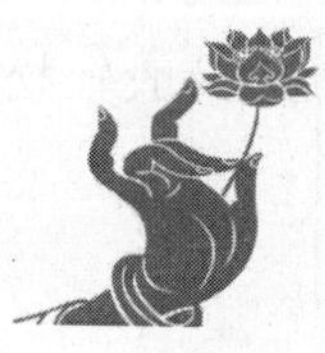

第五节 虚张声势——肥胖症

食物可以维持我们的物质层面的生命，而爱、安全感可以维持我们精神层面的生命。当得不到这些精神食粮的时候，我们就会藉由物质层面的食物来弥补精神层面的空虚。

这就是很多人在失恋后会暴饮暴食的原因。

肥胖者的内心堆积了过多矛盾与压抑，但是当他们吃东西时，又在欲望与罪恶之间纠结，害怕诚实面对自己意识与潜意识之间的冲突。

肥胖者坚信唯有吞下这苦痛与压抑，才能换来和平宁静的生活，同苦痛与压抑一起吞下去的，还有大量的食物。然而，他们只徒留饮食的形式、行为，却没吸收食物的实质性滋养，于是造成虚胖，而不是精致的肌肉。所以，尽管肉很多，却往往不堪一击。

所以，只有内心强壮才能战胜苦痛，外表虚张声势是无济于事的。

一、不安全感

肥胖患者往往经历过一些让他们觉得不安全的事情，于是他们不停地告诉自己的潜意识：要变得强壮、不要再被欺负，就像很多动物在进攻前都会把毛竖起来，看起来体积增大了许多，以虚张声势。

人类也一样，肥胖是增加安全感的最好的方式：厚厚的脂肪垫宛如自己和外界的一道坚不可摧的城墙。

肥胖症通常发生在遭受重大打击之后，我们刹那间无依无靠，几乎到了崩溃的地步，患者憎恨自己软弱无能的同时，身体逐渐虚胖了起来。

一位患者，200 多斤。她 4 岁丧父，母亲改嫁，8 岁遭到继父强暴，从此对任何人都不再信任，尤其是男人，现在40多岁了还没有结婚。

许多遭受过性骚扰的女性，臀部和大腿附近会增加许多赘肉，这样就可以把生殖区遮盖起来，代表患者希望不再遭受性骚扰。

肥胖症已经成为一种严重的社会问题，与酗酒、吸毒、艾滋病并列为世界四大医学社会问题。殊不知肥胖背后的社会问题更加严重。

曾经有位超重的著名演员朋友说，她从一岁就有记忆，记着父母每天除了吵骂，就是打架，父亲性格暴躁，经常动手打母亲。她每天总是哭，也经常夜梦惊醒、大哭大闹，是个严重的小抑郁症。孩子们是不懂得如何排解心中压力的，他们只能用吃排解，这位演员1岁时，每顿饭就可以吃13个肉包子；5岁时，腰就已经2尺4粗，60多斤重。

父母知道打架不对，但是改不了，她1岁多的时候，父母就决定把她送到长托幼儿园，虽然年龄不够，但是因为她是个肥胖症，看不出年龄，就混进了幼儿园。进了幼儿园，她的抑郁症更加严重，每天就坐在犄角旮旯里，想父母是否又在打架，爸爸是不是又在打妈妈，特别想救妈妈，恨自己帮不了妈妈，从来不和老师、小朋友说话，只有自己闷头不停地吃，不停的吃。

当这位著名演员长大后，明白了自己过量进食是为了增加自己的安全感时，她的体重便逐渐下降。

希望减肥的人，不是简单地增加运动、减少饮食就可以减肥成功的，需要找出内在的，真正引起自己肥胖的事件，将它减除就好苗条成功。

所以父母们注意，如果自己的孩子特别能吃，不用再去找专家看了，从自身找原因吧。

二、肥胖是对自己的不满

外部的敌人导致自己自卫、变胖；然而，有时，敌人却来自内部。

当您自我排斥，自我贬低，自我责怪的时候，您的身体也会自卫，变胖。比如很多生完孩子的女性，所有注意力集中在孩子身上，总是自责自己做得不好，慢待了孩子，因而发胖。

内心对自己不满，一定会反应在身体层面。内容决定形式。

科学研究证实，一个爱自己，注重自我修养的人，他的身体就会有理想的体重和身材。

三、积怨和不肯原谅他人

积怨的人容易肥胖。一个又一个的沉积的怨恨，转化为一个又一个的沉积的脂肪。

四、执着

肥胖代表着患者对某个人、事、物的执着，他们成了我们心理上的累赘，外化到形体上就是这些累赘的肥肉。

下面分述身体各个部位肥胖的原因：

臂膀

臂膀可以拥抱，以行动表达爱意。臂膀肥胖代表爱被别人拒绝，或者没有得到足够多的爱。

腹部

人类的生命在女性的腹部孕育成长，腹部肥胖代表对生命状况的恐惧或厌倦。

臀部

1. 臀部起着承上启下的作用，既可以保持上身平衡，又可以让下方的双腿弯曲和移动。臀部肥胖代表上下分离，思想和行动不能一致，患者害怕做重大决定，并且勇往直前地行动。

2. 臀部可以让我们稳坐钓鱼台，臀部肥胖也代表患者的工作、生活漂泊多有不定。

大腿

对父母隐藏着怨恨。

其实我们的父母也是曾经的他们的父母的受害者，他们不是故意伤害我们的。他们已经把他们所拥有的最好的东西给了我们，只是现实中他们实在能力有限。

如果自己有能力，完全可以穿越父母的局限性，让自己表现得比父母更优秀；如果自己没有能力跳出循环，又有何脸面埋怨父母呢？

原谅他们是绝佳的减肥良方。

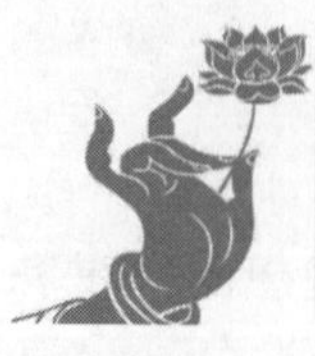

第六节 禁欲主义——神经性厌食症

很著名、很好听的歌曲《Yesterday once more》，中文译名是《昨日重现》的演唱者凯伦·卡朋特就患有严重的厌食症，32 岁死在深爱她的父母怀中。卡伦其实并不胖，当眼角出现皱纹时，她竟然用减肥去消除它，这也不知是爱美过度，还是虚荣心在作祟，总想重现昨天，青春永驻。

一、拒绝被爱

食物可以滋养我们的身体，维持我们的生命，而神经性厌食症患者拒绝食物的滋养，身体消瘦枯槁，甚至接近饿死。在精神层面，代表患者缺乏爱的滋养。

厌食和暴食，师出同源，是一个事物的两种极端。犹如太极的阴阳两极，一个是过于向阳极发展，一个是过于向阴极发展。而本质问题都是患者没有得到足够多的爱与接纳。

厌食和暴食的区别是：厌食症患者觉得自己不够好，不值得被爱，于是让自己变得渺小、不起眼、销声匿迹。

渺小感的背后，是罪恶感或羞愧。她们曾有无力挽回的绝望的经历：可能是父母、老师过于严厉而深深伤害了自尊，可能是生活环境骤变，可能遭受过性骚扰……

外界的人、事、物超出了我们的能力范围，只有食物在自己的掌控之内，拒绝食物也就等于拒绝了让我们绝望的人、事、物。

此类患者的父母可能不懂得如何适时给予孩子适当的回应，导致孩子出现认知障碍或缺乏自主和控制能力。于是，孩子发展出扭曲的思考方式，对饮食出现认知障碍，他们将“坏”“罪恶”等负面信息和饮食联系在了一起，认为吃得多就是“坏”，就是“罪恶”，导致对食物的极度恐惧。

二、灵性的追求

厌食症女性发病率高，尤其是青春期少女。

对成年人世界的陌生与恐惧，令她们难以招架。变得很瘦可以避免别人发现自己第二性征的发育；变得很瘦也会造成停经，显示出她们对自己成年后婚姻、生活等方面的拒绝。

厌食症患者向往纯洁的天堂，渴望贞洁，她们害怕物质世界的不完美，以及肉欲的污秽，所以她们拥有过度的禁欲主义理想。

此病死亡率很高，然而她们却宁死不屈。因为这个地球并不完美，她们认为自己不能苟且偷生，活在这个污浊的世界。

然而，看似美妙的灵性的追求的背后是极度贪婪的心理。患者不仅贪图拥有完美的生命，而且贪图更多人爱自己。

心灵药方——何为超凡脱俗

患者必须懂得，“小隐隐于野，中隐隐于世，大隐隐于朝”。一味地抗拒世俗、高高在上，并不能代表自己真的超凡脱俗。

像包青天那样，深处钩心斗角的朝廷官场之中，仍能游刃有余，造福百姓，才是真正的超凡脱俗！

三、依赖感强

患者对成人后即将出现的生活、经济、家庭、社会的压力充满恐惧，藉由体重的减轻拒绝长大，仿佛想要永远停留在童年时期，永远有父母照顾自己。

四、拒绝掌控

此病患者的父母可能有过度掌控孩子的倾向，患者不能自主决定任何事情，只有是否进食可以由自己决定，患者就会藉由戒食来逃脱父母的掌控，证明自己可以独立自主，争取自尊、自信和自我价值感。

第五章

泌尿系统疾病

泌尿系统主要是排泄、代谢身体的废物，以及调节水、电解质、酸碱平衡，以维持机体内环境恒定。

泌尿系统出现疾病，就不能排泄、代谢身体的废物，象征着内心有些“废物”也没有被洗涤和释放。

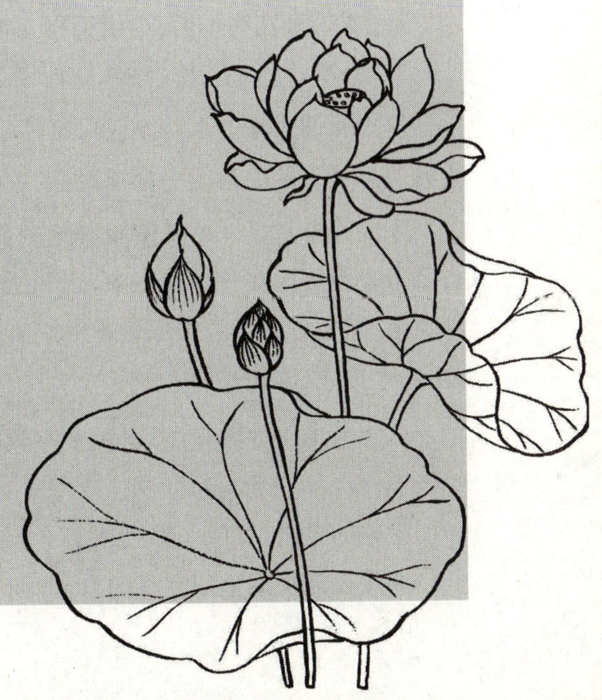

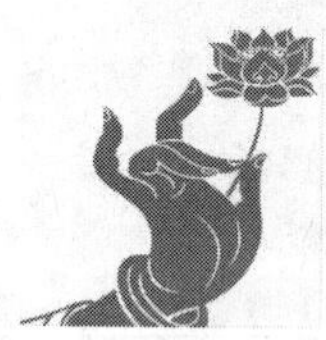

第一节 比翼连枝——肾脏疾病概述

在天愿作比翼鸟，在地愿为连理枝。

——白居易《长恨歌》

肾脏疾病代表人际关系，尤其是夫妻关系的好坏。

在身体中有些器官是单个的，比如胃、肝脏、心脏；而有些器官是成对的（如肺、睾丸、卵巢、肾脏）。成对的器官都和接触、人际关系相关。

人际关系分为3个层次：

1. 肺脏代表日常人际间的接触和沟通（见“呼吸系统疾病”一章）。
2. 睾丸和卵巢是性器官，代表性方面的接触。
3. 而肾脏则对应到伴侣关系、最亲密的人的关系。

这3个层次也可以用王国维的三种境界诠释：

1. “昨夜西风凋碧树。独上高楼，望尽天涯路。”此第一境也。
2. “衣带渐宽终不悔，为伊消得人憔悴。”此第二境也。
3. “众里寻他千百度，蓦然回首，那人却在灯火阑珊处。”此第三境也。

这里所谓夫妻关系并不仅仅指伴侣之间，而是我们与其他人相处的基本方式。而夫妻关系是人际关系的一个缩影。

夫妻关系是世界上最微妙的关系，也是最难处理的关系，一旦处理得好，也最能给自己带来幸福。在一个家庭中，您和所有人都是有血缘关系的，只有夫妻之间没有血缘关系，但夫妻关系的亲密度胜过任何一种血缘关系。夫妻像一根稻草上的两只蚂蚱，唇亡齿寒、生死与共。

人际关系处理得好，夫妻关系未必能处理好；夫妻关系处理得好，人际关系一定能够处理好。

完整的自己，就像一整座冰山。

一般人无法察觉到完整的自己，而只认同自己的一部分。我们能察觉的部分仅仅是庞大的冰山露出水面的一小部分，这部分称之为“意识”；尚未认同的部分就是藏在海面下的更庞大的部分，这个部分叫做“潜意识”。

当我们不断地去意识到原本未觉察的部分，并将之整合到“意识”的认同中，我们就趋于“完整”。

“完整”当然也包括了男性特质和女性特质。

潜意识之中某些部分是我们已经认识到的，自身欠缺的部分。

潜意识之中大部分内容离我们太远，是我们不愿意接受的，还没有认识到的，自身欠缺的部分。

当我们遇到一个人，他/她正好具备我们潜意识中已经认识到的部分的，我们就会爱上他/她，这部分内容可能会被我们带到意识层面。

当我们遇到一个人，他/她所具备的是我们潜意识中不愿接受的内容，我们可能会恨他/她，完全不接纳他，对他/她很排斥。

比如，我的一个朋友，童年丧父，从小就非常没有安全感，她倾向于寻找高大魁梧、有男子气概、有安全感的男人作为伴侣。借由她的伴侣活出她缺失的安全感，从而走向更趋向完整的人生。安全感的问题就是她的潜意识中已经认识到的部分，当她遇到有安全感的人就会爱他/她。

同时，因为她童年遭受的不幸，造成了她嫉妒心强的心理。她喜欢算计、陷害比她强的人。不过，她并没有意识到、也不愿承认自己有这个缺点。嫉妒心强就是她潜意识中不愿接受的内容，不能接纳自己的部分，当她遇到同样嫉妒心强的人，就会恨他/她。

所以说，爱和恨与我们自己潜意识中的内容有关，与他人的好坏无关。

很多人会对自己的爱人说：“我爱你，你也要爱我。”其实，您是否爱一个人，和那个人是否爱您，是没有关联的两件事。

无论男女，在潜意识中，都好像潜藏着一个异性的性格。男人的女性化一面为阿尼玛(anima)，而女人的男性化一面为阿尼玛斯(animus)。

阿尼玛是每个男人心目中都有的女人形象，是男人潜意识中的女性部分。阿尼玛身上有男性认为女性所有的优点。每个男人的阿尼玛都不尽相同。男人会对心中的阿尼玛喜爱，在遇到拥有自己喜欢的阿尼玛的女性时，他会感受到到极强烈的磁性气场。

达·芬奇的《蒙娜丽莎》之所以成为世界上最著名的画作，令无数人为之倾心，是因为达·芬奇捕捉到了男性潜意识中各种阿尼玛谜一样的神奇魅力的集合，塑造、描绘出了蒙娜丽莎。

阿尼玛斯是女人潜意识中的男人性格、形象,可以让女人迷恋某个男人。通常正面的阿尼玛斯有父亲的形象,也常有哥哥、姨父或是男老师的影子。影剧界甚至政治界的美男子或偶像常是女性阿尼玛斯形象投射的追星目标。

男人必须把自己潜意识中的女性面投射到具体的女人,才能察觉到这部分;女人也必须把自己潜意识中的男性面投射到具体的男人,才能察觉自己的男性面。

我们的眼睛可以看到这大千世界,却唯独看不到眼睛自己,只有通过镜子才能看到眼睛自身。

照镜子是能认识自己的唯一方法。我们无法看清完整的自己,而伴侣恰恰就是自己的一面鲜活的镜子。

我们和伴侣的相遇,也就是和自己的“潜意识”相遇,也就是和我们自己心灵深处,没有被我们察觉的部分相遇。

走在街上,我们会发现有很多差异甚多的伴侣:一个特别外向、一个特别内向;一个特别高、一个特别小巧;一个特别漂亮、一个特别一般。我们会惊讶地说:“一朵鲜花怎么插在了黑焦土里呢?”其实,差异越大,两人就越相配,因为对方是自己的潜意识部分,加上自己的意识部分,两者共同构成了一个完整的“我”。

伴侣是我们潜意识的镜子。所有和伴侣遇到的问题,同时也是和自己潜意识深处某一个部分的问题。

当您发现伴侣身上有自己不能容忍的缺点时,一定是自己尚未发现的,自己的缺点。

有个患者向我哭诉,她丈夫竟然当着很多熟人的面拥抱另外一个女人,还打情骂俏的,其他人都看不下去了,让她丈夫收敛一些,她丈夫竟然说:“没事,她才不在乎呢!”说到这,这个患者号啕大哭。

我非常体谅她的屈辱的感受,同时我也感受到了她丈夫内心难以言说的痛,虽然我没见过她丈夫。

经过我的仔细询问,果然不出所料:刚结婚时,她丈夫本来非常爱她,捧在手里怕摔了,含在嘴里怕化了。而她却将丈夫对她的爱视作理所当然,对他的各种殷勤不屑一顾,甚至当着她丈夫的面和其他男人肆无忌惮地说笑。她丈夫的心已经慢慢地被伤透了,可是她却毫无察觉。

自己种的因早晚会结果,终于有一天,她突然感觉到好像从天堂摔到了地狱。她丈夫现在的表现和当初她自己的表现完全一样,她现在知道难受了,那么当初她和别的男人说说笑笑的时候,怎么没想到她的丈夫有多难受呢?她以为是她丈夫把她拉到了地狱,其实是她自己一手造成的。

心灵药方——有效避免婚外之情

有很多人哭诉丈夫的婚外情，这些女人可能还不懂得如何处理夫妻关系，亲手将丈夫推给了别人，自己还不知道，以为只是丈夫或者是别的女人太坏。

其实很多男人最初并没有出轨之心。但是由于女人自身缺乏安全感，成天怀疑丈夫出轨，被冤枉的感觉是多么不爽，这会导致丈夫有这样的想法：你不是说我出轨了吗？那我就出轨证明给你看！

精神摧残比体罚还可怕，有人打了您，您还可以找警察，但是您每天这样精神摧残您的丈夫，他又能找谁？

当男人得不到自己女人的欣赏，当他觉得这个家不再需要他，他没有任何价值的时候，当他的所有希望破灭的时候，出轨也就在所难免了。（当然，在此声明，实际上出轨的后果比所有希望破灭来得更加惨烈，请勿模仿）

所以说，聪明的女人应该“疑人不嫁，嫁人不疑”。

很多人把自己投射给伴侣的潜意识内容当成了伴侣的问题，期待离婚，再去找一个理想中的挚爱的伴侣。然而，再婚的人可能会深有感触，发现第二任和第一任具有相同的问题。

在夫妻关系以及婆媳关系、亲子关系、同事关系中，最大的危险就在于：认为冲突或痛苦都是别人造成的，与自己无关。不断埋怨别人，问题永远得不到解决。

所以我们发现很多人结过很多次婚，可是每次都是相同的问题卡壳，因为这些问题不是伴侣的问题，而是自己未能解决掉的自己的潜意识里的一些内容。

只有当我们把伴侣所代表的每一个潜意识内容都吸收到自己的意识中时，才会懂得什么是真正的爱。因为这时的您已将意识与潜意识合一。

《难经·三十六难》中云：“肾两者，非皆肾也，其左者为肾，右者为命门。”

中医认为，左肾为阴，右肾为阳，并且认为肾乃先天之本。

从后天的能量来讲，左肾代表男性能量，代表进取、攻击；右肾代表女性能量，代表被动、防卫；一个人在两者之间达到平衡，才能得到健康，如果过于偏向“攻击”，则左肾容易出现问题；过于偏向“防卫”，则右肾容易出现问题。

二、恐惧，以及恐惧带来的掌控型人格。

《素问·五运行大论》："其志为恐，恐伤肾。"恐则气下。

《灵枢·本神》："恐惧而不解则伤精，精伤则骨酸痿厥，精时自下。"

大多肾脏病的成因都是来自对他人、对世界的极度不信任，伴随强大的恐惧能量，产生的破坏力，造成肾脏细胞的凋亡。

天秤座的人在面对人生挑战时，会出现恐惧情绪，故而天秤座的人易患肾脏疾病。

有的人可能会说："我没有什么害怕的事。"但仔细回顾人这一生，其实害怕的事太多了：工作怕干错，考试怕不过，怕自己衰老、生病，怕子女不孝顺，怕丢东西；见了狗害怕，怕游乐园中的某些项目，怕天灾人祸等等。

肾为先天之本，肾主恐，恐惧是我们人类先天具有的一种情绪。

有句俗话说得好："怕什么招什么"。您一定经历过：有时特别怕见到某个人，可偏偏就总是见到那个人；有时越怕领导给自己派某个活，领导就真的派您去干那个活。

为什么会"怕什么招什么"呢？原理如下：

世界上本自存在万事万物，包括劫匪、小偷、流氓等。为什么有的人能够碰上，有的人却碰不上呢？

当您总是怕小偷的时候，您的潜意识便和小偷的潜意识发生了重叠，也许他本来没有想偷您的东西，但是你的潜意识却把他吸引到了您的身边。您越怕小偷，就越被小偷偷了东西。这就是"怕什么招什么"的原理。

恐惧会驱使身体全力武装自己，保护自己。

因此，肾脏病患者往往便具有想掌握一切的强迫性人格：他们努力掌控人际关系，他们努力工作、追求成就，希望一切都能如自己预期。这些行为的背后，隐含着挥之不去的自卑和恐惧。他们穿起盔甲防护，但盔甲同时也阻断了救援通道——重建信任与安全感。表现在身体上，肾脏长期负荷比实际需求更多、更强大的工作量，直到肾脏累出疾病。

三、排泄生命中有害情况

肾是负责给人体所有血液过滤的器官，排出代谢废物。肾脏功能的强弱，代表排出可能会危及您生存状况的能力的强弱。

泌尿系统出现问题表示您生命中出现有害状况无法排泄掉了。如果您排尿的频率非常快，那么代表您知道生活里某样东西对您不利，希望尽快排出；如果您无法排尿，则显示您有很多东西无法释放，那么就是您在试图抓住生命中某个有害的东西；如果泌尿系统受到感染，表示您那个需要放下的人、事、物感染着您，侵害着您，并使您异常愤怒。

四、性生活频繁

肾脏过滤血液，排出尿液，相当于人体的“地下水”系统。我们知道地下水越丰饶，庄稼就会长得越好；同样，身体的“地下水”越丰饶，人的生命力就越旺盛。

肾脏对应于印度阿育韦达医学中的“生殖轮”，主宰人的性功能。生殖轮的形状为六瓣莲花，莲花中心有一个三角形符号，一条盘成一团的蛇睡眠在其中，周围是熊熊烈焰，象征着性能力如休眠的毒蛇，一旦觉醒便会产生巨大不可思议的法力。如何开发肾脏功能，让自己的生命如滔滔江水，连绵不绝呢？

肾对应的五行是水，时序为冬，须以“藏”为主，性生活不可太过，尤其是冬至到立春，为阳气初生之时，尤其需要守精节欲。

有的人说，我性生活并不频繁啊。在此所说的“淫欲”是广义的，包括手淫、看淫秽电影、玩色情游戏等，虽然没有真正的性生活，但做这些事情的时候，心念也是不定的，精气血也是耗损的。

天主教将“淫欲”定为七宗罪之一。

然而，现代人主张自由、开放，纵容乱性，对身体过度开发，透支生命本源。

肾脏为先天之本，就如同地球上的矿藏，不能随意开采，要采取可持续性发展策略。

昌意是黄帝的次子，相貌英俊，聪明敏捷，天资卓著，很受黄帝喜爱。昌意修建了昌意城，以施展自己的领导才华。但就在他春风得意的时候，却突然逝去，时人无不叹息。

昌意的死和他在弱水畔居住时的放纵有着直接的关系。昌意最大的特点是好色成性，多方采撷、毫无节制。据说弱水畔居住的上千名少女都与昌意有染。

昌意不久就一命呜呼，只可惜了黄帝的苦心栽培。所以贾宝玉对林黛玉说：“弱水三千，只取一瓢而饮。”

五、分辨力不足

肾脏是人体的过滤设备，去识别哪些物质对人体有益，可以利用；哪些物质有害，需要排出体外。肾脏出现问题代表一个人识别力不足，不能分辨周围哪些人、事、物对自己有利、哪些有害。

六、烦伤肾

肾对应的"五毒"是烦。

这种负能量心理直接影响肾功能不全。

德国存在主义哲学家海德格尔认为，人之烦乱和沉沦，是自我迷失方向的结果，只有"畏"方能将人从烦乱与沉沦中拯救出来。"畏"使人恢复了人的本真态。

七、耳旁风

肾"开窍于耳"，"技巧出焉"。

肾对应五德"仁义礼智信"中的"智"。就是讲这个人非常有智慧。智来自于哪里？一个人要想有智慧就是能接受别人的意见，

"兼听则明，偏听则暗"，所以肾开窍于耳是有道理的。一个人肾气足的话，他的耳朵就容易听进去别人的逆耳忠言。

肾属水，古希腊著名哲学家柏拉图将正二十面体代表水，因为水八面玲珑，而正二十面体最类似圆球状，会像水一般自然地流动。肾气足的人大有智慧，就像这二十面体一般，非常圆融。

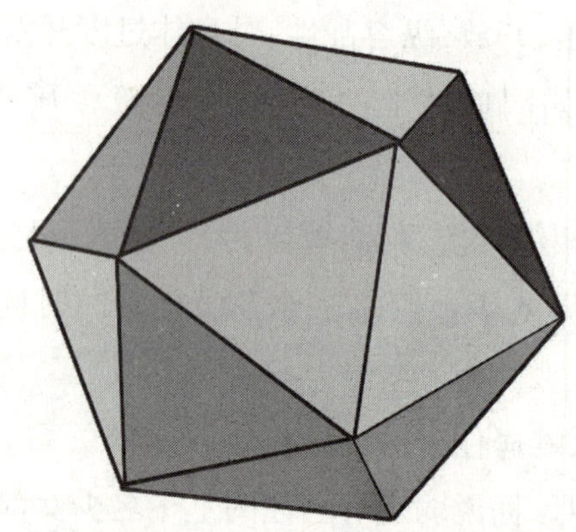

肾为先天之本，就是我们的根。

若肾精亏损、肾经淤堵，耳旁生风，就生不出智慧，遇事恐慌、害怕。孩子看恐怖电影，玩一些血腥的电子游戏，极容易损耗肾精，招惹是非，影响智慧。

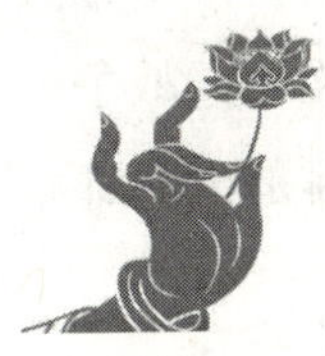

第二节
权力争夺——肾结石

苏珊·坎贝尔(Susan Campbell)的《伴侣的旅程》写道:一段婚姻必经五个阶段——浪漫期、权力争夺期、整合期、承诺期、共同创造期。

浪漫期:关系刚开始时,双方互不了解,把对方幻想成自己想要的样子,满足自身需要和更多的安全感与生命意义。

权力争夺期:当双方开始互相了解,发现伴侣不符合自己的期待时,经常会感觉相当失望。彼此会用压制、指责、罪恶感,和受害者姿态,试图改变对方,使其符合自己的期待,怨恨和指责油然而生;一道"墙"就在双方的傲慢与防卫中建造起来了。

整合期:整合是对他人有真实的认知和接纳后产生的结果,每一个人的成长都得到尊敬与支持。

承诺期:达成某种程度的整合之后,向对方做出坚实的承诺。

共同创造期:通过分享能力的增加,两人在关系中所培养出来的了解、爱、成长、创造力和知识。

很显然,"共同创造期"是每对夫妻所向往的。但不幸的是,大部分夫妻停留在"权力争夺期"就停滞不前了,更别提享受"共同创造期"的幸福与快乐。

无论什么年龄段,甚至有些白发苍苍的夫妻还在为争夺权力而争得你死我活,甚至走进棺材还没分出高下输赢。只不过有些人习惯了彼此逃避的状态。他们从来没有真正感受和触摸过对方的心灵深处。

我身边的一对年逾花甲的老夫妻便是如此。退休之前,两人似乎没有什么矛盾,因为他们的精力全部放在工作和孩子上,身体也相对健康。退休之后,孩子也不在身边,两人几十年未解决的夫妻矛盾剧烈地突显出来。

妻子表现出了极强的控制欲,每天无数次地以"我为了让他多锻炼身体,我为了他健康,我为了他好……"的名义,要求丈夫做饭、做家务、散步。丈夫本来有在公园里和其他老人一起下棋的爱好,但常常被严厉的妻子拽回家来。后来丈夫爱面子,不再出家门下棋了,只好在家里的电脑上下棋,每当他看电脑时,妻子就歇斯底里地骂他,丈夫据理力争,两人就开始各式各样的争吵。

妻子说苹果皮上都是农药，给孙子吃苹果要把皮削掉；丈夫说苹果皮有营养，甚至比果肉的营养还高，一定要让孙子吃苹果皮。孙子看看爷爷、看看奶奶，精神都快分裂了，争吵对孩子的损伤远比苹果皮上的农药大得多。家里每天就是无休无止的战争。

这是典型的“权力争夺期”的表现。下棋、苹果皮只是表象，深层原因是他们都希望自己是一家之主，自己有掌控大权，自己说了算。

退休没两年，丈夫就患了肾结石，做了手术。手术以后，妻子变本加厉，更加严格监视丈夫的一举一动，所有事情必须听她的安排，按时喝水，按时上厕所，按时吃药，按时做家务，按时散步……妻子以为这就是对丈夫的关心、爱护。但是对于丈夫来说，生病本来就很难受，还要每天不停地听妻子的指责、掌控，无异于雪上加霜。

第二年，丈夫再次患了肾结石，数量比前一年多、体积比前一年大，并且还得了肾衰竭，再次做了手术。妻子也更加痛苦、绝望，怎么也想不明白，自己不让丈夫玩电脑，多运动，是爱他，为他的身体健康着想，为什么丈夫不听自己的。每天依旧生活在战火硝烟中，第三年，妻子出现尿血，“肾静脉胡桃夹征象”。

是的，夫妻关系扭曲，必然导致生理上的扭曲啊！

接下来的日子，涛声依旧，今年第四年了，丈夫再次复查发现肾结石持续增长。是的，夫妻关系这个根本问题没有解决，做多少次手术都是无济于事的。

对于这类男士，学会“恭维”妻子是必修课。

中国儒家思想“三纲五常”统治中国几千年，女性都非常顺从男性，男性只需一心扑在工作上即可，所以中国的男性普遍不擅长处理夫妻关系。

但是现在社会变了，女性不再对男性顺从，如果男性再不学习夫妻相处的方法，当然会被历史所淘汰。这对于现代的男性的确也是一个相当大的挑战，他们既要在职场上叱咤风云，又要在家里夫唱妇随、和风顺畅，谈何容易？

男人是视觉动物，喜欢看美女；而女人是听觉动物，极为喜欢听甜言蜜语。

“士为知己者死，女为悦己者容”，您多多夸奖妻子，她死都愿意，何况改掉控制欲强的问题呢。

您也许会对我说，自己的妻子没有任何优点值得您夸奖。我说的赞美是以柔克刚、曲线救己的一种启动方式，您硬，她就会比您还硬；您柔，她就会比您还柔。

这就叫“南风效应”，也称“温暖”效应，源于法国作家拉·封丹写过的一则寓言：北风和南风比威力，看谁能把行人身上的大衣脱掉。北风首先来一个北风呼啸、寒风刺骨，结果行人为了抵御北风的侵袭，便把大衣裹得紧紧的；南风则徐徐吹动，顿时风和日丽，行人觉得春暖上身，始而解开纽扣，继而脱掉大衣，南风获得了胜利。

南风之所以能达到目的，是因为它顺应了人的内在需要。这种因启发自我反省、满足自我需要而产生的心理反应，就是“南风效应”。

家庭中采用批评、控制、恐吓、棍棒之类“北风”式方法只能使矛盾更加激化；多些温情，多些人情味，多些赞赏，他人会自觉向上，能达到事半功倍的效果。

请不要再吝惜您的赞美之词，当您真心赞美的时候，会有意想不到的奇迹发生哦！

再说刚才那对老两口，当他们明白这些道理后，痛改前非，和好如初，仿佛又回到了甜蜜的初恋时期。仅仅过了3个月，丈夫既没吃药，更没手术，5mm大的肾结石竟然不翼而飞！

心灵药方——解除武装，放弃掌控之道

个人的力量如果受限在自己的世界，而无法向外延展和外面广阔的世界接触，就只好想办法驾驭别人，期望每个人都能顺应自己的想法。

掌控是一种自我中心的状态，既无法欣赏、接纳他人，也不懂得与他人分享，内外不平衡的结果势必导致内心自我奴役、外境纷扰不安。

喜欢掌控别人的人，首先是连自己都控制不了的人，缺乏自控能力。

您能保证这辈子不再生任何病，不再有任何不幸发生在自己身上了吗？

如果不能保证，请您收回掌控他人之手，先管好自己！等有一天，您能够拍着胸脯充满自信地说，自己这辈子保证不会再生病、不会再有倒霉的事，等那时，再去掌控他人也不迟。等您的人生真的达到了这种境界，肯定也不会再去掌控他人了，对吗？

所以说，喜欢掌控的人，首先是连自己都控制不了的人。如果您认为不是这样，您可以先控制住自己一星期时间不去掌控他人，如果做不到，您就是连自己都控制不了的人，又有什么资格掌控他人呢？

如果能控制自己，何必通过控制他人来满足自己的需求呢？

上述例子中妻子掌控丈夫按时喝水，按时吃药，按时散步，其实是为满足自己的目的：她认为这样就会健康，这是医生说的。

但这并不是丈夫的需求！

为什么说这不是丈夫的需求呢？因为丈夫虽然这样做了，并没有达到健康的目的，反而身体状况越来越差。如果是丈夫的需求，他做起来一定会非常开心，开心是治疗疾病的最佳良药。

莎士比亚：“开心即健康，忧郁即疾病。”

任何人都和您一样，是这个宇宙中独一无二的生命，是宇宙妈妈的宠儿，

是谁赋予了您掌控他人自由生活的权利？

何况古今中外，掌控他人者常遭厄运：苹果公司创始人乔布斯说："活着就是为了改变世界，难道还有其他原因吗？"很厉害的人物，1955年出生，却早已不再改变世界；还有一个人，他的人生信条是："我来到这个世界，就是要征服这个世界"，他就是希特勒，他的结局就是自我毁灭还险些毁灭了世界；还有俄国女皇叶卡特琳娜，她也说了一句狂妄的话："如果让我再活两百年，整个世界都会是沙皇俄国的。"他们太想去掌控，他们不尊重每一个生命个体的自由意志，所以他们的肩膀会背负他人很强大的业债，所以这类人的结局不会太完美，更不会让她活两百年。

列出您用在另一半身上的所有掌控，并想明白您期望通过这些掌控，来满足自己什么需求。可能是巩固自己地位的需求，可能是弥补自己未了的心愿的需求，可能是希望得到他人认可的需求……

这些归根结底，都是您自己的虚构，这些目的最终并不能达成。我们多次提到，掌控者一定会被反掌控。上述例子中，丈夫日益糟糕的身体状况、丈夫对妻子的反抗都是妻子被丈夫反掌控了。被这些不幸缠绕，其实您已经忘记了另一半给自己的幸福。

可能这些掌控者的心意是好的，只是方式用错了。您用了掌控、攻击的方式企图让他人顺从。但是这个世界上没有人会顺从掌控者、攻击者，因为每个人都需要爱。

列完了您掌控他人的清单后，向您的另一半承认，这些行为分别是您用来从另一半身上博取哪些东西的方式。这样会帮助您去分辨，您的掌控，哪些是出自爱，哪些是为了满足需求的掌控。也可以多问问另一半，自己的哪些行为让对方感到不舒服。不断地去观看自己的行为，并重复上述步骤。

言归正传，肾结石患者的性格特征是：没有战胜困难的能力，解决问题的能力略弱，尤其是自己夫妻关系的问题。

肾本来具有排出废物、排除万难的能力，但是重重困难积少成多，逐渐凝结成石。而肾绞痛则是愤怒和不满达到了顶点，这个过程有时比生孩子还要疼痛。

肾绞痛时，医生会建议您奔跑、跳跃以排出小结石，从心理的角度讲就是需要您马上行动起来，越过障碍。

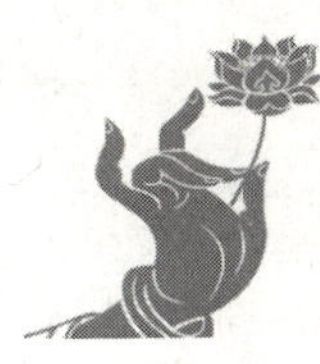

第三节 妄自菲薄——肾炎

肾炎不可避免的症状，仍然是不可避免地尿血，尿蛋白。

患者曾经有好的选择，虽经过争取，但最终却一败涂地，因而产生了妄自菲薄的情绪。

他们觉得自己永远是失败者，做什么都做不好，妄自菲薄并有深深的耻辱感。

血液代表生命，蛋白质滋养生命，患者却在不停地尿血，尿蛋白，代表他们对未来充满恐惧，萎靡不振，不想生活在这个世界上。

心灵药方——脱离轮回

接纳痛苦，穿越痛苦，那边一定是美丽的彩虹。什么是穿越？

我的一个朋友有很强的掌控欲，总是掌控爱人和孩子，但是得到的只有家人的反击或者不理不睬，她用了一辈子的时间都没有想明白这件事，反而因为家人的反抗而增加了更多的掌控欲，这就是没穿越，只能越来越痛苦，这是让绊脚石把自己绊倒了；而另外一个朋友也有很强的掌控欲，他辛辛苦苦给孩子、侄子、外甥找的工作，可没多久他们一个个全都辞职了，这个朋友非常愤恨现在的孩子为什么那么不听话，自己好心不得好报！然而，他是个喜欢动脑筋的人，翻阅各种资料，不断探索研究，最终明白正是自己的掌控被反掌控了。从此，他改掉自己一手遮天的习性，多听孩子们的心声，而不是凡事自己说了算，和孩子们的关系越来越融洽。

这就叫真正的穿越。

痛苦变为了彩虹，绊脚石变为了垫脚石。

您也许会发现，当您没有穿越某个心理障碍的时候，就总是会出现很多人做类似的事来障碍您、考验您，直到您穿越为止。例如，您没有改掉说背地里说别人坏话的习惯之前，就总是被别人说坏话。

所以，当您反复遇到某类您不喜欢的人、事、物，而您以相同方式处理它们的时候,就叫做“轮回”。例如,您发现有人说您坏话的时候,您也说那个人的坏话以反击;结果遭到更多的人说您的坏话……这就是“轮回”。

这说明您的处理方式有提升、改进的空间,当您提升、改进后,再也不会遇到这类您不喜欢的人、事、物,就叫做“脱离轮回”。

例如,有个患者对我说,她总是遇到掌控她的人:有次去朋友家做客,朋友邀请她吃茶鸡蛋,她说她不吃茶鸡蛋,那个朋友说这是他特地做的,用了很多上等调料,她继续说受不了鸡蛋的腥味,那个朋友还是说自己做的鸡蛋多么好,很多人都吃了……最后两人为了一个茶鸡蛋竟然争执了一个钟头,再也谁都不理谁了;她出去吃饭,也经常遇到一桌的朋友围着指责她的情况,说她怎么那么瘦,应该多吃点,说她应该这样,应该那样……她感觉非常难堪,真是恨透了这帮人。

她还总是碰上问她家住哪的人。她特别不喜欢别人问她住哪,可是无论是在火车上遇到的陌生人,还是在朋友聚会遇到的熟人,总是有人不止一次问她住哪,于是她向我抱怨:“这些人怎么那么烦啊,问人家住址干什么啊!我不愿意说还一个劲儿追问!”以至于她都不愿意和任何人打交道了。

我告诉她“怕什么招什么”的道理:因为您怕被别人掌控的心理障碍没有跨越,内心有强烈的恐惧感,见到别人时,您的心里会不停地念叨“谁都不要管我任何事”。虽然您没有说出来,但是人家一定能感觉到您内心的这种恐惧感,就会非常好奇,也许人家开始并没有想掌控你的事情,也不想干涉你的隐私,但是后来还是忍不住掌控了,这就是“怕什么招什么”的道理。所以您自己首先消除这个恐惧感,告诉自己以后不会再有任何人掌控自己,告诉自己非常自由,有决定自己事情的权利。

其次,学会适当拒绝。

比如当再有人问你在哪工作的时候,您可以开玩笑地说:“保密局。”也可以一本正经地说:“这是我的隐私。”一般人就不会再追问了。就算是再追问,您一走了之也未尝不可。之所以这个患者总是被人问各种隐私,是因为她总是不好意思拒绝人家,怕得罪人。当人家问的住哪的时候,她会说,“我住四环边上”,别人就会继续说,“我也在四环边上,您在四环哪啊?”……直到被逼问出哪个小区、哪座楼。

再次,既然这位患者能够吸引这么多人掌控她,说明她自己也是个有潜在掌控欲的人，只是她自己没有发现而已。比如她为了让儿媳妇怀孕，偷偷将儿媳妇的避孕药换成了维生素片，却不认为这是掌控，觉得自己是为了儿媳妇好。她没有站在人家的角度替人家着想，而是去掌控人家，当然会导致别人也不站在她的角度为她想，去掌控她了。

当我向这个患者讲明这几点后，她豁然开朗，知道自己应该怎么做了，学会尽量尊重他人的自由意志选择，不去掌控他人。从此也很少再遇到掌控她的人，是因为她穿越了这个心理障碍。

所以说，我们遇到的人、事、物都是我们自己吸引来的，当您觉得它们很好，说明您的心理状况也很好；当您觉得它们无法忍受，一定是某个心理障碍您还没有穿越。

上述例子中，这个总是被掌控的患者，她以错误的方式回应人家，也没有改掉自己相应的缺点，于是继续遇到掌控她的人，循环往复，就是所谓的“轮回”，直到有一天她最终改变了自己错误的方式，也改掉了喜欢掌控他人的问题，就再也没有遇到问自己住址、在哪工作的人，这叫做“脱离轮回”。

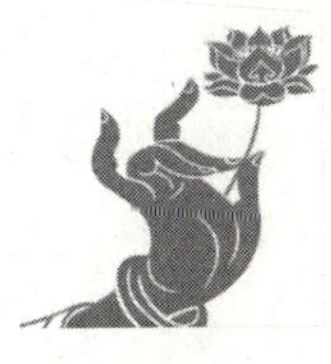

第四节 选择失误——肾衰竭、尿毒症

肾衰是有效血容量不足至肾血流量下降，肾小球滤过率骤减。

血液代表生命，生命容量降低，自信心不足，认为自己总是选择错误，表现在身体层面，肾的选择功能就越减越低，不能将体内代谢产生的废物排出体外，而成尿毒症。

人的身体就像一台电脑，它本身没有任何错误，只是执行您输入的程序而已。当您不停地输入“我选错了”的程序的时候，计算机就拼命地执行您的命令，拼命选错。直至计算机崩溃、衰竭。

有个肾衰竭的朋友一直认为自己漂亮、能干、学历高、家庭背景好，她觉得她丈夫哪都不如她，一辈子高高在上、趾高气扬，纵使她的丈夫为她付出了200%，她认为理所当然。一直抱怨自己委屈下嫁：“我这辈子怎么跟他了呢？鲜花插在了黑焦土里，我这次结婚真是后悔死了。”

套用影片《失恋33天》中的几句台词："每次高高在上，需要男人仰视，脖子都快断了。""一个脏字都不带，杀伤力足以使男人撞墙一了百了。""庞大的自尊心，谁也抵抗不了。""世界上最肮脏的就是自尊心。"

俗话说："男怕入错行，女怕嫁错郎。"这个朋友不停地向大脑输入"我选错了"的指令，大脑也依令而行，肾脏接收到了指令，错误地选择了将有用的蛋白质、血细胞排出体外，而留下代谢废物在体内，这个朋友最终患了尿毒症。

我承认现代的女人确实可以撑起半边天，您既然拥有这些优点完全可以自己单过啊，为什么还要结婚呢？因为女人还是需要男人，或者说不管出于什么目的，您还是选择了结婚。

在您眼中丈夫是渺小的，那是因为您没有看到他的伟大。男人在外面受了排挤，回到家还要强作欢颜哄女人高兴；女人在聊天中可以释放压力，可是男人把所有的话都咽到了肚里；女人可以哭来释放负面情绪，可是男人把所有负面情绪都藏在了心里……

心在滴血汝不知！男人所承受的压力是女人所无法想象的！所以，男人的平均寿命比女人少四年。

请珍爱您的丈夫，尽管他在您的眼中可能并不那么完美！"百年修得同船渡，千年修得共枕眠"，既然您选择了和他在一起，这应该就是一千年的缘分。

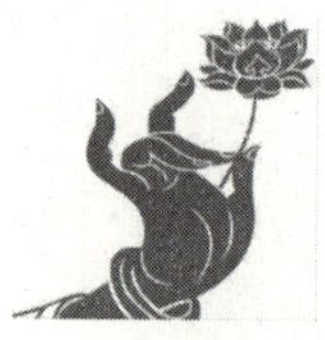

第五节 完美伴侣——人工肾脏（透析疗法）

前面我们已经提到，肾脏疾病源自夫妻关系不好。若还有商量的余地，这肾脏也还不会病入膏肓，直至有一天，夫妻关系到了撕破脸皮的地步，患者对两性、对情感、对夫妻关系，已经彻底死心了，代表夫妻关系的器官——肾脏，也就会相应地功能衰竭，彻底死掉。

哀，莫大于心死，而肾死亦次之。

此时，患者也只能依靠人工伴侣——人工肾脏——来活命了。这个人工肾脏在物质层面，完成过滤血液，保障人体存活的使命；同时也是患者精神层面的人工伴侣。

这个人工伴侣可以默默无闻地完成所有交代给她的事情，可以细致入微地照顾自己，可谓完美无缺。患者也如期赴约，每周都会到医院与它约会几次。

然而，新情人的缺点也接踵而至：高昂的费用、易发生腹膜炎、蛋白质丢失多、血糖增高、血脂增高及体重增加。

至此，我们应该明白了，只要自己还不完整，就不会有完美伴侣。

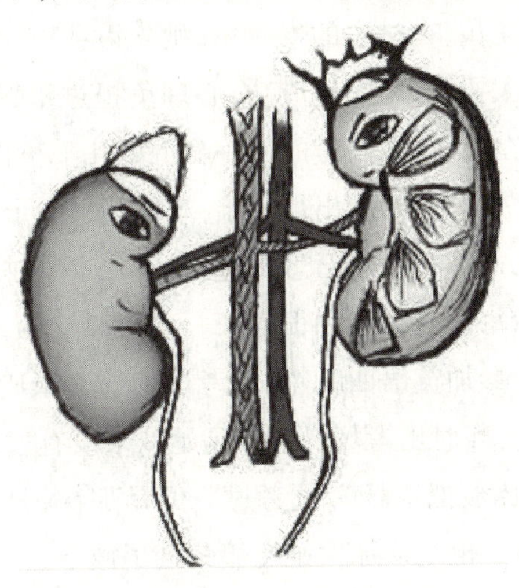

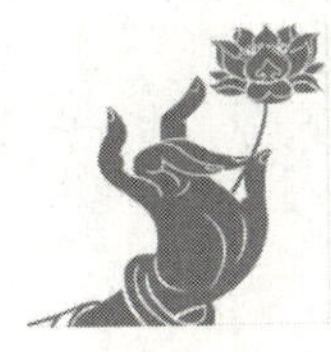

第六节
如释重负——膀胱疾病

一、不能做到收放自如，张弛有度

膀胱壁上有压力感受器，在感受到尿液压力的同时，也感受到了心理压力。

妇孺皆知，令人紧张的场合容易尿频。也就是说心理的压力被转移到膀胱，在身体的层面被体验。这就是《素问·举痛论》所说的“恐则气下”。

外出旅游时，有些人频频饮水，依旧谈笑风生；有些人滴水不进，路上却频频告急。膀胱的容量和心量成正比。前者心态洒脱，膀胱也有容乃大；后者紧张局促，缺乏变通，膀胱容量也随之变得狭小，不停地左顾右盼，寻找排泄的地方。

肾脏排出的废物成为尿液，贮存在膀胱中，尿液累积会让膀胱膨胀，肌肉逐渐紧张。放松膀胱括约肌便可排空尿液。能缩能放才能完成排便过程，这也代表患者内心的容受度、人际关系、环境适应力需要能缩能放。俗话说：“能屈能伸乃大丈夫也。”而膀胱疾病患者不能做到收放自如，张弛有度。

所以，膀胱疾病患者需要攻克的难题是：放下，放松。很多人以为放下会有很多痛苦，代表着失败和懦弱无能，殊不知，执着才是万苦之源。

放下将得大自在！

琪是一个很要强的女孩，在过去的岁月里，她告诉我整个求学时期是她最痛苦的时期，在那个时期，因为太要强，太渴望成功，心理负担过重，每次考试都很不如意，最差的那一次考试就发生在高考，在高考的前一晚上她几乎整夜都没有睡着。

第二天去参加高考，那一年的题出得很难，难题几乎一个接一个，内心的恐惧到了一定的程度，整场考试几乎都在问自己怎么办，没有心思再去做题，不停地想去厕所。高考成了她的噩梦，之后每次去考场都很紧张。

直到上大二的那年，参加英语四级考试，考试的前一天晚上还去超市购物。第二天几乎是裸考去考四级。当时出考场的时候是她从来没有过的轻松，整个考试中她很在状态。她说从没想过必须把这场考试考过。但是那次，是她少有的做题很顺的一次，成绩出乎了她的意料。也是从那次她慢慢学会了放下。

心灵药方——放下

放下不是忘记，也不是放弃，更不是置之不理，而是降低某个人、事、物在您心中的位置和分量。

每个人的心里执着的东西都不同，不管是亲情也好，爱情也好，友情也好，名利也好，吃喝也好，好多时候我们都没有学会放下我们自己。到底是孰重孰轻，或有或无，实在是仁者见仁，智者见智。

学会放下，是一种态度，也是一种境界。我国古代的先贤们就曾经提到过人生的这一层境界——放下。

道家提倡无为。所谓无为，就是不要过于有为、刻意而为，该放下的就要放下。有为之人如果坚持背着沉重的负担而不肯放下，那么他的道路想必会越走越窄，他也会越走越慢，什么时候才能追求到呢？

佛教也常常提到“放下”二字。四大皆空，放下屠刀立地成佛，都是教人放下包袱，轻装前进，才能达到人生更高的一种境界。

二、宣泄情绪

膀胱受情绪的控制，当一个人出现尿频、尿急的症状时，也是希望宣泄、表达、排解自己的不良情绪之时；排尿不尽代表宣泄情绪不完全；有尿意但到卫生间排不出尿，代表想表达情绪却被别人顶回来，话到嘴边却说不出来。

三、控制欲

出恭，除了解决生理需求外，也有掌控大局的作用。当不利的事情陷入僵局，有时出恭反而可以恰当缓解紧张的氛围，使得施压的人反过来受到压力；反之，有时正好遇上紧要关头，却因为出恭而坏事。出恭看似小事，有时可以掌控“生杀大权”。

所以膀胱疾病患者的心理成因之一是有比较强烈的控制欲。

四、害怕改变

俗话说：“识时务者为俊杰，”旧有的观念、过时的理念，该排出就排出，若死守不放，会使生命停滞。而膀胱出现疾病，排不出尿液的情况，也代表了患者害怕改变现状的心理状态。

五、露馅

当一个人认为自己的不好的事情败露的时候，会出现尿频、尿急的症状。

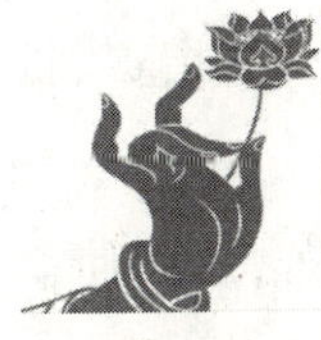

第七节 爱如洪水——膀胱炎

“膀”由“肉月”和“旁”组成，《说文解字》：“旁，溥(pǔ)也。”与大水相关；“肉月”旁与人体有关，也就是说，膀胱是人体中的“大水”。

精神分析专家吉泽·若海姆也提出膀胱与洪水的关系。

水与性关系密切，生物起源于水中，性是物种得以繁殖的最基本要素。有些人把膀胱的压迫感转变为性欲的感受。例如男性憋尿的情况下更容易勃起。

很多研究成果显示，和情侣分手的时候最易发生膀胱炎。比翼双飞突然变为形单影只，爱恨离别，个中失恋的苦痛如何消受得了！爱如潮水，潮水突然退却，就连适应力很强、可大可小的膀胱都怒火中烧，要求发炎，以示抗议。

膀胱紧挨子宫，子宫是孕育我们生命的部位，既然恋情已然结束，我们就要像婴儿一样重新从子宫孕育出生，凤凰涅槃，浴火重生。

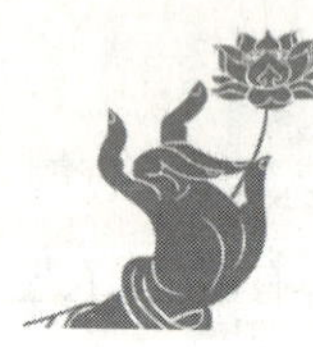

第八节 忘情之水——遗尿

一、无声的眼泪

排尿可以释放压力。在夜晚睡眠之时排尿，即我们进入潜意识状态之时排尿，代表我们正在面对来自深层潜意识的压力。

哭泣同样是释放压力的方式。遗尿就好似“下体无声的哭泣”，来排解内心的压力。

有个患儿5－6岁了还在遗尿，我一看便心知肚明，这个可怜的孩子承受了多大的压力！再详细追问，孩子说妈妈经常打他，而且是把自己的手、脚绑在树上，拿扫帚打自己的屁股！任凭他哭天喊地，这位歇斯底里的母亲只顾继续打骂；这位母亲还会用缝衣针扎孩子。

我们站在旁观者的角度已经可以感受到这样做给孩子造成的创伤有多大了，只是当局者迷啊！这个家长不仅不思己过，反而笑话孩子这么大了还尿床，一味指责、打骂，完全忘记了亲子之爱、舔犊之情。

气令智昏，这种粗鲁的家暴行为只会带给孩子更大的心理压力和痛苦，从而使遗尿更加严重。况且，孩子学会了以暴制暴，以为打人是处理问题的唯一方法，孩子将来长大后，遇到问题时，同样会用打人的方法解决问题，这也增加了社会的不稳定因素。

身为家长，应该给予孩子无条件的爱和接纳，鼓励他们如实表达出内心的各种迷惑、恐惧和不安全感。身教大于言教，家长以身作则，孩子也才能学到正确的处理问题的方法。

家长们需要明了，孩子们天性善良纯真，大部分时候是不再纯真的我们在教他们学坏。打、骂孩子很多时候其实并不是因为孩子有过错，而是出于我们自己内心的恐惧。举个例子：

有一天，我家里正在忙一个小小的下水管工程，孩子在他的卧室做作业。孩子过来问我一道题，我跟他说现在正忙，让他先做其它的题，施完工再为他解答，孩子回屋了。又过了一会，需要买个工具，可是我要看几个工人施工，走不开，就让孩子去买了。

五金店离家非常近，按理说应该10分钟就能回来，可是孩子竟然一去就是一个小时。当他两手空空地回到家时，我真是怒火中烧，心想：一定是刚才他问我作业，我没有给他解答，他不高兴了，所以正好趁此机会跑出去玩了！我正想发怒，看着孩子天真无邪的表情，心想，让他先说说是怎么回事，我再教训他也不迟啊。

孩子说，离家很近的那个五金店今天不知道什么原因没开门，他又问了好几个人，找了半天，也没有找到另一家五金店，只好空着手回来了。这时，一个工人听不下去了，说他经常去附近的那个五金店，和老板可熟了，每天都开门，今天怎么会没开门呢？说着就给五金店老板打了个电话，果然那个老板生病住院了，那天确实没有开门。

看着活蹦乱跳的孩子，我深知错怪他了。幸好没有发作，不然在孩子幼小的心灵中又埋下了一层阴影。

其实，很多家长都是以己之坏心，度孩子之腹，但是孩子并没有我们想象得那么坏，是我们没有放下身段，理解他们的行为。我们自己搞不清楚事实的原因，是因为我们内心的恐惧、猜忌没有消除，于是一次又一次地冤枉天真可爱的小孩子。

惧怕父母的情况下，男孩多发生遗尿，女孩则多发生膀胱炎或者尿道炎。

二、忘如洪水，不可控。

膀胱储存肾脏排出的废物、尿液，为泌尿系统最后一道关卡，相当于消化系统中的大肠。如果不及时排出废物、毒液，身体就可能中毒，所以正常人每天要排出1500ml尿液。这些尿液就像我们大脑存储的无用的记忆内容，需要及时排出，以腾出空间备用。

好比平时我们把电脑里的东西删除了，那只是表面上的删除，只是显示器上看不到了，那些数据仍旧存留在电脑深处，高手仍旧可以将数据恢复。虽然电脑屏幕不再显示这些东西，但它们并没有丢。

我们记忆的东西发生在意识层面（大脑），就像电脑，我们可以回忆起里面的内容；遗忘的东西其实并没有真的遗忘，只是由意识转移到了潜意识，就像电脑里的东西即使删除也并没有彻底丢。

婴儿还没有形成清晰的意识，也就无法形成清晰的记忆，忘却就变成了很自然的事情，就像大海潮来潮去的一样无法自我控制；相应的，幼儿膀胱括约肌控制尿液的能力也差。

幼儿拥有记忆后，意识也建立起来了，膀胱的控制尿液能力也建立起来，你让他尿床，他还不乐意呢。

所以说，记忆和意识相关，遗忘和潜意识相关；控尿和意识相关，遗尿和潜意识相相关，遗忘和遗尿相关。

存人体代谢的废液，是深层记忆不可或缺的载体，相当于身体的“忘川”。呈红黄色，和尿液的颜色差不多。过了忘川，之前的记忆就全部遗忘、消失。尿象征患者有些记忆需要遗忘。例如，孕妇常会出现遗尿，从相应的心理状态是希望胎儿快快出生，早点摆脱、遗忘掉这十月怀胎之苦。

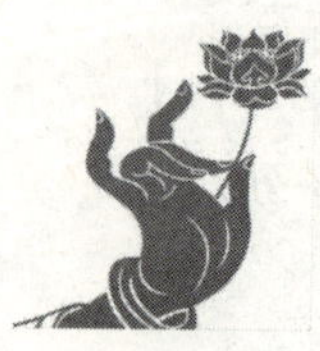

第九节 强颜欢笑——浮肿

体液携带着我们的情绪，例如，我们伤心的时候，哭出来的眼泪都是苦涩的；我们恐惧的时候，会不小心尿裤子；我们害羞的时候，血液充斥在脸颊，会让脸颊突然变得绯红。

浮肿是机体细胞外液中水分积聚所致的局部或全身肿胀。这些积聚的液体代表患者内心中积聚的对某些人、事、物的不满的情绪没有真正释怀，就算是强颜欢笑，内心还是存在着淤滞的痛苦的思想，没有让它们自由流动。

如果是脚部水肿，表示您前进路上的阻碍和困难，您的内心世界还没有放下某些负面的情绪。

当液体逐渐堆积到心脏，形成大量心包积液（正常人都有微量的心包积液，以便心脏正常跳动时的润滑，减少摩擦），问题就严重了：说明您在爱和喜悦方面有较为严峻的淤堵。心脏疾病代表生命中缺少爱和喜悦（见本书“循环系统疾病”一章）。

面部浮肿，代表患者打肿脸充胖子，有很强的虚荣心、好面子的心理状态，表面高兴、同意，内心的苦楚都自己扛。

全身浮肿，代表患者对某些人、事、物太过情绪化，而且态度死板、固执，不肯改变自己的行为方式，做事法则。

治疗浮肿，我们首先要找出内心的纠结的是哪一种不良情绪，再指出相应的解决方案。

心灵药方——解决虚伪之道

虚伪的深层原因是不信任，既不相信自己，也不相信他人。

虚伪的人以为：诚实地吐露自己的心声会得不到自己想要的东西。

要学会接受自己，尊重自己；在尊重他人的基础上，真诚地表达自己的感情和愿望。

如果您不喜欢一个人，不用强颜欢笑，这样做只会让双方都感觉不舒服。最简单的办法是：不理他就可以了。没有人强迫您必须与这个人打交道。

另外，您需要思考，那个您不喜欢的人既然进入了您的生活，就说明您们有相似点，所谓“同质相吸”嘛。那个您不喜欢的对方的缺点，往往就是您还没有意识到的，自己的缺点。如果您的生活反复有这类人出现，就代表您必须要改正这个缺点了。

改变世界的最好的办法就是改变自己。

第六章

风湿免疫疾病

风湿免疫性疾病是我国最年轻的学科,1980 年后才逐渐成立起来。是医学界典型的“80 后”。

看似不起眼的关节却具有非常精细、复杂的组织结构,正所谓麻雀虽小、五脏俱全。

关节中不同的组织结构含有不同属性：不能动的坚硬的骨骼、可以动的软组织韧带、自由度最大的润滑剂——关节腔液体，三者彼此合作可让关节运动流畅而又充满力量。

关节疾病的心理背景,同样分成这三大类:骨骼位居最核心,与内心最核心的价值观有关;软组织代表一个人是否具有较强的行动力；关节腔液体代表一个人的情绪,如果负面情绪堆积过多,关节腔必然发生关节腔积液等病变。

患关节病的人往往具有柔弱的性格,缺乏坚定性,容易顺从,容易受伤,不仅仅是关节受伤,更是内心耿耿于怀,一个纠结连着一个纠结。这种心理状态显示在身体上常常只是轻微的碰撞就容易产生表面的瘀青,而实际上身体内部的心血管循环系统已经有轻微的破裂、出血。

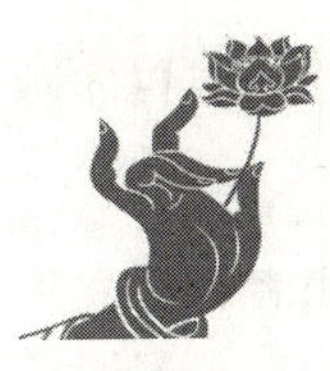

第一节 心灵枷锁——关节炎

关节炎被称为“不死的癌症”，患者一旦被确诊，常常会感觉“生不如死”，这是因为关节疼痛、畸形，使肉体和精神倍受折磨，药物疗效欠佳且副作用严重，病情反反复复、越来越重。

我的一个朋友双手患有严重的关节炎：十指全部肿胀，像香肠一样；严重变形，像枝椏一样，四处伸展，不能弯曲；疼痛不已，因为手无法脱裤子，所以连上厕所都是件发愁的事，更别提做饭洗衣服了。

仔细观察她的生活环境，批评、指责就像枷锁一样把她绑得紧紧的：她的丈夫严苛而刻薄，无论她做什么事情，无论她做得多好，她的丈夫的嘴里都会蹦出尖酸的辞藻，像尖刀一样一刀一刀刻在她的心里；不幸的是，她的母亲、儿子、媳妇，全都是指责型的人，千夫所指的日子怎能好过？她每天只能独自落泪，因为她每天无论做什么、说什么，所有人的矛头都刺向她，她不知道自己该做什么、不该做什么；该说什么、不该说什么，反正无论做什么、说什么都会得到一通指责。她每天活得战战兢兢，如临深渊、如履薄冰。她甚至想过自杀，因为对于她来说，活着真的没有丝毫乐趣。

正因为她总是得不到认可，所以她非常固执，当别人指责她的时候，她就会坚守阵地，拼命反驳，非常顽固与僵化。当她责怪周围人无情，却毫无益处后，怪来怪去也只能怪自己窝囊，感到自己是牺牲者，恨得咬牙切齿，不知不觉已屈指成爪，又不能发作出来，种种愤怒的负能量便不断地促使她的关节肿胀、发炎。

人人都有家，如果我们不能圆满这个家，家也就成了“枷”，我们就会被夹死在枷里面；若能圆满这个家，家就是“加”，为您的人生加油添彩！

关节炎患者特征：

一、关节炎患者的思维模式长期处于批评模式

关节炎患者生活在批评的汪洋大海里，他们总是遇到批评他们的人，因为首先他们自己就是批评的化身，他们喜欢批评、挑剔别人。

这就是“同频共振、同质相吸”的规律。

他们过度批判、指责、挑剔自己和他人的原因，是因为他们事事追求完美。完美主义成为他们的“不能承受的生命之重”。

关节炎患者需要了解，使用批评的方式不仅不能使他人变得完美无瑕，而只能越来越糟，以暴制暴绝对不是制胜的法宝！

金无足赤，人无完人。这个地球好像并不存在十全十美的人，然而，患者却建立了那些各种完美的标准。他们不仅用这个标准衡量自己，也衡量别人。达不到要求时，纠结、愤恨、攻击便沉积在身体内部各个关节。

所以关节炎患者需要转移对自己、对他人的攻击性，才能改善症状。

心灵药方——解决批评之道

仔细观察就会发现，您所批评的别人的缺点，自己很多时候也有这个缺点。

有个朋友总是批评自己的孩子不好好学习，我问他，您小时候学习成绩如何？他支支吾吾地说自己小时候学习不好是因为条件不好，可是他已经给自己的孩子创造了非常好的学习条件，可是孩子为什么不好好学习？我会继续反问，既然现在的学习条件这么好了，那您就读个老年大学去吧。读到这，您应该明白了吧？自己都做不到的事情不要企图孩子就能做到。

还有个家长批评自己的孩子总是较真，犟得可恨，恨得直打孩子。我会对他说，一个巴掌拍不响，当您觉得您的孩子较真的时候，一定也是您跟孩子较真的时候。但凡您二位有一个人不较真，这个真就较不起来。您为什么却要把较真的责任推给孩子呢？

有个朋友总是抱怨，孩子都30多岁了，怎么还那么不稳重，遇事毛毛躁躁的。一次，我们一起出去玩，用摄像机摄了很多视频，等那个朋友看到摄像机里的自己之后，才恍然大悟，发现自己就是遇事就急、张牙舞爪、毛毛躁躁的。

其实孩子从出生就像是一台摄像机，如实地反映着我们的行为。当您批评孩子某个缺点的时候，一定是您自己也有这个缺点。

我们来做个小实验：请用记号笔在您的鼻子上点个黑点。拿来一面镜子，请您擦掉镜子里面的自己鼻子上的黑点。

也许您会说，那怎么可能擦掉呢？是的，您太聪明了，企图擦掉鼻子上的黑点，只能擦自己的鼻子，擦镜子，永远擦不掉您的污点。

别人就像一面镜子，可以映照出自己身上的缺点。别人投射的自己，往往是自己未知的或是没有注意到的自己，您需要做的应该是改变自己，而非改变他人。遗憾的是，习惯于批评的人对这个真理不自知。

当您看明白，一切对他人的批评其实是对自己的批评，您就会开始接纳他人。

另外，当您批评他人的时候，就已然表现出自己居高临下、不可一世的潜台词了，不论您批评的内容正确与否，这样做都会让别人感到非常不舒服。况且施加在他人身上的任何东西，也必定会反过来施加在自己身上。

真正有智慧的人，绝对不会去贬低别人以抬高自己。

把您喜欢批评他人的话语列一个清单，然后站在镜子前面，用这些话语批评镜子中的自己，就像批评他人一样。

这个方法可以有以下收获：

1. 感受一下被您批评的人的感受。看着镜子中遭受到批评的无辜的自己，您有什么感受？

2. 明白您对他人的批评，事实上是对您自己的批评。

批评只会在您和他人之间竖起一座坚不可摧的高墙。

俗话说："惹不起，躲得起，"那些不愿意与您一般见识的人，只能敬而远之；那些惹得起您的人，他们可能"以其人之道还治其人之身"，用更为激烈的批评辞藻反击您。

虽然批评别人的时候，自己显得威风凛凛、杀气腾腾，但为了逞一时口快，而得罪他人，难道不是极为惋惜的事情吗？

二、压抑的愤怒

不用研究显示，天气阴沉时，是关节炎最痛苦的时候。天气阴沉是天气要释放自己的压力，同时也勾起了人类压抑的情绪，也因此成了关节炎患者最痛苦的时刻。

罹患关节炎的人，性格多半内向，不十分擅长言语表达，行事风格畏缩。

积存在关节炎患者体内的负面情绪往往是愤怒，他们对愤怒有负面的看法：有些人认为愤怒代表教养不好，有失形象，所以总是压抑愤怒的情绪；有些人认为自己不够优秀，根本没有资格愤怒，所以只能把怒气往肚子里吞。直到这些一再被压抑的愤怒以疾病或暴力的方式喷涌而出。

为什么女性关节炎的发病率是男性的 2 - 3 倍呢？因为中国传统观念认为，女性应该“厚德载物”，应该温柔似水、逆来顺受，女性不断告诫自己要忍气吞声，忽略自己的愤怒，以维持自我形象和家庭的和谐。

虽然我们并不提倡女性都变成女强人，但是压抑情绪的结果只能是对自己和他人更大的伤害。

不在沉默中爆发，就在沉默中死亡。

当您压抑愤怒时，不去适当地化解、释放它，这些愤怒产生的有毒物质会转进我们的关节。所以正确的做法是有意识地以正确的方法将愤怒排解掉，提升生活的智慧。重新理解愤怒对生命的意义，对关节炎患者尤为重要。

同时，关节炎也是为阻止愤怒不正确地发作而设置的身体障碍。当一个人想打某人或某物的时候，潜意识会用关节疼痛的方式来阻止他。

三、为人处世缺乏弹性、不够灵活

关节炎患者都曾经有过度劳动的历史，他们认为只有这样，才能证明自己对别人的付出。而现在患了关节炎，致使什么都做不了，其实是对以往过度劳动的矫枉过正。

然而什么都做不了之后，患者又在过度自责自己为什么无力做事。自责只能使关节更加僵硬，僵硬后更加自责……于是开始了“僵硬与自责”的恶性循环。

过度劳动会导致关节炎这一点似乎和我们一再呼吁的“生命在于运动”相违背。

这是因为，关节炎患者的运动是僵硬的，他们是为了运动而运动，而非发自内心，喜悦地运动。他们只是在意识层面运动，而潜意识中他们是属于僵化的人。

为什么患关节炎的经常是上年纪的人？因为他们的思想观念变得“钙化”“僵化”，失去弹性。

现代医学将疾病划分得非常细，固执的关节病患者喜欢问我：风湿性关节炎、骨性关节炎、牛皮癣性关节炎分别的心理成因是什么，我只能告诉您：病名有分别，病因无分别。它们的成因大同小异，深抠这些病名并没有什么意义，重要的是如何治好病。

固执的人是不会承认自己的固执的。

您到底固执不固执，不是您说了算，您的外形已经显露出来了。只要上手一摸这个人的后背就知道这个人是否固执。固执的人后背非常硬，有的人硬如石头，耳朵也很硬；随和的人的后背就很软，耳朵也很软。

大概是因为固执的人，无论他人说什么，自己都“我心匪石，不可转也。”（《诗经·邶风·柏舟》）久而久之，后背就坚硬如石。

解决固执之道请参照“神经系统疾病”一章第十五节“脑肿瘤”部分。

四、攻击性

每一个活动，无论是攻击还是爱抚，从形成思想到行动，总结起来可以分成下述阶段：

1. 第一阶段：在大脑中形成一个思想；

2. 第二阶段：心脏、肺等器官开始做准备工作，如升高血压、加速心跳、加快呼吸等；

3. 第三阶段：神经传导；

4. 第四阶段：肌肉转化为行动。

每当思想无法转化为行动时，必然是相关的能量阻塞在这四个阶段之一：

1. 如果在第一阶段被阻塞，大脑中的观念被压抑，就会造成头痛（见神经系统疾病一章）；

2. 如果在第二阶段被阻塞，心脏、肺脏做准备工作时被压抑，就会造成心律失常、高血压、哮喘等疾病（见循环系统疾病、呼吸系统疾病）；

3. 如果在第三阶段被阻塞，神经传导被压抑，就会造成多发性硬化症类疾病（见神经系统疾病一章）；

4. 如果在第四阶段被阻塞，肌肉转化为行动时被压抑，就会有运动系统的问题，比如关节炎。

关节炎属于第 4 种情况，他们想做的事在肌肉层面受到了阻碍。

科学家曾做过这样的实验：测量关节炎患者关节周围肌肉的电活动，结果显示，电活动非常活跃，肌肉张力很大，远远超过了非关节炎患者。这证明了关节炎患者随时“整装待发”，随时准备好了行动和攻击，所以张力很大。

这项实验证实了关节炎患者有约束自己的行为的习惯，尤其是约束攻击性行为。

这些没有释放出来的冲动，被阻塞在关节周围的肌肉中，而转化为发炎和疼痛。

关节炎患者经常会把手紧握成拳头，生动地显示出患者潜藏的攻击性。相反，有些患者是张开的手掌，不能蜷曲，这类患者喜欢讲和，因为无论是握手还是拥抱，都需要张开手掌。

关节炎患者一般情况下不会承认自己有攻击性冲动，否则他们就不需要压抑这些冲动。

他们认为生活是沉重的，他们觉得自己的压力过大；但其实正是他们自己，把难以承受的负担压在自己身上。

五、虚伪

关节炎是毒素沉积在结缔组织中造成的，堆积的毒素象征了患者逃避的问题，被压抑到潜意识中而没有解决。

关节炎患者就是不愿意直面他们的问题，所以虚伪地将自己的问题遮遮掩掩，直至把这些问题转化到显而易见的关节肿胀、僵硬、疼痛，所有虚假的卑躬屈膝全部暴露无遗。

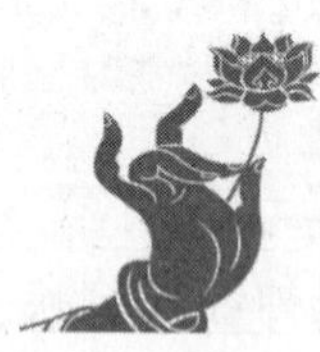

第二节 自我防御——免疫系统疾病

一、自我意识保护系统

“免疫”意味着“防御”。

心理学上的“防御机制”是弗洛伊德提出的概念，意味着将潜意识里看上去危险的内容防御在意识的边界之外，真正的防御机制是无意识进行的。

如果防御是一个阴阳图中的阳极的话，和它对应的另一面阴极就是接纳。

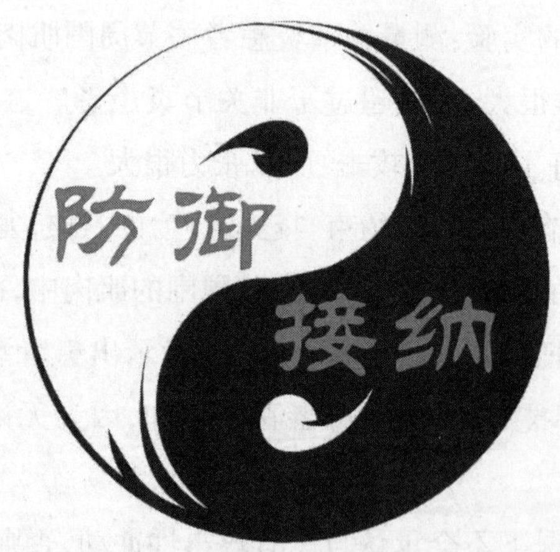

接纳意味着一个人允许潜意识中看似危险的内容流淌进意识层面中，从而达到真实的“我”。

我们每个人都有个人界限，敞开自我的边界，让边界外面的事物进来。个人界限感强的人易患免疫系统疾病，反之亦然，个人界限感弱的人不易患免疫系统疾病；可以接纳的人越多，越不易患免疫系统疾病。

在个人界限的内部，是“小我”，就是每个人所定义的自己，比如：我是一个善良的人，我是一个编辑，我有两个孩子……而个人界限的外面是“非我”，是不被认可、不被接纳的“我”，比如，我很肮脏、我很贪婪、我很懦弱……在接纳的流动中，“小我”的边界被打开，“非我”流淌进来，“小我”在融合中成长为“大我”，就是刚才所提到的真实的“我”。而如果一个人固守个人界限，也就是“我执”严重，接纳的流动就会停止，永远封闭在“小我”中，无法达到“大我”“真我”。

身体的防御意味着将病原，即所谓的敌人挡在门外。

然而什么是敌人？敌人的标准是我们自己设定的，甚至我们有时误以为这个标准就是绝对的真理。例如，有些人对玫瑰过敏，把它定为“敌人”，坚决回避；有些人却爱玫瑰，认为它是世界上最美丽的花。

到底谁是敌人？

敌人并非真正的敌人，而是我们自己设定的敌人。

我们身体层面的免疫系统负责拒绝、抵御外来病原，即我们内心设定的“敌人”。抵御“敌人”相对应的心理层面上的含意是：坚固了“我执”的边界，不断地拒绝“非我”，对“非我”说“不”，而封闭在“小我”里获得自我认同。“我执”的边界就包括了我们执着的自己的缺点，执着的自己的想法等等。免疫系统疾病患者过于关注自己的边界而排拒他人，自我意识强大而集体意识缺失。

所以免疫系统疾病的“防御机制”从心理层面上来讲，妨碍、阻止我们变得完整。

而消除免疫系统疾病，需要打开个人界限，需要对所有存在的事物认同。正如黑格尔所说：“存在即合理。”

也许有人不承认自我封闭，一个很好的验证方法就是：如果这个人在表达中经常说“但是”，就说明这个人有自我封闭倾向。因为“但是”这个词就是防御性的、不接纳的表达，它会阻碍您的完整。正确的表达是“是的，同时……”。

聪明的读者也许会反问，既然所有存在的事物都需要去同意，那么防御机制也是存在的，不也需要被同意吗？答案是肯定的，防御是一个辅助工具，可以让我们察觉到二元世界的对立，当您觉察到它的存在时，就证明自己还不够完整。在逐渐趋于完整的过程中，防御也会逐渐消失。

就像疾病一样，它们拥有存在的权利，但疾病只是一个辅助工具，帮助我们更好地认识自己的身体，更好地认识自己的心理，疾病可以在疗愈中获得蜕变，我们的人生趋向于完美，疾病自然消失。

二、妄自菲薄

人类是世界上唯一会产生罪恶感的生物。、

人类最初产生的自然的罪恶感是为了帮助人类不侵犯他人。

可是，人类自然的罪恶感后来却衍生出人工的罪恶感。“人工罪恶感”又称“道德恐怖症”，指的是人类有意或无意产生一些不切实际的想法，或者曾经做过错的事情，因害怕受谴责，从而出现“道德恐怖症”。

比如说，在工作上，很多人会因为领导批评了自己而认定自己是个坏职员，其实也许那只是领导希望炫耀自己的水平；在家里，很多妇女因为丈夫或孩子不满意而认定自己是坏家庭主妇及坏妈妈，其实这只是家人自己的需求没有得到满足而已，与这些妇女无关。

“坏职员”“坏家庭主妇”“坏妈妈”就属于人工罪恶感衍生出来的对自己的定义。在这种逻辑思维之下，您陷入一种怪圈，人家越是批评自己，自己就越以为自己一文不值，觉得自己一文不值之后，事情会做得更糟，结果得到的是再次被批评，如此进入恶性循环。

您不断产生人工罪恶感，再发展下去就会导致自身的免疫系统也开始攻击自己。我们不可能将自己的心理状态与身体的健康状况分开。

有个患者总认为领导给她的任务比别人重，她本来有十次机会告诉领导，但都没好意思说出口，只因怕伤害彼此感情、怕自己不得体，殊不知这个患者压抑的能量越积越多，直至转为歇斯底里的内部爆发：一场严重的系统性红斑狼疮随之而来。

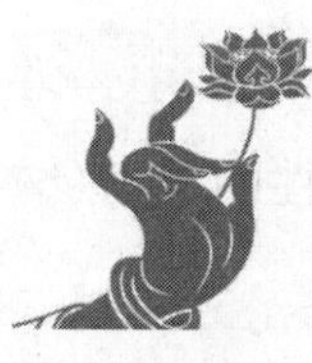

第三节 过度自保——过敏

有位名人对玫瑰花的花粉过敏。一次他应邀去演讲，赫然发现台上摆了两盆玫瑰花。名人的过敏症被引发了，眼泪、喷嚏不断，他只好草草结束演讲。

下台后很不悦地问负责人：我已经事先说明，我有玫瑰花粉过敏症，为什么还要摆玫瑰花？负责人说：知道啊，所以我们摆了两盆塑料的。

这就是所谓“心本无生因境有”。

这个例子说明过敏反应与心理过程息息相关。

更有力的例证是：被全麻的人是不会过敏的；同样，当一个人精神分裂出现时，也不会发生过敏反应。这两种情况，过敏原都无法在心理层面上被感知。相反，一张猫的照片却可以引发过哮喘患者的过敏反应，所以，过敏与一个人的心理状态紧密相关。

攻击性和愤怒：

身体不仅有能力抵抗外界所有的细菌及病毒，更有能力抵抗我们的意识层面所评估的危险环境。例如，我们看电影时，看到危险镜头，也会心跳加快、全身冒汗，身体防御功能启动，但是电影这个外部环境是不会伤害到我们的，只是意识层面认为很危险。

环境的过敏原不见得会引发身体的过敏反应，而真正引发过敏反应的是意识觉得不安全的人、事、物。例如一个人感觉不被周遭的人、事、物接纳，有极大的不安全感。也许同样的情况对于其他人完全没有任何刺激，但是对于这些敏感的人来说，他们的意识就会通知身体，告知身体这个环境是危险的，身体便开始动员自己的免疫系统，开始对意识所评估出来的危险环境发起防御反应，此时也许有、也许没有外界的过敏原，但身体的过敏反应却已如火如荼地展开了！

例如，有位患者，他周一至周五在单位上班的时候，正常人一个，什么问题都没有，只要周末在家，就不停地打喷嚏，平均每分钟 10 个，震得窗户“嗡嗡”响。到医院检查过敏原，也没查出什么结果。

深挖内心状态之后，发现，他和爱人的关系紧张，而单位的工作让他觉得较易应对，这就是为什么周一至周五他不会发病，只要周末在家就会发病的原因。

过敏反应，就是我们的身体层面，妄自尊大地将一些无害的朋友作为敌人，比如猫、狗、花粉、毛发、灰尘……树敌可以毫无止境，因为罹患过敏的人在必要的时候，可以将任何事物树敌，有人甚至对手机、电脑、水、阳光、卫生巾、海鲜等多种事物过敏。

身体层面建立起强大的军事防备以攻击敌人，心理防卫武器也增强力量，以有效反击各种敌人。而强大的防御也意味着进攻和自私，愤怒和恐怖。越容易过敏的人，攻击性越严重，因为防御也是暴力！

攻击性源自充满恐惧与敌意的世界观，害怕被伤害，才会把外来者视为敌人。我们所进攻的，正是让我们所恐惧的。有句俗话叫做“恶人先告状”，内心越恐惧的人，越会主动出击。所以我们看周围的人攻击什么就是他恐惧什么。例如有的夫妻争执不休，因为他内心知道自己是情场菜鸟，不擅长处理夫妻关系。

仔细观察不同的人选择的不同的过敏原，这些选择在潜意识层面是有特殊象征含义的：动物毛发是柔情似水的，代表抚摸和拥抱等亲密行为，是爱的象征；花粉象征着受孕，繁殖、性欲、本能，而这些在我们传统观念中是被强力防堵的。

过敏患者对这些问题深深地恐惧,强烈地排斥。于是在他们的家里不可以有植物、宠物,不可以吸烟,不可以有灰尘。

这是一场隐形的权利的上演,当他们掌控不了周围的人的时候,就会以过敏的方式掌控他人。因为这是一种温和而又隐蔽的掌控周围人的方式。这也是对个人界限的固守的最好的隐藏的方式。这些凌驾四周环境的专横行为,其实是一种巧妙的伪装,不自觉地实现被压抑的攻击性。这类人的本质攻击性很强,但是从表面上看却是非常温柔的人。

二、自我封闭

正常的免疫反应是自我保护,但过敏是过度自保。过敏患者通常是有洁癖、敏感、脆弱的人。过度自保与恐惧形影不离。从不信任、过度防卫,到逐渐自我封闭、与世界孤立,看似过敏所致,却是内心世界的反应。

所以我们需要与"大我"连接,了解自己作为宇宙独一无二的生命的价值所在,而不是靠外在成就、功名利禄来证明自己的价值。这样容受度就可以提高,不怕被伤害,信任外在世界,不过度防卫,无须跟别人争个你死我活,好好做自己。

练习信任的方法:将自己的眼睛蒙上,听从协助者的指挥,从起点走到终点。而从起点到终点,可以设置很多障碍物。无论协助者说向左、向右、向前、向后,都全然地相信协助者。

很多人开始的时候一步都难以迈出,但是真的冲出自己的恐惧,到达终点后,您会发现,其实这个世界非常安全,所有恐惧都是自己虚构的。

所以,治疗过敏患者最为行之有效的办法,就是在心理层面找到那些被抗拒的问题,与它们和解,去友善、慈爱地对待它们。

回避过敏原和被抗拒的问题,只会让过敏反应持续、升级。

有个患者,她对各种护肤品过敏,对阳光过敏,对多种食物过敏。

再看看她认定的好人的界限确实比较狭隘:她把自己认定为好人,其他比她开朗些,比她内敛些的人都被她认定为不够好;比她有能力的,没她有能力的,也会被她界定为不好,都会对人家产生防范心理。其实真正的好人是不会觉得别人不好的。她50岁退休就把自己关在家里,不和任何人打交道,因为她对所有人"过敏"。

后来通过心理辅导,她终于打开了自我,竟然成为交际花一朵。大家本以为她不擅长交际,但没有想到她的潜能如此巨大!同时,她的过敏症也好了很多。

其实不仅仅是她,所有人的潜能都是无限的!

心灵药方——我是谁?

每个人对自己的定义都来自于从小到大的生活经验和他人的评价,那都不是真正的自己。

比如我有两个好朋友,瘦点的那个总是嫌自己胖,胖点的那个觉得自己的身材非常棒。

再仔细追问那个瘦点的朋友,她妈妈比她还瘦,于是她妈妈总是嫌她胖,她从小就总是受她妈妈的冷嘲热讽,于是她给自己下了个定义——自己很胖,尽管在别人眼里她并不胖,但她依旧想尽各种方法减肥。

而那个胖些的朋友,从来没有被别人指责过,所以她从来不认为自己胖。

可见,我们所认识的自己并不是真实的自己。我们认为的自己,只是在成长过程中,周围人给自己贴的各种标签而已。

例如,有个朋友,她从小到大总是被他人夸善良,尽管她有说人坏话的毛病,也给自己和他人造成了诸多不利影响,但是“善良”的标签已经在她心中根深蒂固,并且妨碍她意识到说人坏话是不善良的行为。

有一条重要的心理规律叫做“贴标签效应”:在第二次世界大战期间,美国由于兵力不足,急需一批士兵。只好决定组织关在监狱里的犯人上前线战斗。特派心理学专家对犯人进行战前训练和动员。

训练期间,心理学专家们对他们并不过多地进行说教,而特别要求犯人们每周给自己最亲的人写一封信。信的内容由心理学家统一拟定,叙述的是犯人在狱中的表现是如何的好、如何改过自新等。

三个月后,犯人们开赴前线,专家们要犯人给亲人的信中写自己是如何的服从指挥、如何的勇敢等。结果,这批犯人在战场上的表现比起正规军来毫不逊色,他们在战斗中正如他们信中所说的那样服从指挥、那样勇敢拼搏。

后来,心理学家就把这一现象称为“贴标签效应”,心理学上也叫“暗示效应”。

这一心理规律在家庭教育中有着极其重要的作用。

如果我们总是对着孩子吼“笨”“蠢猪”“傻瓜”等,时间长了,孩子可能就会真的成了傻瓜、笨蛋。所以,家长们一定要戒除嘲笑羞辱、责怪抱怨、威胁恐吓等消极负面的语言,而多用激励性语言,给孩子多贴正能量的标签。

既然我们认为的自己并不是真实的自己，而是从小到大他人给自己贴的标签而逐渐形成的自我认知，那么我到底是谁呢？

Who am I？

有个老太太去世后来到天堂见到了耶稣。

耶稣问她："你是谁？"

她说："我是 Ashley。"

"我没有问你叫什么名字，我问你是谁？"

"Tom 的老伴。"

"我没有问你的爱人是谁，我问你是谁？"

"两个孩子的母亲。"

"我没有问你有几个孩子，我问你是谁？"

"我以前是做职员的，60 岁的时候退休了。"

"我没有问你的工作是什么，我问你是谁？"

"我中等身材，相貌不错。"

"我没有问你的身材和相貌，我问你是谁？"

"我出生在美国，后来移居瑞士。"

"我没有问你的国籍，我问你是谁？"

"我很善良，乐于助人。"

"我没有问你的品德，我问你是谁？"

……

亲爱的读者，请问您思考过您是谁吗？

我们从小到大被各种社会角色紧缩、束缚住，而忘记了真正的自己是谁，忘记了自己为什么要来到这个世界上。

这些社会角色都是非常表象的东西，那不是真实的自己，千万不要把这些标签往自己身上贴，固执地认为这就是"我"。

刚出生的孩子没有任何标签，所以幸福快乐。随着年龄的增长，不断被老师、爸爸妈妈、周围人贴上各种各样的标签。我们的封印越来越多，枷锁越来越重，像俄罗斯套娃一样，层越多，越不会笑，不会哭，还美其名曰"喜怒不形于色"。

耶稣说：人活到一定年龄，如果不能回归到小孩子的状态，是断然不能回到天国的。

老子在《道德经》中也说："含德之厚，比于赤子。毒虫不螫，猛兽不据，攫鸟不搏。骨弱筋柔而握固（道德涵养浑厚的人，就好比初生的婴孩。毒虫不螫他，猛兽不伤害他，凶恶的鸟不搏击他。他的筋骨柔弱，但拳头却握得很牢固）。"就连狼都会抚养婴儿长大，而攻击成年人，因为婴儿是纯真的，所以我们要再次返璞归真。

纯然本真才更接近这个宇宙的"道"，那才是真正的自己。

道法自然。

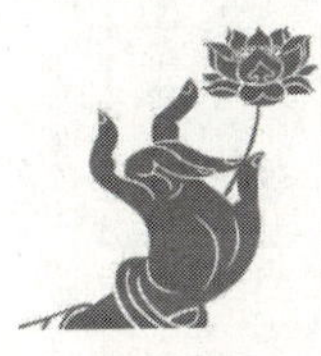

第四节 自我攻击——系统性红斑狼疮

系统性红斑狼疮是一种自身免疫性结缔组织疾病。

免疫系统设计精巧，它可以辨识出哪些是病原，哪些是正常细胞，并且对抗侵入体内的病原，维持人体正常运作。

然而，红斑狼疮患者的免疫系统除了攻击病原外，也会攻击正常细胞。红斑狼疮往往发生在中青年女子身上，发病率是男性的十倍，几乎无法治愈。

这在心理层面代表着系统性红斑狼疮患者习惯于攻击自己，她们永远觉得自己不好，不愿意做自己，深受完美主义之苦。所以大脑指挥免疫系统攻击自己，宁愿自己去死也不愿支持自己。

如果连支持自己都做不到的人，可能同时也曾做过断别人后路的事。因果报应，丝毫不爽。断人后路的结果就是自毁前程。

心灵药方——爱人先爱己

我们的传统观念上有一种根深蒂固的生活态度，就是应该投入所有精力照顾他人，如果先想到自己，就是自私、自我中心。

这样的生活态度会导致很多疾病。因为它会导致罪恶感、自责、羞耻感、愤恨不平。

我们每个人就像一个充电宝，只有自己先充满了电，才可以给别人充电。如果自己没电了，再高级的充电宝也只能“巧妇难为无米之炊”。所以，一味地为他人服务的生活态度容易使人筋疲力尽、身心不适，无法继续付出。

但是在黔驴技穷之时，依旧有很多人会拼命为他人付出，因为这是他们的人生信条。殊不知，此时的付出已然成为负能量的传播。

例如，有一位个案对儿子挖心掏肺、谆谆教诲，告诉儿子要这么做，不要那么做。结果儿子跑到国外躲得远远的，她以为是国外的氛围让孩子变了，变得对父母不孝。其实，就算是孩子在她身边，儿子的心也早不在她身上了。她不明白为什么自己对孩子一片苦心，孩子却毫不领情？

因为谆谆教诲其实是自己对这个世界的恐惧，对孩子的担忧。这个母亲自己的问题还没有解决，并不是孩子有问题。谆谆教诲之时，就把自己的负能量传递给了孩子，孩子感受到的是不信任，感觉到的是母亲的高高在上、颐指气使。这是破坏人际关系的最好方法。所以她成功地把儿子推到了国外，并且对她疏远。

自己的问题都没有解决，如何帮助他人？

再举个例子，很多母亲教育女儿的时候，会告诉她们：世界上没有好男人，千万不要对男人付出真心。再看看这些母亲的婚姻生活处理得一塌糊涂，却还要对孩子们“毁人不倦”，孩子接收了这些恐惧之后，如何将婚姻经营好呢？这些母亲亲手葬送了孩子的婚姻幸福。如果想让孩子婚姻幸福，最好的办法是把自己的婚姻状况处理好。

除非您能够享受您自己，否则您无法帮助任何人去享受；除非您真正满足于您自己，否则您无法帮助他人走向他们的满足；除非您自己真正的快乐，否则帮助他人获得快乐只是无稽之谈。

我们经常看到很多父母打孩子、骂孩子，其实孩子是无辜的，孩子只是如实地呈现父母潜意识中的未知的阴暗面而已。首先，父母们不愿意承认孩子的这个错误就是自己的错误，反而去打孩子；其次，父母没有解决好自己以往的情绪问题，而是把情绪发泄在可怜的孩子身上。

我们知道人们有情绪的时候，一定是您之前有过类似的情绪创伤没有愈合，而与惹您产生情绪的那个人无关。

例如：甲和乙都犯了错误，老板以同样的方式和语气批评了两个人，但是甲就无所谓，回去该干嘛干嘛；乙却愤愤不平。原因是甲从小生活的环境宽松自在，没有人打骂他，没有受到过创伤，老板骂他几句，他觉得没什么嘛，做错了挨骂是正常的；乙从小在打骂中长大，受过深深的创伤，这个创伤没有解决掉，所以老板批评他的时候，又勾引起了童年的老伤疤，所以他愤愤不平、记恨老板。

同样，您打骂孩子的时候，向孩子发泄情绪的时候，其实是因为孩子勾引起了您未曾解决的心理创伤，您小时候可能也被打骂过，而这创伤与孩子无关，孩子是无辜的。更何况打孩子是违法行为，善良、无辜的孩子没有给您的家暴报警，他是多么的热爱您，您还忍心再次下手吗？

所以疾病的心声一再呼吁，心灵成长的顺序是先解决好自己和自己、自己和父母的关系再去结婚，结婚后解决好夫妻关系再要孩子，解决好自己和老大的关系，再要“二胎”，否则将会给孩子带来巨大的、无法弥补的创伤，也会让自己的生活一团糟。

这就是“爱人先爱己”的道理。

要对世界开放，爱世界，爱人，首先要记得自己、关怀自己，关心自己的兴趣和意识，爱自己是一门了不起的艺术。

自己的事情还没搞定，就去管别人的事情，结果一定是越管越糟、一塌糊涂。

请想一想您是否曾经非常喜欢一种运动，现在却困在臃肿的身体里面？您是否很想画画，却从来没有动手去画？您是否非常喜欢旅游，却以工作离不开为借口，将旅游一次次地延期？

把别人的生活还给别人，回归自己吧！

所以，亲爱的旅客，按照国际惯例，乘坐飞机时，如果遇到紧急情况，请您先把自己的氧气面罩带好，再给别人戴！

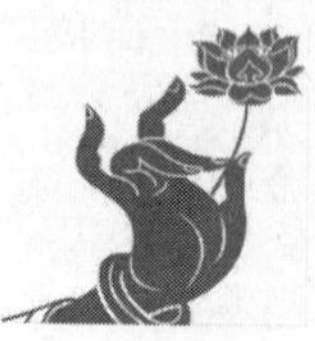

第五节
顾影惭形——系统性硬化病

系统性硬化病属于免疫系统疾病，免疫系统不再发挥自卫功能，反而转向自我攻击，使结缔组织惨遭损害。对应于心理层面，患者在无情地攻击自己，而且是从自己内心深处发出攻击，所以硬化病侵害各个器官，以致危及生命。

患者长期被压抑的愤怒、怨恨已浮出台面，弥漫在身体各处，逼迫自己尽快积极应对。

学习如何爱自己，并非是一件容易的事，但是非学不可，若非如此，那就是和自己作对，继发自我厌恶感、罪恶感、羞耻感，它们一步步腐蚀着患者自己的生命。

硬化代表患者保持的想法和态度已经过时，并且还顽固不知变通。患者只看到了片面的自己，局部的自己，将自己分裂成好几个部分，患者反对自己是和谐统一的整体。

心灵药方——解决顾影惭形之道

《尚书·大禹谟》云："满招损，谦受益。"

毛主席也说："谦虚使人进步，骄傲使人落后。"这些名言的道理真实不虚，只是中国人将之过度解读了。现在中国人普遍处于顾影惭形的状态，谦虚过度了。这个世界上，很多疾病、家庭不和、工作不顺的问题，深究其根源，都是源于过度自卑。

李敖曾说："如果想要找一个自己佩服的人，就照镜子。"

也请您在每天出家门前夸赞自己一番！也许您猛地一看像是在吹牛，但是停留在理论上是没有用的，您只有实际操作之后才会发现，这样做了之后，自己的生活就会开始乾坤大扭转！

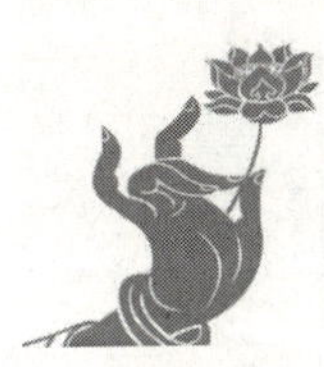

第六节
万念俱灰——淋巴系统疾病

淋巴系统属于身体的免疫系统。免疫系统的功能，本来是为了保护人体抵抗外界的入侵，却为什么反而成为疾病的来源呢？

淋巴疾病患者的内心有极大的恐惧感，觉得自己遭到攻击，觉得自己是受害者。

面对如此不安全的环境，及对未来的茫然，这些人潜意识的防卫机制慢慢成为“掌控型”，表现在经济上，可能不管他赚了多少钱，都会觉得没有安全感；展现在婚姻里，是慢慢想去掌控他的另一半；在对子女的教育上，他们安排子女的学习课程，掌控学习成绩，非常操心，却没有爱与信任的交流；呈现在事业上，他会觉得，到某个时间他就一定得达到他自己的某个预设目标，而且事无巨细，大事小事一把抓。

结果发现，生活中所有事情都失控，生活的小船，说翻就翻了，心灰意冷，了无生趣。

心灵药方——解决万念俱灰之道

不要把生活锁在一种稳定却沉闷的模式中。

生命的新奇及兴奋已蒸发殆尽，您也满足于现在所做的一套舒适的例行公事的假象。

所谓的舒适是为了要逃避某些必须面对的东西。

习惯性的模式让您深陷在泥沼里，不仅没有解决问题，连自己原有的热情及率直也被磨掉了，生活变成了一片死寂。

列出十种您所热爱的生活方式。

这些方式是您从来没做过的，或是换一种新颖的方式来做您已经做过的。

对自己承诺每星期采用一种不同的方式，确保您的生活是新鲜有趣的，并且是您自己创造出来的。

习惯就像一条很深的车辙，致使您忘记了生命本初的欢欣鼓舞，但是您的疾病会刺穿您的健忘症，会不停地把您召唤回生命的意义中——在热爱与情趣中快乐生活。

第七章

神经系统疾病

神经是由许多神经纤维构成，把中枢神经系统的兴奋传递给各个器官，并把各个器官的兴奋传递给中枢神经系统的组织。因此神经象征着联系、交流、接收信息；象征着思想、思路。神经是心理的物质基础；心理是神经的功能表现。

神经系统健康者，思路清晰。

鲁迅《书信集·致周作人》中写到："前天沈尹默绍介张黄，即做《浮世绘》的，此人非常之好，神经分明。"

当神经系统患病的时候，我们对周围世界的感知以及与他人的交流、联系就受到了破坏。积压了太多愤怒，最终被愤怒所吞噬。

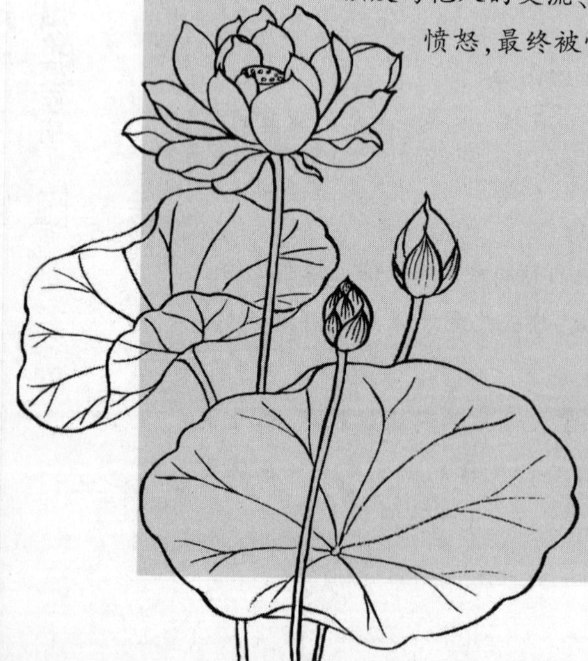

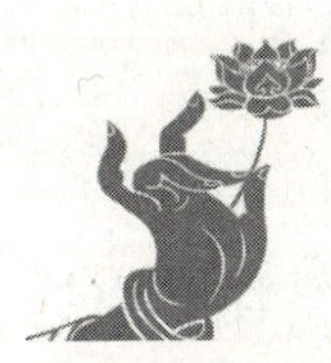

第一节 盗梦空间——失眠

所有的动物都不会失眠，为什么作为万物之灵的人类反而会有这种疾患呢？在我国，失眠的患病率非常高，甚至超过了一些欧美发达国家。

苏东坡《水调歌头·明月几时有》："转朱阁，低绮户，照无眠。不应有恨，何事长向别时圆。人有悲欢离合，月有阴晴圆缺，此事古难全。但愿人长久，千里共婵娟。"

张继《枫桥夜泊》："月落乌啼霜满天，江枫渔火对愁眠；姑苏城外寒山寺，夜半钟声到客船。"

宋代王观在《红芍药》中说："人生百岁，七十稀少。更除十年孩童小，又十年昏老。都来五十载，一半被睡魔分了。"

人生在世，无论寿命几何，都有三分之一的时间在睡眠中度过。然而，现代，失眠犹如雨后春笋般层出不穷，所以安眠药非常畅销。睡眠、饮食和性欲并列为人类三大本能。而失眠的人倍受折磨、倍受煎熬，失眠不算病，却比疾病有过之而无不及。有科学家研究，人不睡觉只能活7天，可见睡觉是多么重要！

一、对自我的执着

睡眠的过程，就是从意识状态转换到潜意识状态的过程。

失眠患者太过执着于"小我"。什么是"小我"？

其实我们所执着的"小我"只是平时所认知的眼、耳、鼻、舌、身、意所感知的意识部分，这只是冰山露出的一个小角。

失眠患者否认完整的冰山才是真正的"大我"，"大我"包括漫无边际的庞大的潜意识部分。他们害怕失去自己能够掌控的意识部分，而进入茫茫黑暗的潜意识部分。

他们执着于：我的孩子是我的，我的房子是我的，我的工作是我的。永远离不开"我"字。殊不知这些都只是生命中的匆匆过客，只是让您借用几年、几十年而已，并不是真正属于您，这些身外之物，早晚一定要离您而去。

只有"大我"才会永远伴随自己，"大我"包含了潜意识部分，那才是真正的完整的我自己。

房子、车子、票子、孩子都是过眼云烟，不用执着这些，尽量放下“小我”，走向“大我”才是世界上最好的安眠药，所以我们要不断地面对自己、修正自己、超越自己。

二、对死亡的无所适从

西方神话把睡眠描述为“死神的弟弟”，希腊神话里睡神修普诺斯是掌管睡眠的，和死神塔纳托斯是孪生兄弟，因为死亡就等于永恒的睡眠，而修普诺斯乃掌管睡眠之神祇！两兄弟的母亲是夜神尼克斯。

因为睡眠和死亡有相似之处，他们都是由意识状态转换到潜意识状态的过程。

潜意识代表黑暗、未知、死亡，而失眠患者未能想清楚死亡是什么，他们深深地恐惧死亡，深深地恐惧放下自己所拥有的东西以及生命。然而，无论寿命有多长，每个人最终都会走向死亡。

每当我们入睡，其实就是在练习死亡。

《道德经》云：“有无相生，难易相成，长短相形，高下相倾，音声相和，前后相随。（有和无是相互依赖而产生，难和易相互对立而促成，长和短相互比较而存在，高和下相互包含而形成，音和声相互协调，前和后相互依伴）。”就好像有需要无、难需要易、白天需要黑夜一样，生命也需要死亡。

失眠患者认为，死亡是一件极其恐惧的事情。

其实，死亡既可以让生命堕落，也可以使生命升华。就好比基督教认为死亡后可能去天堂，也可以下地狱。完全取决于您自己。正如司马迁《史记》所云：“人固有一死，或重于泰山，或轻于鸿毛。”

意识是有限的，潜意识是无限的，只有信任潜意识无限的能量，把自己的生命交托给潜意识，自己的生命才能更精彩。

“谋事在人，成事在天”。并不是所有的事都能靠自己的意识就能完成。“无常大鬼，不期而至；冥冥游神，未知祸福”。放下对自己生命的支配吧，因为您无力支配自己的生命。

无论古代还是现代，无论是中国还是外国，治疗失眠的通用的方法似乎都是“数羊”：1 只羊，2 只羊，3 只羊……这也是练习放下的方法之一。

本书还介绍了一种有效的练习放下的方法，即“专注于当下”，参照第一章第九节“高血压”部分。

心灵药方——清明梦

众所周知，普通人只开发了大脑的1%，世界上最聪明的人——爱因斯坦，也只不过开发了大脑功能的2%。而我们在睡眠时，潜意识是开放的，我们的大脑100%都是开放着的，每天都在等待着您去开发、去利用。

当我们入睡时，我们要全然地信任自己无限的智慧，全然地信任梦中的意识，我们要相信自己能在睡眠中获得解决问题的最佳指引。虽然第二天醒来您可能记不得了，但是只要您相信，梦中的智慧将会在白天，透过种种的直觉和灵感而不断地涌现出来，冥冥之中，自然相助，必然大事可成矣。

这就是"清明梦"（与清明节无关）。

清明梦，也就是在梦中，可以保持清醒，并且知道自己正在做梦。有些人在做梦时会突然醒觉到自己正在做梦，当他知道自己在做梦时，他便可以控制自己的梦境，这便是清明梦了。

化学家凯库勒，1864年在比利时的根特大学任教时，他想尽了苯的各种可能的分子结构式，都未能正确推理出来。一天晚上，他梦到一条碳原子链像蛇一样咬住自己的尾巴，他像触电般猛醒过来，明白了苯分子应该是一个环形分子，环形分子最稳定。

1869年，已经发现63种元素、35岁的化学教授门捷列夫苦苦思索这些元素是否存在某种规律，在疲倦中进入梦乡，看到一张表，元素们纷纷落在合适的格子里，醒来后，他立刻记下了这个表，元素的性质随着原子序数的递增，呈现有规律的变化，门捷列夫由此发明了"元素周期表"。

《Yesterday Once More》是一首经典英文歌曲，中文名为《昨日重现》，由理查德·卡朋特创作，是迄今为止全世界最为畅销、最多翻译版本的一首歌曲。这首歌也是来自于梦中的指引。1965年的一天，理查德·卡朋特梦到了一个古典弦乐团，演奏一曲乐章，当他醒来后，这个乐章的旋律不断盘旋在他的耳边，于是就把它写了下来，成就了这首深入人心、历久不衰的歌曲。

如果您能彻底扭转自己的观点，入睡真的是高枕无忧。因为，您的伟大的潜意识是值得信任的，当您放下时，解决问题之方法自然会浮现。

好好睡一觉吧！有什么事就留给潜意识，相信经过了一夜的安眠及智慧的浸润，明天将会是一个全新的您，能轻松面对所有的困境！

嗜睡，是对生命、生活恐惧。如果说入睡与死亡密切相关，那么醒来则相当于诞生，出生而成为有意识的人。嗜睡的人面对白天和诞生，就像失眠的人面对夜晚和死亡一样，令人感到恐惧。

睡眠充足却仍赖床不起的人，对意识层面和日常生活充满恐惧；他们希望进入梦中的潜意识的世界，躲避工作、生活中的苦难和压力。

至此我们可以明白，出生与死亡犹如太极图的阴阳两极，本是一体，循环往复，生即是死，死即是生。

三、理性、逻辑思维比较强

意识代表理性，潜意识代表感性。

睡眠就是暂时放下理性，而进入理性的反面——感性。

现代人太过崇拜理性，当遇到困境时，会马上启动逻辑思维、知识等理性的力量，拼命找出解决之道。这不但会造成自主神经的失调，还陷入了一种更大的焦虑状态。

很多人不信赖感性也能解决现实问题，这也是失眠会成为影响文明世界健康的隐形杀手的重要原因。

当您遇到理智无法解决的事情时，应该转而向自己的直觉和潜意识求助。

我们不得不承认，代表潜意识的梦境就和现实世界一样真实。白天的意识状态也是梦，是那个真实的“大我”，是那个完整的“冰山”的梦。

著名的庄子《齐物论》：“昔者庄周梦为蝴蝶，栩栩然蝴蝶也，自喻适志与！不自周也，俄然觉，则蘧蘧然周也。不知周之梦为蝴蝶与，蝴蝶之梦为周与？”

意思是有一天庄子做了一个梦，在梦里他看见自己化作蝴蝶，醒来后，他开始疑惑，自己究竟是变成了蝴蝶的庄周，还是变成了庄周的蝴蝶。

庄子的疑惑在两千年后，被莱昂纳多·迪卡普里奥和玛丽昂·歌迪亚领衔主演的《盗梦空间》呈现在银幕上，电影中莱昂纳多饰演的主人公和庄子陷入了同样的疑惑中，那个可以甄别梦与现实的陀螺，在电影的最后依旧在转动，究竟是盗梦者回到了现实，还是又陷入了另一个梦境？

那么，既然意识只不过是潜意识的梦而已，我们为什么却会相信日常生活比梦更真实呢？我们凭什么以“黄粱美梦”“浮生若梦”这种说法来贬低梦呢？

意识的每一个经验都是真实的，不论我们称之为“现实”“梦境”还是称为“异想天开”。

有一种练习对治疗失眠很有帮助，就是把对白天和夜晚的事情的看法倒转过来，把夜晚做的梦看成连续的生命历程，规律地被白天日常生活的“睡眠”所打断。

四、潜意识忙得焦头烂额

现代社会的资讯实在太发达了，铺天盖地般涌来，网络、微信，电视……人们应接不暇。人们的大脑如车轮般飞速旋转，一刻不得停歇，以至于阳气都不能聚拢。

失眠患者总是觉得还有很多事情需要处理。他们认为世事变化如此之快，股市几秒钟就可以千股涨停也可以千股跌停，若是放下几个小时不管，情况有可能变得一发而不可收拾。

他们大脑里的资讯是“剪不断，理还乱”，以至于晚上睡觉时，深层潜意识还在按照惯性忙得焦头烂额。这是导致失眠的原因之一！而这背后则是深藏着的恐惧。

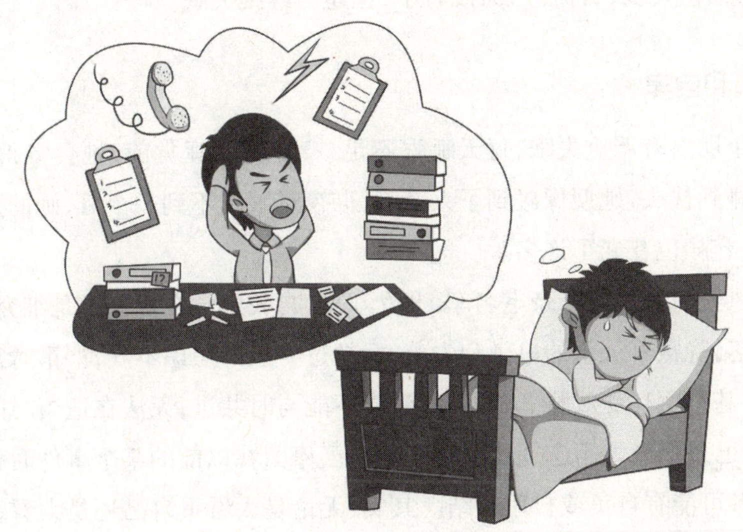

当面对人生的困难，未知的恐惧时，会造成失眠。

《心经》有云：“心无挂碍，无挂碍故，无有恐怖，远离颠倒梦想……”挂碍越多，恐惧越多。

五、停滞的问题

失眠患者长期停滞在某些无法解决的问题上，大脑无数次重复思虑这些问题而依旧百思不得其解。

有个来访者说，她以前没有失眠的问题，自从她哥哥出了车祸，成了植物人以后，她就出现了失眠。她和她哥哥感情非常好，她想了很多方法想要帮助哥哥恢复，但都无效。白天忙于工作，晚上又想起植物人的哥哥总也治不好，辗转反侧，失眠愈发严重。

中医讲思虑太多会出现“伤心脾，伤于心则血暗耗，伤于脾则纳少，二者导致血亏虚,不能营养于心,心所失养,则心神不安、夜不能寐”。

六、紧张、急躁、恐惧

中医讲恐伤肾,“肾阴耗伤,不能牵于心,水火不济,心肾不交而使神志不宁,因而不寐”。

失眠患者往往容易紧张、急躁。

失眠患者每时每刻都会紧张自己的睡眠,越紧张睡不着就越睡不着。他们紧张、担忧失眠导致的严重的后果:第二天无法正常上班,记忆力减低、患老年痴呆等,心里常常感到焦虑、痛苦,本来就急躁,现在又对睡眠多了一层恐惧。结果,时间一长,他们就形成了“习惯性失眠”,即使压力没有了,也还会继续失眠。

七、自负和自卑

我的一个朋友有严重失眠,每天睡眠不足一小时,在睡觉前,她会觉得非常倦怠,可是只要一碰到枕头,她便像碰到了兴奋剂,彻夜难眠。不到一个月,她的头发就掉得所剩无几了,容颜也苍老了许多。

她表面风光,功成名就,豪宅名车,儿女双全,自我感觉良好。但是细究,她的内心深处有一角落,隐藏着沉重的卑微和失落,远超过一般的焦虑不安,严重时甚至觉得自己不值得活,基本生存受威胁。她的性格,常不能与时共进,无法在适当时间做适合的事,或者时效已过仍念念不忘,耿耿于怀,把自己停留在以前的某个事件时程中。

失眠患者可能有自负或自卑情结。其实,无论是太看重自己还是太看轻自己都是一回事,只是表现为两个极端而已。

自负的来源是自卑,一个自卑的人总想证明自己,逐渐就变成了自负。患者从小生长在一个不被认可的环境,形成受害者的心态,贴上了不被别人认可的标签,越来越妄自菲薄。

患者需要更加真诚地热爱自己,把别人的标签还给别人。

八、做贼心虚

还记得那句老话吗,“不做亏心事,不怕鬼叫门”。也许很多患者不服,说自己是大好人一个,一辈子没有做过亏心事,怎么会患失眠呢?

其实,很多时候我们并不知道自己做的事是不对的,如果知道,也许就不会去做了。但是生活中往往很多事情我们自以为是好意,但其实已经给他人造成了很大的麻烦还不自知。

有个朋友是一家著名银行的行长，他一心想让自己的孩子也到这个银行来工作，最终如愿以偿。但是他并没有注意到自己的孩子并不开心，虽然孩子挣钱很多，可是别人都是看在他的面上让着他孩子，他孩子觉得自己的价值没有得到认可，想辞职，父母又不允许，结果冲突不断，最终还是辞职、离家出走。家长觉得费尽心思给儿子找工作是为他好，是做善事，孩子怎么能这样对待父母！

可又请问什么是善事，什么是恶事？

心灵药方——何为善恶

雪中送炭是做善事，人家需要什么给予什么才是做善事；别人不需要的东西，您还硬塞，您觉得塞的是宝藏，可对于人家来说就是累赘，甚至火上浇油。

有个患者曾经对我提起过她的事情，她很有钱，她的大儿子创业初期，想向她借一些钱，等挣了钱以后还给她，她觉得应该让儿子自己闯荡，说什么也不借。大儿子去做类似民工一样的辛苦的工作，不幸被车撞到身亡。

这位母亲非常后悔，二儿子长大开始创业了，她给二儿子500万，可是二儿子希望自己去闯荡，不要家里一分钱，但这位母亲说什么也要坚持给儿子500万，说不能再重蹈哥哥的覆辙了。二儿子一再拒绝，她一再强硬地把钱给了儿子。

亲爱的读者，请问这位母亲做的是“善事”还是“恶事”？对于大儿子，她有条件满足人家的需求却不满足，为“恶事”1桩；对于二儿子，人家不需要的东西，她硬给，为“恶事”2桩，她却以为自己帮了二儿子。其实她给二儿子钱是为了满足自己的需求，满足自己丧子之痛的需求，那不是二儿子的需求。

现在有多少人每天都在做着恶事，却自以为做的是善事，当有一天厄运来临，又不明白自己那么善良，怎么会遭此厄运？“善有善报，恶有恶报”此话不假，只是很多人没明白什么是“善”，什么是“恶”。

判断善恶的标准是按照他人的需求，而非自身的需求。除非他人的需求是违法行为或者违反道德行为。

九、控制欲

失眠的人往往具有控制欲，他们不懂得有多少放下，才会有多少收获。

睡眠是不需要学习，天生就会的，我们完全不知道自己是怎么突然入睡的，越想控制睡着,越睡不着。

睡眠充分体现出了我们自相矛盾的心理。

我们非常需要睡眠,可同时又对睡眠和梦中世界充满潜在的恐惧。就好比我们既爱我们的伴侣,又担心伴侣会伤害我们。

睡眠需要我们放下所有控制,它要求我们学会服从和完全的信赖,充分信任他人、信任自己,信任未知的世界。

睡眠及很多世事是无法强求、无法控制的,即使是最轻微的控制都会造成无法入睡。要想入睡,唯一需要学习的是放下,放下意识与控制,而绝对服从未知的黑暗世界。

越想控制的人,越会被反控制。

十、偏执

此病患者属于过分敏感型人格:他们在没有充分依据时,会预期自己遭人伤害;怀疑朋友、配偶或同事的忠诚与诚实;他人无心的言语,自己就会倍感受伤;对嘲笑与羞辱更是决不宽恕。

心灵药方——东坡睡法

道法自然,睡眠之道是不需学习就能自然发生的,越想去控制它、强迫它,反而越不得其门而入。

我们只要单纯地、安静地、耐心等待,美好的睡眠一定会降临到我们身上。

苏东坡有一首《江城子》的词:"夜来幽梦忽还乡,小轩窗,正梳妆。相顾无言,惟有泪千行。料得年年肠断处,明月夜,短松冈。"

苏东坡的原配夫人王弗,在苏东坡30岁时去世。十年后的某晚,苏东坡梦中回到家乡,见到爱妻王弗在窗前梳妆,却一句话也说不出,只能是泪如泉涌。自己被贬后的梦境,表达了苏轼对妻子的深切怀念之情以及政治生涯的抑郁不得志。

中医讲情感受伤后可使"肝失条达,气郁不舒,郁而化火,火性上延,而扰动心神,神不得安则不寐"。

苏东坡生活、官场上的种种打击,想来失眠时候颇多,故而大才子苏东坡总结出"寝寐三昧",可来学而时习之。他说:"吾初睡时,且于床上安置四体,无一不稳处。有一未稳,须再安排令稳。既稳,或有些小倦痛处,略加按摩,便闭目调息。呼吸均匀后,四肢虽痒,也不可稍动,务在定心胜之。如此食顷,则四肢百骸,无不和通。睡思既至,虽寐不昏。"

体稳、按摩、定心是苏东坡的"睡眠经验"。

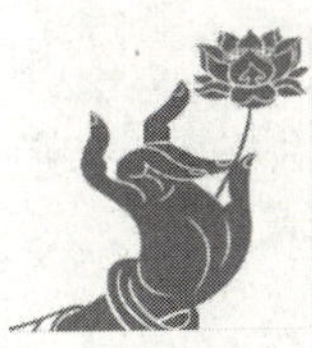

第二节 俯首称臣——头痛

他一生戎马,刀光剑影,高唱《短歌行》:"对酒当歌,人生几何!譬如朝露,去日苦多……"他饱受头痛之苦,仍志在千里,笑谈《步出夏门行·龟虽寿》:"老骥伏枥,志在千里,烈士暮年,壮心不已。"他就是一世枭雄曹操。他的头痛病几乎和政治抱负齐名。

东汉末年,神医华佗名扬天下,《后汉书》记载华佗"年且百岁,而犹有壮容,时人以为仙"。华佗被曹操召至身边,每次曹操头痛发作都痛苦不堪,只有华佗才能手到痛除。然而华佗恶于官场逢迎,追求内心清静自在,一心研究治病之道,矢志救助黎民百姓,最后居然糊里糊涂地被曹操杀害了,这也算是医闹么。华佗的心血杰作《青囊经》也随之失传,曹操也只能继续独自忍受头痛欲裂带给他的日夜煎熬。

言归正传,还是先看病人,究竟是什么性格导致了曹操多年来反复剧烈头痛?

一、争强好胜,自以为是

性格决定命运,也决定健康。

调查显示,头痛在文明国家的比例逐年升高,20%的上流社会人士有头痛的问题。这些人争强好胜、脾气急躁、自以为是,这些人被骄傲和权力"冲昏了头"。曹操一生杀志士仁人无数便可见端倪。

曹操高唱《短歌行》时,其中有句"月明星稀,乌鹊南飞;绕树三匝,无枝可依"。扬州刺史刘馥认为是不吉之言,曹操大怒,说:"汝安敢败吾兴!"便一槊刺死刘馥;孔融因为反对曹操的一些政治路线,就被曹操杀死;为曹操出谋划策一生的荀彧和荀攸,因为反对曹操封为魏公、魏王，也被曹操暗示，荀彧服毒而亡、荀攸抑郁而死；曹操嫉妒杨修的才学，也找了个借口将杨修杀死……

当我们绞尽脑汁之时，也是头部“头如刀绞”之时，也正是我们争强好胜、冥思苦想、刚愎自用之时。我们需要找到根源，学习放下。长期服用止痛药，来遮掩这些疾病的心声是无益的，这些药物只能是“掩耳盗铃”罢了。

白羊座的人就具有争强好胜、自以为是的性格，故而白羊座的很多人易患头痛。

心灵药方——解决骄傲之道

天主教将“骄傲”定为七宗罪之一。

有很多关于骄傲的至理名言：

苏格拉底：“骄傲是无知的产物。”

富兰克林：“骄傲者憎恨他人骄傲。”

巴尔扎克：“傲慢是一种得不到支持的尊严。”

骄傲背后的潜台词是感觉自己的价值高，其他人的价值低。

这样的潜台词导致的结果是：与那些自认为比自己价值低的人为敌，然后以身体疾病、心理创伤、不幸事件，甚至死亡的形式反馈回来。

人把自己抬得越高，就摔得越惨。越想在别人面前显示自己，别人越对他不以为然。

从整体的角度来看，一个国家是整体，一个单位是整体，每个整体都需要所有个体齐心协力去完成整体的目标，而那些突显自身价值的人，终将被历史滚滚前行的车轮所淘汰。正如大卫·芬奇执导的电影《七宗罪》中的摩根·弗里曼饰演的男主人公说的：“这个世界不需要英雄。”

自逞英雄，而因骄傲失败的例子不胜枚举：庞涓因骄傲而被孙膑军队乱箭射死；李自成因骄傲而最终失败；关公败走麦城；项羽因为骄傲而乌江自刎……

骄傲的人自以为是，他们只看到了自己，而没有看到别人。不愿意接受他人的世界的结果，使得自己的世界也变得苍白无力。

每个人都是这世界中独一无二的礼物。每个人都是独特的、与众不同、空前绝后的。同时，原谅他人、接受他人，就是原谅自己、接受自己。

二、头重脚轻根底浅

人类有两个重要的中心：心和头。

心代表感情、感性、下级；头代表智力、理性和思想、上级。

头部的疾病反映了我们过于注重理性和思考，对抗命运加诸我们的九九八十一难，而失却了与感性、身体、下级的联结，仅仅将身体视为执行工具，以致血液、能量上窜，头重脚轻。患者想得太多，做得偏少。殊不知“下级”才是我们的根，能给我们脚踏实地的生活，老子《道德经》云“合抱之木，生于毫末；九层之台，起于累土；千里之行，始于足下。”不注重根基是万万不可的。

乌托邦式的纯理性主义者的思考方式，就是无根的例子，因为缺少与根基的联结。只根据头脑行事的人，攀升到令人眩晕的高处，却没有扎稳下面的根，只会“高处不胜寒”。

头部代表意识层面，身体代表潜意识。

我们的身体及潜意识的功能，已经经过数百万年的发展，远远超过头脑的理性思考的能力，因为理性思考仅仅发展数十万年。

“四肢发达、头脑简单”的人和“头脑发达、四肢简单”的人同样是不完整的，可是我们的文化过于强调头脑、理性思考的力量，以致我们对身体、对感性、直觉的重视严重失去平衡。

解决方法并不是贬低头脑，抬高身体。过犹不及，我们需要学会运用中庸之道，使两者达到平衡状态。

“过犹不及”犹如一个著名的心理学规律：超限效应。美国著名作家马克·吐温有一次在教堂听牧师演讲。最初，他觉得牧师讲得太让人感动了，准备捐款；过了10分钟，牧师还没有讲完，他有些不耐烦了，决定只捐一些零钱；又过了10分钟，牧师还滔滔不绝，于是他决定1分钱也不捐；等到牧师终于结束了冗长的演讲开始募捐时，马克·吐温气愤无比，扭头就走。

这种刺激过多、过强和作用时间过久而引起心理极不耐烦或反抗的心理现象，被称之为“超限效应”。

有个治疗头痛的冥想小练习：

安静地站好，深呼吸，想象自己是一棵大树，脚下开始生根，根越来越多，越来越壮，不断地想象。

这个冥想的作用是让血液、能量往下引，以达到平衡。

三、挑剔与攻击

大脑象征着意识，意识就是我们平时所认识的自己。

头痛患者，往往自惭形秽，患有“负罪综合征”。

曹操便患有“负罪综合征”，他总是担心别人会杀自己，于是跟大家说自己经常梦中杀人，当他睡着的时候，千万不要靠近他，否则有被杀掉的可能。有一次，曹操睡觉时被子掉在地上了，好心的侍从帮他捡起被子想给他盖上，他“噌”地一下拿起宝剑将这个人杀死，然后又倒在床上呼呼大睡。

等他醒来，就问大家床前为什么有个死人，得知这个人是被自己杀死的，曹操抱头痛哭，从此再没有人敢在曹操睡觉的时候靠近他。当然了，我们知道，曹操杀死那个侍卫，只是不想让别人在自己睡觉时靠近自己而耍的小伎俩罢了，并不是他真的“梦中杀人”。

每当患者的大脑发出妄自菲薄，攻击自己的命令的时候，头部就首当其冲受到攻击，造成头痛。

一个习惯攻击自己、对自己百般挑剔的人，也同样会如此这般责备、攻击周围的人，包括自己的亲人、朋友。

四、“一根筋”

头痛患者往往具有死板不开窍、认死理，不知变通的性格，而且他们奉行的价值观往往并不正确，例如：一个男人应该功成名就、离了婚的女人就不完整、表达自己内心的情感是很丢人的事……以致在情感、婚姻、亲子、工作上遭遇诸多困难。可是遇到困难以后，他们仍旧一条道跑到黑，不思醒悟、悔改，本应该具有数条沟回的大脑变成了一根筋，头能不痛吗？

五、与“头儿”关系不好

秦商鞅变法爵制。前八级的升级，是在战场上杀一个敌人，把头提回来就升一级。因为一个“首”就可以升一“级”，所以头部也被称为“首级”。

首级也表示您的首领，在社会、工作中，身份地位在自己之上的人，如父母、公婆、长辈、领导，或抽象的事物如法律、社会崇拜物等等。我们经常会称呼首领为“头儿”，如果头部有问题，就代表和首领关系不好，您经常与之对抗，或者他经常压制您、限制您。

六、口头禅：“某某真让我头痛”

语言具有极强的暗示作用，如果您总是把“真让我头痛”这类话语挂在嘴边，大脑就会接收到这个信号，而真的就造成头痛。

但当真的头痛发作时，您又怪罪到身体，拼命吃止疼药，看医生，完全不去从事内心的探讨，不去倾听头痛的心声。

七、恐惧是头痛的原因

恐惧会造成过分的紧张不安。

有个患者说她交了一个男朋友，从第一次接吻，她就开始了剧烈的头痛。后来一想起男朋友就头痛。因为之前她母亲教育她，性是很肮脏的，千万不能被男人得手，否则就会被男人弃之如敝屣。

潜意识是具有自我保护功能的，这位患者的潜意识找到了头痛的办法来保护为自己保驾护航。

因此，提醒家长们对孩子进行性教育的时候，万万不可用恐吓的方式，需要给孩子树立正确的家庭形象，和谐的男女关系形象。

八、头痛帮您躲避某些责任

现代人可谓是日理万机，极度疲劳，但仍旧有很多做不完的事情。患者的潜意识认为需要休息，就会制造出头痛，以免过度劳累导致自我毁灭，头痛是一种快捷的躲避责任的方式。

有个患者说她每天晚上都会头痛，吃药也没有用。仔细追问病史，发现她白天上班很辛苦，只要想想晚上下班回家还要做一堆家务就头痛。有一次回到家，她真的头痛了，丈夫怜香惜玉，便帮她做了家务，结果二次、三次……现在，她每晚头痛。

其实，不仅仅是头痛，很多疾病都可以名正言顺地帮您躲避某些责任。治病的时候，万万不可疏忽大意，忽略了这些疾病背后的心声！

此类患者需要心平气和地把自己的需求理清头绪，和爱人好好沟通。

九、虚伪

虚伪的人说一套做一套，仿佛有很多个脑袋，这些脑袋当然会互相打架、自相矛盾，造成头痛。跟这种人打交道也经常令他人头痛。

很多人不承认自己的虚伪。

其实，您和一个不喜欢的人打交道，不得不对他微笑并说些好听的话，也是虚伪，这是判断一个人是否虚伪的很简单的标准。想想您这样做过吗？

解决虚伪之道请见“泌尿系统疾病”中的“浮肿”一节。

十、头痛的时间、部位对应的事件

白天头痛——因家外的事头痛，一般与自己工作、事业有关；

黑夜头痛——因家里的事或暗地里的事头痛。

抬头痛——仰望、景仰，巴结不上别人。

低头痛——轻视、看不起自己、看着自己生气。

头连着耳朵痛——往往跟不爱听有关。

头连着鼻子痛——跟沟通有关。

头连着嗓子疼——跟说话不当有关。

头痛伴随着头热——跟热切期盼有关。

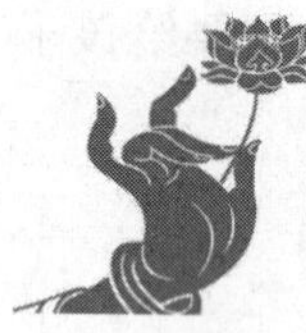

第三节 高下相倾——偏头痛

一、思想和本能之间，上、下之间的冲突

首先，我们来看一下头部和生殖器官的类比关系：

1. 这两个部位囊括了绝大部分身体向外界的敞开通道；

2. 偏头痛发作类似性高潮——器官充血、张力增加，然后突然松弛；

3. 偏头痛发作后和性高潮结束后会有特别的幸福感，并希望躺在安静的暗室休息；

4. 遇到有性方面含意的尴尬处境时，生殖器官充血，头面部也容易充血而造成脸红；

5. 男人在性生活时，大脑上想得越多，下面生殖器官就越会丧失性能力；

6. 下面得不到满足的人，会用头部的嘴大吃大喝，来满足爱的饥渴。

7. 偏头痛发作会在性高潮后停止。

8. 服避孕药可加重偏头痛。

9. 女性月经前期或月经来潮时易出现偏头痛发作，妊娠期或绝经后减少或逐渐停止。

可见，头和生殖器官有密切关联。

欧洲的凯尔特等诸多民族都认为头部可以有男性生殖器的象征作用，因此他们将敌人的头戴在自己的头上作为战利品，他们认为这样可以获得被杀掉的敌人的力量与勇气。

头部和身体虽然是对立的两极，但是对立的背后正是其共同点：上有时候就是下，下有时候就是上。

举例来说，3层楼是上还是下？对于10层楼来说，3层楼是下；对于1层楼来说，3层楼是上。那么3层楼到底是上还是下？3层楼既是上，又是下；没有上就没有下，没有下就没有上。上与下，是同一个事物。

就如《道德经》云“有无相生，难易相成，长短相形，高下相倾，音声相和，前后相随（有和无是相互依赖而产生，难和易相互对立而促成，长和短相互比较而存在，高和下相互包含而形成，音和声相互协调，前和后相互依伴）。”

头部常常代替生殖器，而偏头痛则是把性欲的问题上升转化到头部。

对于任何问题，偏激的人要么“向左走”——压抑、拒绝，要么“向右走”——夸大其词。

这两种方式看起来南辕北辙，其实是同一个问题的两极表现。例如，童年时期遭受过性暴力的人，要不紧闭自己，痛恨男人，不结婚；要不就完全敞开，谁都可以来。两者看似大相径庭，实则是一个问题，是性创伤的两个极端，两者都会迫使问题进入头部，造成偏头痛。

偏头痛患者，女性多于男性，几乎都有性方面的问题。夫妻之间也容易用偏头痛当成不想要性生活的借口，这也是女性较男性更易患偏头痛的原因。

偏头痛患者，并发便秘等消化系统疾病的比例颇高。因为他们拒绝自己的下体，他们不想看见自己的排泄物，翻阅本书“消化系统疾病”一章就会知道，排泄物代表潜意识的内容，患者不愿意看到潜意识内容，于是向上，退入到意识层面的大脑中，结果造成头痛欲裂。

我们认为意识比潜意识更安全，可是意识不能取代潜意识，而是合作共赢。身体是认识自己的一面镜子，所以“认识”的英文是understand，拆开来直译为“在站立中”，意即身体是认识的来源，可见身体对认识起到了多么大的作用。

辩证唯物主义认为：认识来源于实践。

大脑认识和掌握事物是源于身体的实践。认识与实践分开，会造成能量的阻塞，而以疾病形式来表现。

每一个活动，无论是攻击还是爱抚，从形成思想到行动，总结起来可以分成下述阶段：

1. 第一阶段：在大脑中形成一个思想；

2. 第二阶段：心脏、肺等器官开始做准备工作，如升高血压、加速心跳、加快呼吸等；

3. 第三阶段：神经传导；

4. 第四阶段：肌肉转化为行动。

每当思想无法转化为行动时，必然是相关的能量阻塞在这四个阶段之一：

1. 如果在第一阶段被阻塞，大脑中的观念被压抑，就会造成头痛（见神经系统疾病一章）；

2. 如果在第二阶段被阻塞，心脏做准备工作时被压抑，就会造成心律失常、高血压、哮喘等疾病（见循环系统疾病、呼吸系统疾病）；

3. 如果在第三阶段被阻塞，神经传导被压抑，就会造成多发性硬化症类疾病（见神经系统疾病一章）；

4. 如果在第四阶段被阻塞，肌肉转化为行动时被压抑，就会有运动系统的问题，比如关节炎。

偏头痛患者的能量往往阻塞在观念阶段，他们的性冲动阻塞在第1阶段的观念层面。

二、手淫、纵欲

精液成分是：蛋白质、葡萄糖、水。从这个角度看，一次射出的精液，营养还不如10毫升牛奶的营养丰富，所以很多人得出谬论：精液射出十次，对身体无碍事，喝100毫升牛奶，营养就完美补充。像是有理，数学算法还不错。但你仔细推敲，大有阴谋。就算给一个男人喝1000毫升牛奶，能生出几多精液？1毫升也没有。

钢铁、水泥与用这些材料建好的别墅，这两者是一样的东东么？牛奶只相当于钢铁、水泥等材料；而精子的生成，需要调动身体大量的精气神，好比别墅的建成需要调动大量的人力、物力。正如钢铁、水泥不等于别墅一样，牛奶也不等于精子。

更何况几亿个精子中的一个与卵细胞在适合的环境下结合才可能孕育出新的生命，喝奶就能补偿回精液么？喝什么补品也是补不回你一滴精液的！脑袋里有脑髓，脑髓下面是脊髓。脊髓的下面呢？是肾精。肾精、脊髓、脑髓是相通的。现代医学早已证明男子的精液、女子的白带，它们的成分和脑脊液的成分完全一致。这也证明了中医自古以来的观念——“精生髓”。

手淫、纵欲导致脑脊液的流失，导致偏头痛。天主教将“淫欲”定为七宗罪之一。法兰西第一帝国皇帝拿破仑就患有偏头疼，年轻时纵欲无度，中年以后便出现阳痿。

三、和“头儿”的关系不好

“头痛”一节我们已经探讨过“犯上”会引起头痛，而偏头痛的部位可以进一步告诉我们对谁“犯上”。

左侧偏头痛多半是因为和男性长辈生气，例如父亲、姥爷、伯父、叔叔等；右侧偏头痛多半是因为和女性长辈生气，例如母亲、外婆、姨、姑姑等。

后面偏头痛多半是和配偶家老人生气，例如公公、婆婆、丈母娘、丈人等。前面偏头痛多半是和领导不和，跟顶头上司顶牛。

头顶疼痛多半是和老天生气，怨天尤人，抱怨祖宗，抱怨国家。因为头顶是天性所居，也叫天门，这里疼的患者可能做过伤天害理的事情。

我身边好几个患者都是青春期有偏头疼，上大学离开家以后就不疼了。追问他们的病史，往往家里有管他们很严格的家长，尤其是性教育方面。教育孩子就像打篮球，您管得越严，打得越狠，孩子就弹得越高，青春期就越叛逆。

四、思考问题有失偏颇

偏头痛的英文是 hemicrania（hemi 是半，crania 是头盖骨、脑壳），字面的意思是“半个头”，代表偏头痛患者思考问题偏于一隅。

研究显示，偏头痛患者具有极度我执、轻虑浅谋、焦虑自卑、不喜欢被人呼来喝去、好胜、死板、对自己要求过高等特点。

五、爱的缺失

热血，常象征爱与情感的交流，偏头痛时颈部血管先收缩，进入大脑的血液减少，大脑供血不足，表明爱的缺失。

脑部过度扩张的血管仿佛张开的双臂在呼唤爱的到来。

偏头痛患者常常郁郁寡欢，觉得自己不值得被爱，而拒绝别人的团结友爱，但其实他们内心都极度渴望得到他人的爱。

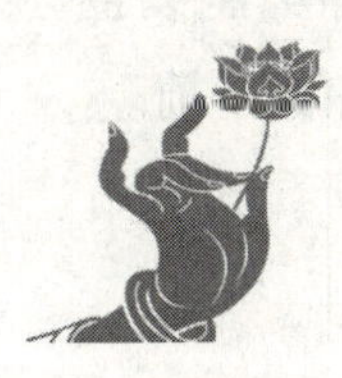

第四节 迷途失偶——眩晕

唐高宗 21 岁即位，然而，心有余而力不足，他 30 岁就开始患“风疾”，久治不愈。唐人胡璩（qú）在《谭宾录》里更详细地描述了他的病况：“苦风眩，目不能视。”

中年以后，他的健康状况每况愈下。"风疾""风眩"和视力下降苦苦纠缠着高宗，最终把他拖进历史的深渊，终年55岁。

总结一下眩晕患者的特征：

一、迷途失偶

晕眩患者往往是迷途失偶。他们仿佛走到了人生的十字路口，不知道下一步该往哪走，他们不知所措、晕头转向。例如刚离婚者、刚下岗者、刚退休者。

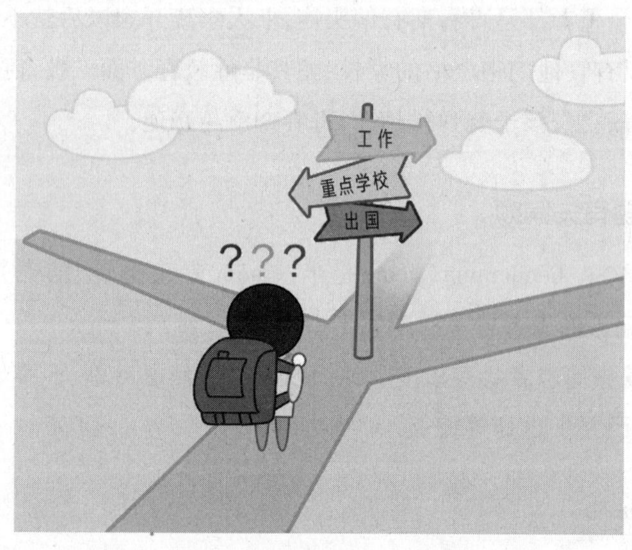

唐高宗也是如此，很多时候看不清前面的方向，处处要向武后请教。

眩晕不是简单的内耳前庭及半规管不平衡，或梅尼埃综合征所能解释的。

晕眩患者卡在生命的迷宫里，他们的晕头转向，不分前后，启动了晕眩的内在机制。

二、思想无法消化

大脑的形状很像肠道，柔软弯曲沟回，大吃大喝会造成消化不良，同样，脑袋也会因为一下装太多不适合的东西，产生"消化不良"，晕头转向，原地打转，停滞不前。

三、毫无主见，不明是非

众所周知，唐高宗是个没有主见的人，凡事由武则天作主。

古人讲："慈悲出祸害，方便出下流。"这句话的意思是：慈悲不是对好人、坏人一律不分的，对于好人要慈悲，对于坏人要用严厉的手段对治，不分好坏的慈悲和大开方便之门就会酿成"慈悲生祸害，方便出下流"。一般头脑眩晕的人，大多是些不能集中注意力、没有主见、不辨是非，不知路在何方的人，他们不能用不同的方法对付不同的人。

四、看不起人，自私自利

贬低别人，把自己抬得太高的人，血液也会随着他的心气抬高，全都涌上头部，血气膨胀，造成眩晕。

五、头部代表领导、父母、老师、宗教、政治等级别比您高的人、事、物

眩晕，就代表和权威关系不好，您经常与之对抗，或者他经常压制您、限制您。您感到恨天怨地。

我的一个朋友就有严重的眩晕，她每天就像戴着紧箍咒，任凭如何敲打、冰镇，仍像成天坐着船一样晕头转向。她不能看 LED 屏幕、理发店门口旋转的三色柱等旋转物体，每天晕得好像恍若隔世的感觉。去医院检查，没有任何问题，服用各种药也无济于事，持续了十年之久。

仔细探究一下这十年，她本来在一个非常有名的单位，周围人都羡慕她有这个名利双收的好工作，为了找这个工作，她的全家也付出了很多努力，但是她自己本人并不喜欢这个工作。她纠结了很多年，是要为了名利、为了父母，继续做自己不喜欢的事情，还是活出真正的自己？

后来她终于辞职了，但是此时的眩晕依然存在。接下来的几年，她换了很多工作并不满意，看不清人生的方向，此时，她仍旧深受眩晕的困扰。又经过了多年的摸索，她终于找到了自己的人生之路，做了自己非常喜欢的工作，不再恨天怨地。随之，眩晕也烟消云散。

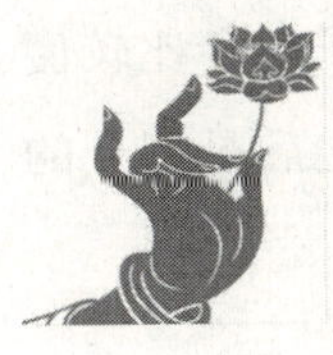

第五节 刚愎自用——脑血管疾病

爱新觉罗·皇太极，清太祖努尔哈赤的第八子。崇德六年，皇太极宠爱的宸妃病亡，他悲痛欲绝，情志不舒，头晕目眩。2 年之后，皇太极在沈阳皇宫猝然去世。

据《李朝实录》记载，“清人言于世子馆所，以为皇帝病风眩，愿得竹沥，且要见名

医。上命遣针医柳达、药医朴等。"从这段文字可以看出，皇太极患风眩。皇太极一生劳累，加上宸妃之死，血热上涌，头晕目眩，引起中风——脑血管疾病，一代君王，猝然而逝。

脑血管疾病患者都有哪些性格特征呢？

一、爱较劲，固执

如果人总是较劲、固执、思想堵塞，那么脑血管就容易堵塞，迷失方向。相反，懂得换位思考、换向思维、多角度思索的人一定血流通畅，处事清晰。有时一念之转，时常天壤之别。

二、目空无人

众所周知，知识分子是脑血管疾病的高发人群。

古时候称桀骜不驯、卓尔不群、孤芳自赏的人，为患有"痴病"。人生"知"越多，"痴"就越多。

《哥林多前书》中写道："知识叫人自高自大，惟有爱心能造就人。若有人以为自己知道什么，按他所应当知道的，他仍是不知道。"

学习知识的目的本是让人提高修养、增长见识，如果知识分子，凭借着自己知识渊博，总是目空无人，那就失去了学习知识的最初目的，也增加了患脑血栓、老年痴呆、脑萎缩等疾病的概率。

上天是公平的，看不上别人者，同样也会被别人看不上。

曾经有一个患者，年轻有为，做了领导，威风凛凛，不可一世，动辄就骂下属："你们怎么那么笨啊，长个脑袋是摆设啊？"结果，他 40 岁就得脑血栓了，自己的脑袋成了摆设。

俗话说："精三分，傻三分，留下三分给子孙。"一般而言，一个家庭，有精明的人，就会有不精明的人来平衡。如果丈夫精，妻子比丈夫还精，生出来的孩子就会比较傻了。就像太极图一样，精和傻一定要达到平衡。所以，这也是很多名人之后是傻子的原因。

心灵药方——解决刚愎自用之道

刚愎自用是指把错误归咎于他人，怨天尤人。

怪罪他人的行为，实际上是您本身的旧伤与旧伤导致的愧疚感所引起的。当旧伤浮现时，潜意识启动了自我保护机制，潜意识为了避免招致进一步的愧疚感，于是“恶人先告状”，您会先发制人地抱怨他人。

自己永远是对的，没人超过自己，是您用来医治自己旧伤的灵丹妙药。

但是这样做，就是与人为敌，会导致众叛亲离，这样的结果，您又如何开心？所以，您觉得坚持自己是对的更重要，还是与他人和平相处更重要？

认定自己是对的，其实是懦弱的表现，因为您只需要具有固执就可以达到目的。勇于承认错误的人才是真正的勇士！

您也许担心承认错误就相当于自己软弱无能。人非圣贤，孰能无过？犯错误并不可怕，可怕的是下次再犯。至少承认错误是拉近与他人距离的方式，爱比固执己见更重要。

您承认错误的时候，他人或许会笑话您、批评您，这会导致您再次回到固执己见的安全地带。改变他人的确不易，这正是挑战自己的时刻。还有人笑话您、批评您就说明这一项考试您还没有过，这些人就是您的考官。等您的这个心结真的打开了，您会发现，生命中不会再出现类似的考试。

三、控制欲

大脑是身体的司令部，掌控着全身所有行为，但是如果控制欲过强，就会被反控制，而产生脑血管疾病。

脑梗的后遗症，也进一步象征着自己有哪方面的控制欲：肢体不能动的人，表明经常用肢体控制他人，例如打人；不能说话的人，表明经常用语言控制他人，例如骂人……

四、无法解决的问题导致自我暴力

不良情绪和事件把自己堵住了，血管也会堵住。脑血管疾病患者积压了多年的负面情绪和事件而无法宣泄，最终向外攻击的矛头只好转向自己，产生对生命的排斥、自我暴力。

当一个人无法处理周围的不良人、事、物的时候，他会以患脑血管疾病的方式演戏给周围人看。

我的一个老年男性亲戚，他的老伴极度强势，这个亲戚什么都得听老伴的，而且老伴还经常破口大骂这个亲戚。他的子女也让他不尽如意。

后来，他患了脑梗，全身动不了了，老伴和子女给他喂饭、洗衣服。大家以为他痴呆了，什么都不懂，虽然伺候他，但是言语中不乏嘲讽之意。

家属们以为患者听不懂，但是为什么这么巧，患者经常几天不解大便，可偏偏家属刚刚换上新衣服、新床单以后患者就解大便，害得家属们又需重换。您嘲讽人家，人家当然就折腾折腾您，给您点颜色看看，让您洗洗衣服和被罩啊！更何况我曾看到患者自己偷偷落泪，说明患者并不是家属想象的那样痴呆，反而是头脑清醒得很呐。

有很多患了多年的植物人的患者，因为家属的深情守候和无微不至的照顾，最终被唤醒，这种案例很多。何况老年痴呆呢，家属们莫要轻视啊！痴呆患者的心理状态只是：我管不了了，我不管了，所以演戏成不能动，而并不是真正的痴呆！

在医院里工作久了，就能明显感觉到，大部分情况，患者不是死于疾病，而是死于家属。表面上看，家属给患者喂饭、洗衣服已经是对他不错了，但是心理上的创伤是喂100顿饭、洗100件衣服也换不回来的！千万不要以为患者痴呆，就可以恣意妄为地嘲讽他！

当然，回过头来说这位脑梗的亲戚，他本人的确是个特别固执的人，总是坚守自己的观点，最终导致半身不遂，全身固执、僵硬。

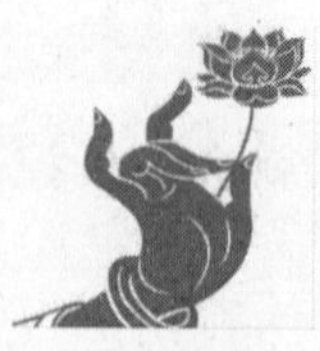

第六节 居高临下——脑肿瘤

患脑肿瘤的人控制欲非常强烈，他们绞尽脑汁想让周围世界服从自己意志，他们机关算尽，不停地希望增加自己的脑容量，以至于大脑有些地方先“肿”了起来。

有个患者，她以前在单位是领导，呼风唤雨，所有人都听她的。退休后，她也理所当然地认为几个孩子应该听她的，对孩子们指手画脚，没有尊重孩子们的自由意志。

恩格斯说：“哪里有压迫，哪里就有反抗。”这句话也被列宁、毛主席等伟人引用过。所以，孩子们并不太听她的。她绞尽脑汁思考应该怎么让孩子们听话，脑袋越想越大，结果她得了脑肿瘤，这下，所有的孩子都开始围着她转，带她看病，想要什么给什么，终于执着地实现了控制几个孩子的愿望。

心灵药方——解决固执之道

固执的人的生长过程中，曾经有许多需求没有被得到满足，多半来自童年。这些人的家长往往不懂得如何满足孩子的心理需求。

比如说，一个人小的时候，想买一条裙子，很多妈妈会对孩子说，那裙子不好看，不买。一个人越是得到了否定，就越是希望证明自己是正确的，于是小孩子就会坚持要买那条裙子，家长会再次否定。直到最后，即使小孩子心里已经不喜欢那条裙子了，仍然会坚守阵地，一定要买。

考试得了第一名，却未被爸爸夸奖，就会不停地向爸爸提示自己考了第一名……久而久之，形成坚守自己阵地的习惯，凡事都要坚持自己的意见，勇往直前，像牛一样倔强。

现在您已经无法再去找妈妈买那条裙子了，无法再找爸爸夸奖自己考了第一名，需要做的，就是自己赞美自己，只有自己才可以满足自己所有的需求，不要企图借助任何外力。

孩子们坚守阵地的原因不一定是真的需要那条裙子，而是他们的情绪、情感被否定了。其实这些孩子的家长只要学会肯定孩子的情绪，很多情况就会迎刃而解。

例如："妈妈知道，你特别喜欢那条裙子对不对?"，"宝贝儿得不到它会很失落，是吗?"……只要孩子的情绪、情感得到了认可，即使没有买所需的东西，孩子的心理也会好很多，不那么执着了。

很多家长在不知不觉中已经无数次伤害了自己的孩子却以为自己很爱孩子，而这些伤害只是因为沟通方法不当。看似一句不经意的话，第一给孩子造成了心理伤害，第二形成了孩子不良性格，第三导致孩子今后人生路上的很多挫折，例如疾病。

大家都知道，有一心理学规律叫"蝴蝶效应"：南半球一只蝴蝶偶尔扇动翅膀所带起来的微弱气流，由于其他各种因素的掺和，几星期后，竟会变成席卷美国德克萨斯州的一场龙卷风！紊乱学家把这种现象称为"蝴蝶效应"：一个极微小的起因，经过一定的时间及其他因素的参与作用，可以发展成极为巨大和复杂的影响力。

所以，教育孩子无小事。

一句话的表述、一件事的处理，正确和恰当的，可能影响孩子一生；错误和武断的，则可能贻误孩子一生。

热爱孩子的父母们，您们还要坚守自己的教育方式吗？可以学一点心理学，学一点沟通技巧吧。

有一个患者向我哭诉她姐姐从小就欺负她，她姐姐觉得父母给自己起的名字不好听，给她起的名字好听，于是就把她的户口簿偷走自己用，导致她十几岁了还是黑户，对上学造成了严重影响。不仅如此，她姐姐还处处刁难她。所有人听到她的哭诉一定会骂她姐姐可恶，但有心人却能体会到她姐姐的心酸苦楚。

其实，这是生二胎对老大的心理创伤问题。

我们可以先做个小实验：假如您和丈夫生活得甜蜜幸福，丈夫对您照顾得无微不至，有好吃的全都让您先吃，给您买喜欢的漂亮衣服，陪您玩，陪您工作……他把所有的爱都给了您。

突然有一天，您的丈夫对您说："亲爱的，你看咱们的生活过得多幸福甜蜜啊，我想再娶一位像你一样美丽贤惠的妻子，这样咱们的家会更幸福，你也可以有个伴陪你了。"虽然您不愿意，但是丈夫还是又娶了一位美丽贤惠的妻子。

您看着您的丈夫每天忙不停地给她好吃的，把原本属于您的漂亮衣服也给了她，还对您说，这衣服反正你也穿不了了，不如给她吧！丈夫本来会陪您玩，陪您工作，现在却抽出了更多的时间陪新来的妻子旅游、工作……

读到这里，您有何感受，您的老大也会有同样的感受，甚至老大的心会更痛。因为您已经成人，还可以靠自己努力生活。但是老大还是个孩子，没有生存能力，他视自己的父母比天还大，甚至比自己的生命还重要！

更有甚者，很多家长会逗老大："等妈妈有了小弟弟就不爱你了哦！"家长看似一句玩笑话，对孩子可以产生不可磨灭的、影响一生的心理创伤。

可是不明就里的家长们看到老大欺负老二，却还要骂老大不懂事，更加保护老二，这只能导致老大对老二的仇恨愈来愈深。

当出现这些家庭矛盾后，家长却赖社会风气不好、赖学校教育不好，从没想过是自己的问题。

中国曾经非常耀眼的姐妹组合——宋霭龄、宋美龄、宋庆龄，被称为"宋氏三姐妹”，对20世纪的中国产生了不可思议的影响，甚至在一定程度上推动了中国的历史进程：宋庆龄身为国母，爱国爱民；宋美龄嫁给蒋介石，权势显赫，呼风唤雨；宋蔼龄联姻孔祥熙，善于积财，富甲天下。

人们不禁对他们的父亲宋耀如感兴趣，希望知道宋老是怎么培养出个个都能力超群的孩子的。宋耀如先生用的就是“公平原则”来教育孩子们。

“公平原则”不是每个孩子平均分配，而是按需分配。比如姐妹俩分一个苹果，并不是一人一半叫做公平教育，假如姐姐说希望吃大半个，妹妹说希望姐姐多吃，那就让姐姐多吃。

很多家长不能分清实际需求，只是按照自己的理解，认为姐姐应该让着妹妹，要让妹妹多吃，或者两个人公平，一人一半。这样教育出来的孩子自然也不会懂得如何满足他人需求。

《宋耀如——宋氏家族奠基人》写道：“宋耀如喜爱孩子，让孩子按其个性自由发展。但他并非无节制地满足孩子的欲望，而是尽最大努力培养孩子的自制力。”

宋耀如先生曾说：“只要一百个孩子有一个成为超人式的伟大人才，中国就有四百万超人，还怕不能得救？现在中国大多数家长还不能全心全意培养子女，我要敢于为天下先。”

宋耀如先生的公平教育，使每个孩子都能得到最大程度的发展。但是，很多家长喜欢说这样的话：“你看你妹妹多乖啊，你再瞧瞧你！”这种攀比式的教育必然导致同室操戈。

同室操戈的例子不胜枚举：

曹操死后，儿子曹丕即位，曹丕嫉妒弟弟曹植的才华，想找个借口将曹植杀掉。就跟曹植说：“你我是兄弟，以‘兄弟’为题在七步之内做诗一首，但诗中不许提‘兄弟’二字。如果能作出诗，便免你一死。”曹植不假思索，作诗一首：“煮豆持作羹，漉菽以为汁，萁在釜下燃，豆在釜中泣，本自同根生，相煎何太急。”

兄弟相残，何其惨烈、形象乎！

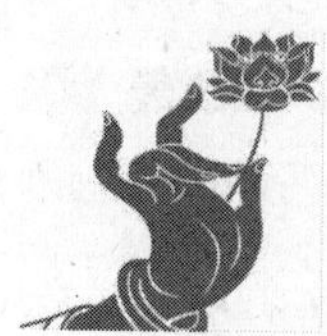

第七节 文过饰非——记忆力减退

一、卷土重来

大多数人，或多或少都会在某种程度上忘记某事，其中尤以不愉快的往事最为明显，这叫做“选择性遗忘”。

往昔不堪回首之事，太叫自己汗颜，悔不当初，不再值得留念，我们重整旗鼓，卷土重来未可知。所以，遗忘也代表我们希望东山再起的决心。

二、文过饰非

您如果总是担心别人会知道某件事情，就会千方百计说谎话，来圆满这件事情，但是一句谎言又需要一百句更漂亮的谎言来圆，可以想象，这是一件非常辛苦的事情。对于这种涂脂抹粉、文过饰非的人来说，最简单的办法就只有强迫自己忘记那些事情，从记忆中删除，就当没有发生过，才不会让自己的脑袋越来越大。让自己的大脑每天编排这些所谓“华丽的言语”，久而久之，纸里包不住火，又不能自圆其说，各种记忆模糊，自然就真的记忆力不好了。

心灵药方——解决说谎之道

有些人以为“善意的谎言”不算说谎。

比如，家里人患了癌症，家属对他隐瞒真相。表面看家属是为了患者好，其实这种行为剥夺了患者的知情权，也剥夺了患者重新觉悟人生的机会。

所以即便是善意的谎言，说谎者同样会遭受良心的折磨，久而久之会产生各种疾病。

其实，这世界不存在绝对的真理和谎言。

例如，“三角形内角和等于180°”这个定理只适用于平面几何；在凹曲面上，三角形内角之和小于180°；而在球形凸面上，三角形内角之和大于180°。

让我们回顾历史，在亚里士多德时代，所有人都认为太阳绕着地球转，大地是平的，谁说出相反的话就会被残酷地烧死。那么，“太阳绕着地球转”到底是真理还是谎言？哥白尼提出“日心说”，推翻了居于统治地位的“地心说”，那么“太阳是宇宙的中心”到底是真理还是谎言呢？什么是真理，什么是谎言？其实真理与谎言是相对存在的，您只要说出不让自己的良心受折磨的“事实”就可以了。

同一句话在一个时空中是真理，在另一个时空中可能就是谬误。

世界上没有绝对的真理，只有相对的理解。

对于心理咨询师来说，能够让来访者茅塞顿开，解除心病的话语就是真理；让来访者更加迷茫，更加心痛，加重了原本的创伤的话语，就是谬误。不管那些话语在客观世界中是真理还是谬误。

另外，很多家长亲自把自己的孩子教育成了说谎者，却还在千万次地问，我的孩子为什么总是说谎？

小乔治过生日的时候，爸爸送给他一把小斧头。小乔治可喜欢了！他想，既然父亲的大斧头能砍倒大树，我的小斧头能不能砍倒小树呢？他看到花园边上有一棵樱桃树，举起小斧头向樱桃树砍了下去……

一会儿，爸爸回来了，看到最心爱的、花费了很多心血才养起来的樱桃树倒在地上，愤怒无比。他问小乔治：“是谁砍倒了我的樱桃树？”小乔治明白自己闯了祸，可他还是向爸爸承认是自己砍倒的。

爸爸听了小乔治的话，不仅没有打他，还一下把他抱起来，高兴地说：

“我的好儿子，爸爸宁愿损失一千棵樱桃树，也不愿你说一句谎话。爸爸原谅诚实的孩子。不过，以后再也不能随便砍树了。”

这个孩子后来成为了美国第一任总统，他就是乔治·华盛顿。

再看看我们中国的很多家长是怎么教育孩子的，当孩子承认自己的错误以后，家长们就会不分青红皂白一通暴打，于是在孩子心中种下了根深蒂固的种子：说实话要挨打。很多人长大成人后依旧保持着说谎的习惯。

所以，亲爱的父母们，当发现自己孩子说谎的时候，正是检讨自己教育方法的时候了。

三、因循守旧

有个朋友已经快70岁了，总认为自己老了，什么也不要学了，孩子们教她开通微信，她觉得太难了，懒得学。

一次出国旅游，她和团队走散了，自己的手机出国后就打不通了，又没有微信，语言又不懂，这下可急坏了。

从来不会看地图的她买了张地图；一直转向找不着北的她突然分清了东南西北；一向记忆力不好的她想起来包里还放了一张宾馆的名片。她打车回到宾馆，又找到了团队。

出国回来后，她突然发现自己记忆力变好了，也开通了微信，现在也成了“手机控”。

其实，每个人的潜力都是无穷的。

记忆力不好的人最大的失败之处在于总是暗示自己：认为自己的记忆力不能够变好。

所以，如果想让自己的记忆力好，就一定要不停地暗示自己：自己有非凡的、超强的记忆力。

四、傲慢

记忆力好的人，常常看不起别人，嫌弃人家记忆力不好。

每次嫌弃别人记忆力不好的时候，大脑便会记住记忆力不好的负能量，并不断编程，最终导致自己的记忆力不好。

五、口头禅

有些人总是将“我忘了”“我不记得了”“我的记性怎么那么差”这些口头禅挂在嘴边，每说一次，大脑就接收一次信号，让您的记忆力差一点，久而久之，记忆力越来越衰退。

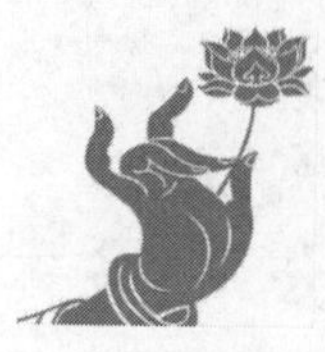

第八节 人生如戏——老年痴呆

老年痴呆也是人们惯于表演的一种疾病。患者对很多人、事、物感到愤怒，却又无力改变，只好回到类似童年时代的所谓“安全”之中。在老年痴呆的遮掩下，患者可以逃避苦难、索取照顾。患者随意大小便,往往是在表达对照顾者的不满,或者对所处空间恐惧,因为说不出来,只好以这种行动来抗议,掌控他人。

我们一定注意到了,老年痴呆患者似乎和我们没有生活在同一个时空舞台,而是神游穿越在另外一个时空上,那个时空是什么舞台剧?

平时,我们将自己的意识集中在外界各种人、事、物上,而没有注意到很多信息已经无意中悄无声息地进入我们的潜意识里。老年痴呆患者正是将自己的意识退入了潜意识的当中,所以,我们可能会发现患者会做出一些反常的事,说出一些反常的话语。但其实我们每个人都有潜意识,之所以我们看起来比较正常,只是我们还把自己控制在意识层面而已。

所以,我们完全没有必要嘲笑、看不起老年痴呆患者,而是要充分理解他们内心的苦痛,像慈母对待不讲理的小孩一般支持、呵护患者,尽量在情感层面上互动。只要保证患者不会伤到自己或别人,大可以任他神游,甚至可以和他一起友情表演。

即便是动物,也会与人感应,何况人呢?患者在潜意识层面也可以感受到您对他的态度,感受到您对他的浓浓爱意。

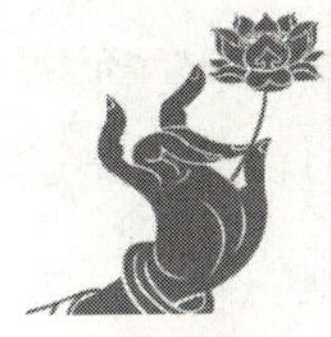

第九节
精疲力尽——瘫痪、麻痹

慈禧太后在69岁那年,得了“吊线风”(面瘫),口眼歪斜。经过治疗,口眼歪斜稍微好了一些,可脸上抽搐一直不好,用了多少方子和医治办法也不见效,落了这个病根,一直到死都没有恢复。

盘点一下瘫痪患者的心理特征:

一、无力感

“瘫”的声符为“难”,象征瘫痪的患者已经积压了很多难以处理的事情。每积压一些“难”,就会得一种病,如高血压、中风等,但是这些疾病如果没有引起患者的注意,继续累积,终于有件难事成了压倒骆驼的最后一根稻草,患者精疲力竭,再也支撑不住了,就会瘫到床上。瘫痪是无力感的最佳表现方式。

二、偃旗息鼓

瘫痪患者往往在患病前做了很多自己不愿意做，又由于各种原因而不得不去做的事情。一次两次还好，次数多了，心灵就会发生扭曲，失却真实的自己，最后，人生就像演戏给别人看一般。

终于有一天，患者发现自己装得太累了，再也不想演了，瘫痪就找上门来了，再也不用演戏了，可以名正言顺地“息影”了。

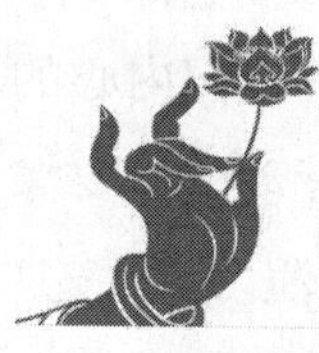

第十节 深信不疑——晕动病

晕动症的深层原因是潜意识的恐惧。患者因为各种原因，不得不离开熟悉、安全的地方，便出现了对未知事物的恐惧。

您一定发现了，开车的司机不会晕，因为方向盘在他们手中，他们控制车辆，充满自信；也是由于这个原因，在火车上不会晕车，因为火车是严格按照固定的轨道线路运行而不能随意改变，所以有很多人干脆认为这才是最安全的交通工具。

相信世界，相信他人，相信自己，是治疗晕动病的灵丹妙药。

有位患者曾经这样说：

我从小就晕车晕得很严重，吃药也不管用，在一次长途旅行中路的景色很美，我完全被路上的景色吸引了，到达目的地后，我才发现自己居然没有晕车，也是从那时起，我知道了只要放下心中的恐惧，晕动病自然会消失。

把自己的生命放心托给操纵交通工具的人，前提是先要信任自己，要放松，顺其自然。只管放心享受所有新的感受，不论您到了天涯海角，您都是在自己的世界中旅行，没有离开自己的世界。在旅行中，您所了解的只是自己未知的事物，而并非这个世界的未知的事物。当您明白了这一点，所有的恐惧都会消散，好奇心则随之而来。

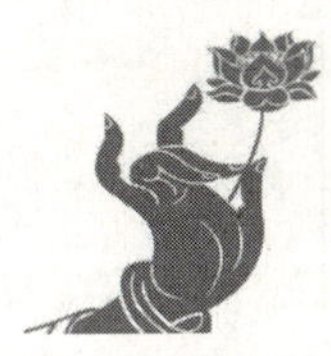

第十一节
留白艺术——注意力分散

留白，指书画艺术创作中，为使整个作品的画面、章法更为协调、精美，而有意留下相应的空白，让欣赏者留有自己想象的空间。美术大师往往都是留白的大师，方寸之地亦显天地之宽。

南宋马远的《寒江独钓图》，只见一幅画中，一只小舟，一个渔翁在垂钓，整幅画中没有一滴水，却让人感到烟波浩渺，满幅皆水，予人以想象之余地。如此以无胜有的留白艺术，具有很高的审美价值，正好像"此处无物胜有物"。

美丽的人生，需要留白；幸福的婚姻，也需要留白。留白是对另一半的尊重，是对另一半的理解，留下一点空白，给爱情喘息的机会，你尊重我，我理解你，不说爱情，胜过爱情；友情需要留白，君子之交淡如水；为官也需要留白，和珅再狡猾，不懂留白，不是也被"嘉庆吃饱"了吗。

注意力分散与不懂留白有很大关系！患者的大脑总被各种计划或想法充斥得满满的，走路的时候大脑飞转；吃饭的时候大脑飞转；睡觉的时候大脑也飞转；大脑无有停歇之时，不知道注意力放在了哪里。

而不懂留白的心理成因是：避重就轻。

患者不愿面对最核心问题，因为那使人痛苦；结果让可有可无的事物密密麻麻地塞满大脑，从而对核心问题就没有时间应付了，只能囫囵吞枣地一带而过，表现得精神涣散，毫无生机勃勃之相。

这种逃避的习惯，不仅无法认识到真正的自己，还很容易让自己神经衰弱，导致注意力分散，上课无法专心听讲，作业一塌糊涂，考试成绩自然无法提高。

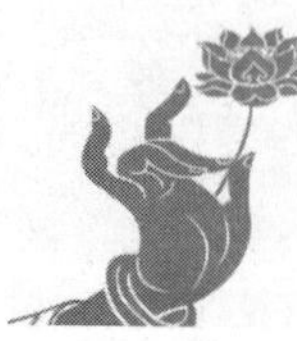

第十二节 爱恨情仇——倦怠

容易困倦的人,表现为“爱、恨、情、仇”四个方面:

1. 爱的事情特别多,对事情期望值太高,胡子眉毛一把乱抓,忙不过来,就倦怠了;

2. 恨的事情特别多,排斥生活,感到生活乏味,缺乏爱,也倦怠了;

3. 情难自拔:缺乏足够的勇气和信心,要是安排点事给他们做,他们一定会反问道,我能行吗?哎呀,我可不知行不行哟。特别易产生倦怠感;

4. 仇的事容易产生倦怠:比如,听自己讨厌的长篇报告,非常容易困倦;有的人不愿看书,拿起书来读,很快就会睡着了,看书成了一种绝妙的催眠术。但是,看本书不一定能睡着。

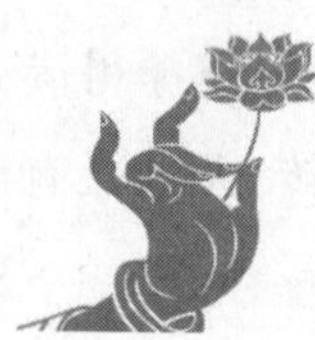

第十三节 痛不欲生——神经痛

一、对于沟通感到极度苦闷

神经传导信号,起到沟通的作用,神经痛的时候,也代表患者无法处理某个人、事、物,简直感到犹如折磨一般,不用见到那些棘手的人、事、物,哪怕只要想想,神经就痛了起来。

二、对于罪恶感的惩罚

人类是唯一有罪恶感的生命,其他动物都没有。罪恶感是最让人受折磨的一种感觉,一旦生活在罪恶感的纠缠之下,人们可能寝食难安、焦虑、愤怒、抑郁、疼痛。

罪恶感的形成分为四个阶段:

1. 我做错了事，错误是我造成的。——承认错误阶段；

2. 我绝对不该做错这件事。——自我否定阶段；

3. 我做了错事，我是一个草包，一个窝囊废，朽木不可雕也。——重新自我定义阶段；

4. 身体疼痛，例如神经痛。——自我惩罚阶段。

本来只是做错了事，改过自新即可，结果聪明的人类却演化出种种严重的后果。可见返璞归真的重要性啊！

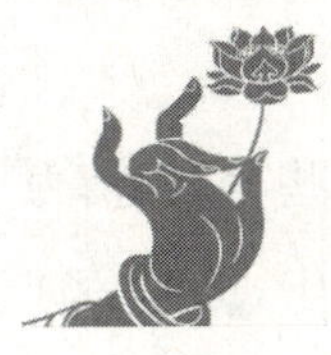

第十四节 犹豫不决——抽筋

内心有所期盼，而实际行动又不能实现期盼的内容，意识给肌肉传下命令去做那不得不做的事情，潜意识又在打退堂鼓，也不知不觉地传递给了肌肉，让它不要去做，在这一进一退、犹豫不决之间，肌肉打起了架。

思维的流畅性，关系到肌肉的流畅性。有句俗话说得好："当断不断，不是好汉，当绝不绝，不是豪杰。"

解决犹豫不决、徘徊不定之道请翻阅本书"循环系统疾病"一章"心脏早搏、停搏"一节。

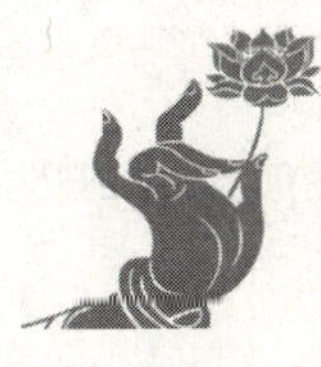

第十五节 大脑罢工——癫痫

1953 年，Bryang 曾写了《天才与癫痫》一书，书中记录有 20 例历史名人癫痫患者，其中有数学家、哲学家、作曲家、甚至帝王将相等等。

例如：世界著名的哲学家苏格拉底、政治军事家亚历山大、凯撒大帝、拿破仑、发明家牛顿、化学科学家诺贝尔、画家凡·高、教育家彭如玉等等都是癫痫患者，为何癫痫如此青睐他们?

癫痫是慢性反复发作性短暂脑功能失调综合征。以脑神经元异常放电引起反复癫痫性发作为特征。

异常放电,表明累积已久的压力使得大脑中的电路负荷过重,脑电波蹿得太快,走正常路线太过辛苦,只好寻求近路,抄小道,最终导致“短路”,大脑累得希望“罢工”。

其实很多事情我们本可以轻松应对,然而患者却过度夸大事情的重要性、严重度,甚至所有可能发生的可能,一一罗列,自己给自己找了很多压力。有没有想过自己给自己那么大压力的原因是什么呢?

癫痫患者大脑中电流窜来窜去,肢体失去控制。也代表患者过度注重脑力思考,而忽略了肢体脚踏实地,一步一个脚印的重要性。

癫痫同样是我们获取关爱的一种途径,癫痫发作时,亲朋好友会多花些时间、精力来照顾患者,患者也有了借口逃避困难。患者如果尝到了甜头,不知不觉中,反而会加重了癫痫的发作。

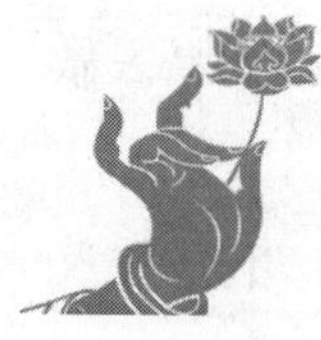

第十六节 作茧自缚——多发性硬化症

包裹在脑髓或脊髓神经纤维束四周的保护膜发炎,一个或多个肢体局部无力、麻木、刺痛或单肢不稳,单眼突发视力丧失或视物模糊(视神经炎),复视,平衡障碍,膀胱功能障碍(尿急或尿流不畅)等,某些患者表现急性或逐渐进展的痉挛性轻截瘫和感觉缺失。

这种病宛如一步一步将身体囚入牢笼中一般,我们的活动余地无可奈何地被一步一步剥削。

发炎,意指我们心中升起的战火硝烟,(见本书“全身系统疾病”一章“炎症”一节)。多发性硬化症的炎症影响全身,代表患者心中的战火也遍及全身。

也许我们追求自由没有成功,而退避三舍,不敢前行;也许我们无法承认或不希望面对内心真正的情感而作茧自缚。

长期压抑情感,不仅我们变得无能为力,我们的神经传导也变得无能为力。

每一个活动,无论是攻击还是爱抚,从形成思想到行动,总结起来可以分成下述阶段：

1. 第一阶段：在大脑中形成一个思想；

2. 第二阶段：心脏、肺等器官开始做准备工作，如升高血压、加速心跳、加快呼吸等；

3. 第三阶段：神经传导；

4. 第四阶段：肌肉转化为行动。

每当思想无法转化为行动时，必然是相关的能量阻塞在这四个阶段之一：

1. 如果在第一阶段被阻塞，大脑中的观念被压抑，就会造成头痛（见神经系统疾病一章）；

2. 如果在第二阶段被阻塞，心脏、肺脏做准备工作时被压抑，就会造成心律失常、高血压、哮喘等疾病（见循环系统疾病、呼吸系统疾病）；

3. 如果在第三阶段被阻塞，神经传导被压抑，就会造成多发性硬化症类疾病（见神经系统疾病一章）；

4. 如果在第四阶段被阻塞，肌肉转化为行动时被压抑，就会有运动系统的问题，比如关节炎。

此病即发生在第 3 个阶段：神经传导层面被阻断。那分布得密密麻麻的神经纤维，犹如密密麻麻的绳索般将自己捆绑住，越缚越紧，最终失去自由。

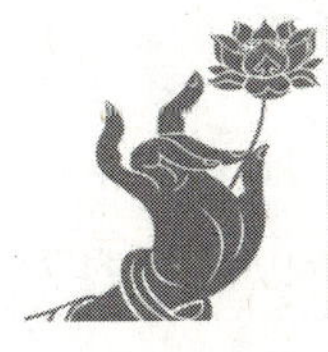

第十七节 伏低做小——坐骨神经痛

一、伏低做小

身心的联结关系可藉由物理学中“机械能守恒定律”来模拟：

机械能是动能与部分势能的总和，机械能相当于一个人总体的能量，动能相当于心理的能量，势能相当于身段的高低。

当放下身段，身体势能低时，可以提升一个人心理的动能，满腔热血、充满爱意。

当身体势能过高时，总是忙不停歇、过度付出，也代表这个人心理的动能过低，即自卑情结。

坐骨神经痛患者发作时,会让忙不停歇的身形变为臣服般的姿势,这反映出患者内心地位的卑微,应该提升自我价值感。

二、恐惧感

包括对钱财的恐惧,对未来生活压力的恐惧。

三、鸵鸟心态

神经是体内各个细胞、组织、器官之间的沟通管道,坐骨神经痛首先是下背部酸痛和腰部僵直感,以后逐步向下,沿大腿后侧、腘窝、小腿外侧和足背扩散。也就是说,坐骨神经痛逐渐阻止患者的行动,代表我们所做之事造成内心痛苦。

然而,发病部位在后背最下端,代表我们压根就不想承认自己的痛苦,不停地逃避、压抑,犹如鸵鸟的心态,藏头不顾尾,不面对、不处理、不沟通,直到压抑到身体最下端。

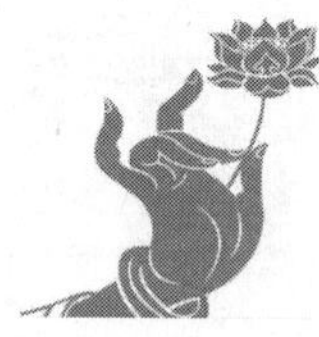

第十八节 落入陷阱——肌痛性脑脊髓炎

肌痛性脑脊髓炎(ME)又称为慢性疲劳综合征,是现代的文明病。

在中高收入、有较高的教育背景、三四十岁的年轻人群中发病率高,所以被形容为“雅皮士感冒”。

脊髓负责将大脑的指令送往全身各处,脊髓出现问题,也象征着理想转化为现实的过程中遇到了障碍。这些事业有成,踌躇满志,恃才傲物的“雅皮士”们,强迫自己爬得更高,飞得更远,争取更大的成就,然而,理想转化为现实的过程中遇到了障碍,心有余而力不足,最终形成肌痛性脑脊髓炎,造成肌肉的过度疲倦、疼痛。

“ME”刚好也是“我”的意思,这类患者比较以自我为中心。

他们沉浸在自己的世界里,只关心挣钱,追求自我舒适的生活,而不关心政治和社会问题。

他们希望自己鹤立鸡群,害怕自己微不足道,而这种心态的深层次的原因是:自卑。

自卑可能导致他们做自己不愿意做的事情，尽最大努力迎合、满足他人的希望，急功近利而最终落入重重陷阱，无法脱逃。

肌肉的疼痛和精神上的崩溃象征着他们已经精疲力竭、一蹶不振，希望放弃一切。

“ME”为他们找到了一个避风港，他们找到了合适的理由不用再去找工作、不用社交，将自己的卑微感恰当地隐蔽起来。

第八章

内分泌系统疾病

内分泌系统的作用是将无形的能量，例如内分泌细胞分泌的激素，转化为有形的物质，例如机体的生长发育和各种代谢、保持内环境稳定、影响行为等。内分泌学的英文是Endocrinology，源自于希腊文中的“内在”，这个含义刻画出内分泌系统疾病的心理含义：内在出了问题。

失之毫厘，谬以千里，内分泌有一点点的失调，身体的外观将有明显差别。一个人内在出了问题，一定会非常明显地反映在外在上面。例如工作不顺、家庭不和、身体生病，生活变得杂乱无章。

而内分泌失调最主要的原因是：自己对自己相逼。

内分泌疾病患者通常是某种狂热分子，如控制狂——无论大事小事由他包办；揽权狂——不信任别人，大事小事亲力亲为。这些行为背后的个性多是紧缩型、非扩展型，总担心自己缺乏资源，导致防备心过强，故步自封，或自我膨胀。这些人拥有强悍精明的外部特征，面部线条僵硬分明。

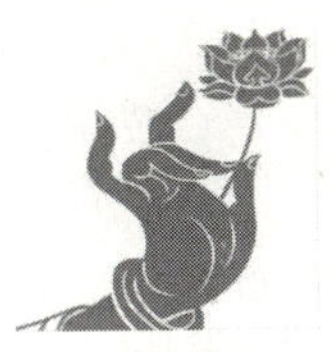

第一节 甲状盾牌——甲状腺疾病

一、生活节奏与价值缺失

甲状腺是人体最大的内分泌腺。

甲状腺犹如体内节拍器，保证生理规律的正确性，若内在要求、外在压力等刺激过多，就易荒腔走板。生命节奏易受环境所影响，但对身体影响更大的是自己内心的节奏。一旦抓不到自我步调，容易出现甲状腺机能问题。因应现代主流价值的号召，而义无反顾投身快节奏的现代人，应该慢慢找回自己的节奏与价值。

例如有位患者说，她的老板总是派她去做本不属于她的工作，她自己的工作还做不完呢，却要一会去这出差，一会去那开会，她的生命节奏完全被老板掌控了。这就叫做“心随境转”。表面上看，是老板掌控了她的节奏，但实际上，是她自己没有找到自己内心的节奏，只好围着外境团团转，甲状腺也长了结节。

经过心理辅导，她最终达到了“境随心转”的境界：当她早晨一睁眼、自然醒的时候，正是该起床上班的时候，而非被闹铃吵醒、挣扎着去上班；当她希望去外地逛逛的时候，老板就会派她去出差；当她的生命节奏适合开会的时候，就会开会。她享受到了人生的美好，甲状腺结节也全然消失。

二、有感到羞耻的事件

甲状腺的形状犹如盾甲，故名“甲状腺”。盾甲是用于防卫的，代表的心理含义是：过往的人生中曾经有被侮辱的事件发生，通常也跟性创伤有关，以至于患者无法相信他人，拿起盾甲防卫。这种患者没办法为自己而活，通常是为别人而活，通常也会觉得性是很可耻的。

三、害怕要说的话不够重要

甲状腺位于喉部，象征着创造性的自我表达能力。甲状腺疾病说明您在自我表达方面有问题。担心自己要说的话没人听，把想说的话压抑下来已经有一段时间了。

症状严重程度或持续程度会让你知道压抑有多严重、有多久了。

金牛座是具有美好嗓音的星座，但是，如若被压抑，就会产生疾病。所以，金牛座的人易患甲状腺疾病。

心灵药方——解决受创伤之道

美国心理学家卡普曼发现，每个人心中都有一个这样的三角戏剧：受害者－迫害者－拯救者。

“迫害者”贬低别人，把别人看得较低下、不好。

“拯救者”也是把别人看得较低下、不好，但他的方式是从较高的位置提供帮助给别人，他相信“我必须帮助别人，因为他们不够好，无法自己帮助自己”。

而“受害者”则自认自己较低下、不好。有时受害者会寻求迫害者来贬低自己，或寻求拯救者提供帮助，而肯定自己“我无法靠自己来解决”。

甲状腺患者就是典型的“受害者”。当他们受到创伤的时候，认为创伤是冲着自己来的。

父母吵架的时候，很多孩子会认为是自己导致他们吵架；父母因为工作或者其他事情不开心的时候，孩子会认为是自己表现不好惹得父母不开心。

受到创伤的人，从小已经习惯于扮演受害者角色。其实，当别人骂自己、打自己的时候，是那个人自身的情绪、各种问题没有得到解决，与自己无关。

聪明的人不会将他人的过失引到自己身上，所以，世界上没有一个人可以伤害到自己，除了您自己。

宽恕所有带给您伤害的人，创造自己真正想要的生活方式。

安全感是自己制造的，我在精神上永远是充实的，我永远生活在被保护中。

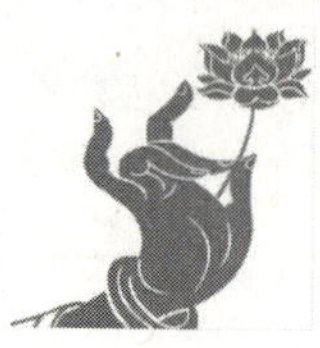

第二节 虚耗辟除——甲状腺功能亢进

一、人工压力

美国前总统乔治·布什是甲亢患者。

美国著名心理学家奥利弗·詹姆斯对小布什的行为举止进行了深入剖析：小布什活在父亲的阴影里，有严重的自毁倾向。老布什是美国公民心目中的完美偶像，他的成功使得他的儿子有些相形见绌。

年届四十的小布什还是个一事无成的酗酒青年。他的情绪低落，以至于连生死都全然不在乎。他的弟弟杰布·布什指出了问题所在："许多像我们一样有这么优秀的父亲的人都会有种失败感。"

小布什的母亲芭芭拉·布什被她的密友形容为"摧枯拉朽式的凝视"和"利剑般的反击"。她的性格是极坚强的，她是家中的绝对权威，并且营造了一种高度竞争的家庭文化，无论是投圆片，还是棒球，孩子们在各个项目中的表现都被保存在"家庭比赛成绩表"里。

小布什在孩提时代就形成了一种被心理学家称为"极权性格"的毛病。

甲状腺可以控制使用能量的速度和强度，当人们遇到压力时，甲状腺素会分泌增多，以加强帮助我们完成重大任务；相反，生活安逸时，甲状腺素就会回复正常水准。

人类诞生之初，便有压力产生，而这种压力是自然的。比如被老虎追的时候，我们的心率加快，血压增高，力量更大，反应更敏捷，以保证身体逃脱困境。

后来，人类逐渐产生了人工压力，也就是说，外界没有压力，是人类自己的内心产生的压力，例如"谈虎色变"就属于人类独有的心理压力。

甲亢患者的压力就属于"人工压力"，他们的压力不仅仅由外界产生，更多的是来源于自己的内心。

内心的压力从何而来？每个人的内在都有许多行为驱动力，这股驱动力可能来自生命底层的生理需要、安全需要，也可能是为了爱与归属的需要、尊重的需要，也可能是为了高层的自我实现的需要，这些驱动力让身体随时处于较紧张的备战状态。

就像小布什一样，总是感觉自己不够好，努力做得更好的时候，依旧觉得不够好，于是大脑刺激甲状腺不停歇地工作，过度分泌甲状腺素，即使当生活中的压力没有那么大时，他们却还是处于亢奋状态，随时整装待发，那个潜在的、隐形的"催命鬼"已经深深地植入甲亢患者的潜意识中。因而造成甲状腺结节、甲状腺功能亢进等疾病。

然而，此时外面的生活却没有那么大的压力，患者有力没处使，就像空挡狠踩油门、空转引擎、虚耗能量的汽车。

因此，"虚耗辟除"是甲状腺功能亢进患者需要学习的功课。

二、逃避责任

甲亢患者渴望过像孩子一样自由自在、毫无牵挂、不需负任何责任的生活。可是在童年时期，父母对自己的高压导致他们无法拥有这样的生活，于是他们从童年开始，就学会了佯装忙碌，让自己永不停歇，以满足父母对自己的期望。也代表了比较自私和自我中心的态度，患者会让自己保持忙碌以避免面对责任。

如果说甲亢患者是以一种亢奋、激进的方式应对生活的话，那么甲状腺功能减退的患者则是以一种无望、失败主义、消极、软弱的方式应对生活，什么事都引不起他们的兴趣。甲状腺功能减退与甲状腺功能亢进好似阴阳两极，为一个事物的两个极端。

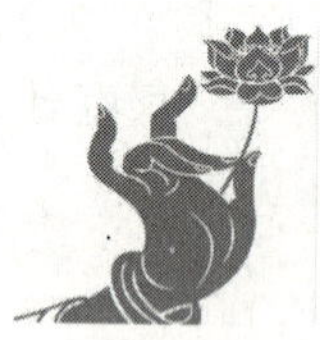

第三节
如鲠在喉——甲状腺结节

肿大的甲状腺可能会阻塞气管，有被勒住的感觉，甚至窒息。

表明此病患者正在承受生活中的窒息感。患者担负了太多的责任而压得自己喘不过气来，甚至被压垮生命。

确切地说，周围的人并没有压迫您，而是您借助周围的人来压迫自己。您有一种感觉，觉得生活、周围的人在攻击您。您认为别人总是在欺负您，并且您无法逃脱，不得不忍受这种侮辱。

您对别人给自己的压迫怀恨在心，有口难辩。

您感到自己总是遭受挫折，无法实现理想，您觉得自己是个牺牲者，一个没出息的人，一个不受欢迎的人物。常常感觉自己被生活撕裂。

我的一个患者向我哭诉，她总是被人呼来唤去，本来是其他同事应该做的事情，领导却让她做，她不愿意，领导就骂她，她只好去做，其实她自己还有很多工作需要做呢，只能每天加班到凌晨，她有口难言。

该患者之所以会感召这样的工作，也是因为她的内心中有一种根深蒂固的观念：只有拼命工作、压抑自己，才能保住这个工作。

酗酒者的妻子常患甲状腺结节。因为她们积存了更多的未表达出来的消极意念和情绪、怨恨及要求，如鲠在喉，结成肿块，甚至会有窒息感，危及生命。

这种情况不仅仅出现在酗酒的家庭里。

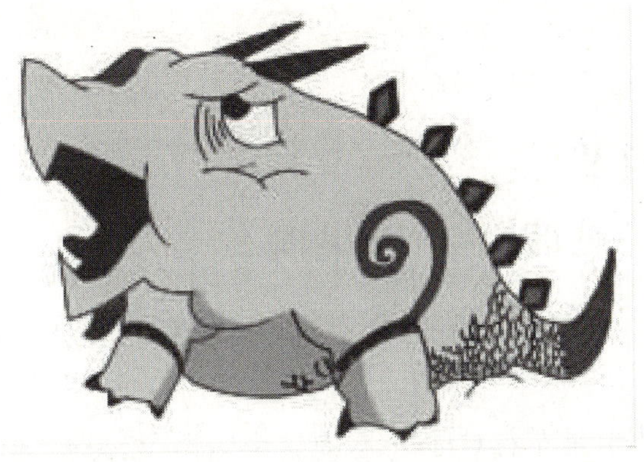

心灵药方——表达自己、赞美自己

第一步，学会关心自己，了解自己的愿望和要求，学会开诚布公地把它们表达出来。

比如刚才提到的那个患者，她需要学会表达自己的真实感受，例如，她需要对领导或者同事表达：让自己做本不属于自己的工作这件事，使自己感觉非常委屈、非常压抑，自己不希望做不属于自己的工作……将这些感受表达给领导或者同事。

第二步，治疗甲状腺结节最好的药就是做回你自己，赞美你自己。

请您站在镜子前，面对自己，赞美自己。比如："我爱我的眼睛，它可以让我欣赏这五彩缤纷的美丽世界。""我爱我的手，它可以让我做精细的工作。""我爱我的脚，它可以让我环游世界。"总之，从头到脚，彻彻底底地赞美自己一番，考验一下自己可以找到多少个值得赞美的地方？

刚开始，您也许觉得您站在镜子面前傻乎乎的，并且会涌现出一些不良情绪，没关系，想哭就哭，想笑就笑，尽情释放自己的情绪！继续下去，即使是自己不喜欢的部位，也不要气馁，也要赞美它，把情感放进去，真心地赞美。

现在您可能觉得顶多只能找几十个吧！加油！你会不知不觉就找到几百个！继续加油！我的一个朋友曾经找到了他身体上5000多个值得赞美的地方！

这不是夸大其词，只要用心，您会发现很多平时没有发现的美，您会感受到很多从来没有过的愉悦感受，更会有意想不到的意外收获！

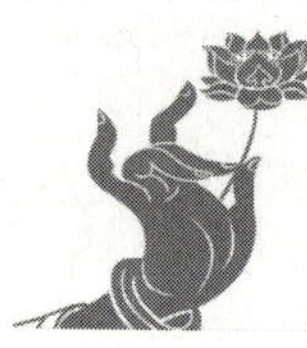

第四节 第三只眼——松果腺

人的脑结构基本上是左右对称的,只有这个叫做“松果腺”的组织独一无二,而且正处于脑的几何中心。

松果腺含有类似视网膜的感光细胞,能接受光刺激,和人的心智状态很有关联,心智状态越高,它越如水晶般晶莹剔透,心智状态越低,它越晦暗甚至消失。

所以,法国哲学家笛卡尔称它为“人类灵魂的座椅”,因此又有“第三眼”之称,直指精神之地,向内寻求超凡的智慧。

同时,松果腺中含有抗性腺激素,在幼年有抑制性成熟、抑制生殖器官发育和阻碍性征出现的作用。

我们常说性欲和精神领域是形而下和形而上的关系。

《易经》中云“形而上者谓之道,形而下者谓之器(形而上,指在天象地形上存在的抽象原理,其名曰‘道’;形而下,指天地变化、阴阳交感所生的具体事物,其名曰‘器’)”。

性欲活跃的人,必定不够注重精神追求;精神追求高的人,必定不够注重性欲,两者很难同时发生。

故而松果腺的抗性成熟的作用进一步证明松果腺和形而上的紧密联系。

这个腺体功能开发得好,便再也不盲目依赖或追求形而下的感官享乐和物质占有;反之,如果这个腺体出现疾病,也代表过于追求形而下的东西,患者生存的目的只是吃喝、工作、生育,而忘记了我们来到这个世界的本初目的,忘记了探求人生的真谛。

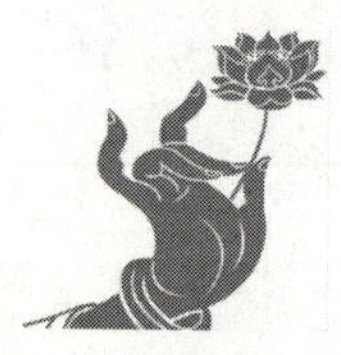

第五节 承上启下——脑垂体

脑垂体是人体最重要的内分泌腺。

脑垂体负责分泌很多种激素，如生长激素、促甲状腺激素、促肾上腺皮质激素、促性腺素、催产素、催乳素、黑色细胞刺激素等，还能够贮藏下丘脑分泌的抗利尿激素。这些激素对代谢、生长、发育和生殖等有非常重要作用。

如果说松果腺是“形而上”，那么脑垂体就是从“形而上”向“形而下”过度的通道。

如果说松果腺是精神之地，那么脑垂体就是精神之地和世俗之地的连接者，能够将无形的力量与智慧转化为有形的身体成长。

脑垂体患者无法将形而上的精神领域和形而下的世俗领域很好地沟通、连接紧密。

第九章

血液系统疾病

《水知道答案》是由江本胜博士所著的系列书籍。

该书曾在中国风靡一时，被誉为是一本“与《时间简史》同样神奇的科普读物”。在书中，作者用拍摄的122张水结晶照片提出：水不仅有自己的喜怒哀乐，而且还能感知人类的情感。

所有的这些形状各异的水结晶照片都是在零下5度的冷室中以高速摄影的方式拍摄而成。研究员在装水的瓶壁上贴上不同的字或照片让水“看”，结果不管是哪种语言，看到“谢谢”“爱”“感恩”的水结晶非常美丽；看到“丑恶”或者“烦”的水结晶破碎而零散。

江本胜博士认为水感受到了真、善、美，水结晶就显得十分美丽；当感受到假、恶、丑等负面的情感时，水结晶就显得不规则且丑陋。

而构成人体的60%~70%是水，所以当人们感受到真、善、美时，身体中各个细胞及血液中的水就会变得健康、快乐；人们感受到假、恶、丑时，身体中的各个细胞及血液也会生病、悲伤。

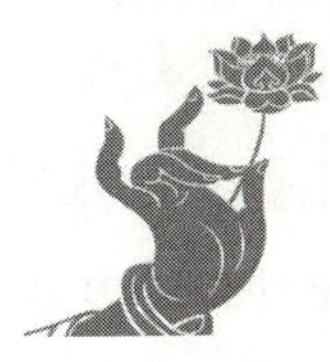

第一节 感恩的心——血液系统疾病概述

一、生命之液

血液为我们提供氧气和营养，维持生命，血液含有一个人全部 DNA 信息，通过验血可以确定我们的身份，以及检查身体健康状况。没有了血液，就没有了生命。人们常用血色颜料（如赭石）来表现血，以象征生命的延续和终结。中欧古字用红颜料写成，神奇地显得富于生机，动人心魄，看起来鲜血淋漓。

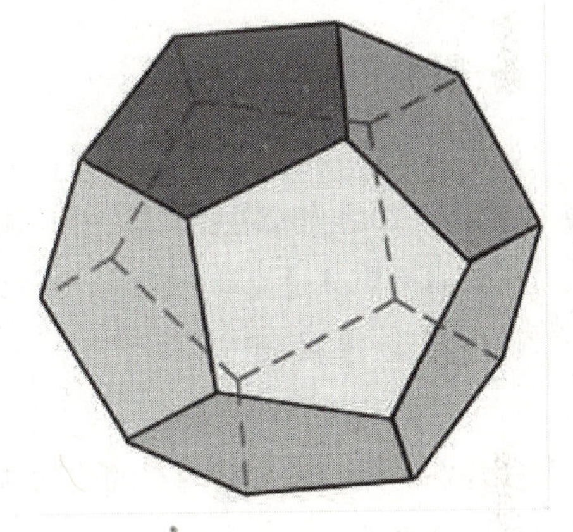

柏拉图的学生亚里士多德认为：物质世界诞生之初产生的第一种最基本元素是以太（Ether），也就是第五元素，作为空间（Space）供物体占用，是火、水、土、空气四大基本元素的创造者，形态为暗红色空间意识流体，对应正十二面体。在古中国，以太又被称为炁（真炁、元炁、祖炁），也代表原始生命能量。

所以血液是滋润身心的生命之液，我们形容死亡经常会说“流血牺牲”。血液系统出现问题说明某种维持生命的东西出了问题，比如财富、职业、家庭等，以至于生命力较差。

二、家庭冲突

胎儿在子宫里藉由血液和母亲相连，彼此分享血液和遗传基因；胎儿整个成长历史，都和血液密不可分。

因此，血液疾病往往和家庭冲突有关。例如英文词组“bad blood between them”直译为“他们之间的坏血”，是“感情不和睦”的意思。

三、爱的载体

在“循环系统疾病”一章中提到，心脏是爱的源泉，那么血液就是将爱散布到全身各个角落的媒介。扩大范围，血液代表着我们由一己之爱逐渐扩散到向周围亲朋好友表达爱意；再扩大范围，血液代表着我们从“小爱”走向“大爱”，爱国家、爱地球、爱整个宇宙。所以，血液系统疾病代表我们还局限在“小爱”中。

血液由心脏出发，环绕一身，最后回到心脏，整个过程也是给予爱和接受爱的循环过程。输出的血液和回流的血液是相等的。所以，血液方面的疾病，代表我们付出爱与索取爱之间没有达到平衡。

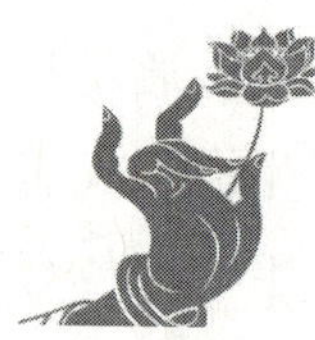

第二节 泥古不化——血栓

一、停滞不前

血栓是血流在心血管系统血管内面的表面所形成的小块。血栓可能造成间歇性跛行，最危险的是血栓可能脱落，并且流窜到心脏、脑部或肺部。

血液本来应该是流动的液体，像河流一样奔流不息，现在却凝结起来，甚至造成整个循环停滞，就像河道阻塞。

流动性的前提是改变的能力，当我们停止改变时，身体就会有紧缩和阻塞造成的症状。外在的流动性要以内在的流动性为前提，如果意识、观点变得泥古不化，身体中的血液也会凝结。

大家都知道，卧病在床的人容易患血栓，因为卧病在床本身就是缺乏流动性的表现。

古希腊哲学家赫拉克利特(Heraclitus)说：“一切都在流动。”

法国启蒙思想家伏尔泰也提出过重要的体育格言：“生命在于运动。”

恩格斯提出“生命的存在首先在于运动”。作为哲学家，他们谈论的不仅仅是体育运动或者锻炼(sport)的问题，而是站在哲学高度区分有无生命力(vitality)。

二、爱的冻结

血液不断向四周传播爱，血栓代表我们在示爱的过程中受阻，感觉被忽略、被遗弃、不被他人接受。我们冻结起了爱，不再爱自己，也不再爱他人或接受他人的爱。患者应该了解并拓展自己世界观的边界，挖掘生活中必须继续发展的方面。

前面我们提到，动脉是把血液向四周扩散，意味着爱的付出；静脉是将血液回收，意味着爱的接受。而静脉血栓的发病率比动脉血栓高，意味着我们接受爱的能力受到了阻碍，接受爱的阻碍往往比付出爱的阻碍更多。

例如，有个患者不管亲朋好友送给他什么礼物，他都会找个借口拒绝或退回。表面上看，他是为别人着想，不想让人破费，但其实他不明白，礼尚往来，真心送礼物的人遭到拒绝也是一件很伤感的事。该患者接受爱的通道被阻塞，必然导致给予与索取的循环不能流畅。

拒绝接受爱，也就是抗拒。抗拒会强化“小我”的边界线，属于“我执”；而真正开悟的人是允许爱的流动的。

“小我”的边界线彻底消失的那一天，会和万物融为一体，没有任何疾病和不幸，那才是真正的“我”。

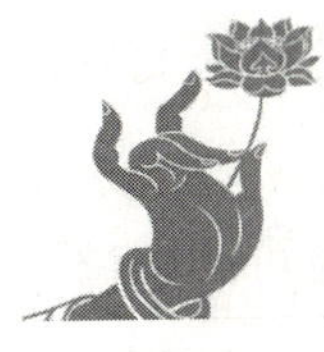

第三节 消极悲观——贫血

贫血也就是血液的贫穷。

血液象征着生命力，那么贫血患者的性格多是态度消极、缺少金钱、对生活缺乏兴趣、总是感到自己的人生苍白无力、缺少爱的力量，没有认知到自己的真正价值，没有活力，没有强大的行动力。

患者需要重新查找、树立自己人生的方向，补充精神力量（书籍等）和物质力量（铁元素等）。

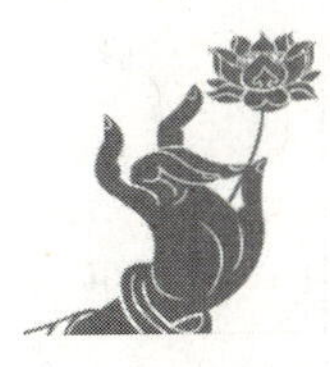

第四节 绝望人生——白血病

中国人最初了解白血病是源于日本电视连续剧《血疑》。之后白血病也被韩国电视剧所青睐,《蓝色生死恋》《泡沫爱情》等的女主人公都是白血病。无论是电视剧还是日常生活中的白血病患者,我们都会发现他们非常漂亮、聪明。有了白血病的衬托,更显出他们的超凡脱俗。

“此人只应天上有,人间能得几回见”。是白血病患者第一个心理因素,他们从潜意识里厌烦尘世,渴望回归天堂。

白血病患者也停滞在了生命的某个阶段,正如白血病细胞停滞在了细胞发育的某个阶段一样。

爱因斯坦医学院对33名白血病患儿作了调查,发现31名患儿在发病前2年经历过非常痛苦的事件。

白血病好发生在失去挚爱的人之后,因为血液是爱和生命的源泉。当挚爱的人撒手人寰之时,我们却还没来得及向他表白我们的爱,仿佛整个生命已随爱人而去。代表生命力的血液中的细胞,也失去进一步分化成熟的能力,而停滞在细胞发育的不同阶段。

所以,白血病象征的心理含义是:让身体停止生存——这是一种可被接受的自杀方式。

患者沉浸在自我毁灭的信念中,可能因为他们缺少快乐、自我攻击,也可能做过不符合道理的事情,让自己和别人都不快乐。

第五节
快乐流失——出血性疾病

出血性疾病是止血机制异常,引发血管出血不止为特征。

血液代表营养,出血性疾病代表患者付出过多,取舍没有达到平衡。

血液代表快乐,出血性疾病代表快乐正从您的生活中流失。

身体不同的部位出血,代表不同的含义,请翻阅本书相关章节。

例如:胃出血的人与严重的自我攻击、自我不满有关;而子宫出血的妇女一般都有千丝万缕的感情纠葛。

请思考您生活中哪个方面正在流失快乐呢?

心灵药方——快乐的秘诀

让自己迅速快乐的秘诀是:不断暗示自己是快乐的。

心理学有个著名的"罗森塔尔效应":

美国著名的心理学家罗森塔尔曾做过这样一个试验:他把一群小白鼠随机分为两组:A组和B组,并且告诉A组的饲养员说,这一组的小白鼠非常聪明;同时告诉B组的饲养员这一组的小白鼠智力一般。

几个月后,教授对这两组的老鼠进行穿越迷宫测试,发现A组的老鼠竟然真的比B组的老鼠聪明,它们能够先走出迷宫并找到食物。于是罗森塔尔教授得到了启发,希望这种效应能够发生在人身上。

他来到了一所普通中学,在一个班里走了一趟,然后就随便在学生名单上圈了几个名字,告诉他们的老师说,这几个学生智商很高,非常聪明。过了一段时间,教授又来到这个班,奇迹又发生了,那几个被他随意圈出的学生真的成为了班上的佼佼者。

为什么会出现这种现象呢?正是"暗示"这一神奇的魔力在发挥作用。例如您现在开始暗示自己的腿很痒,去挠,您会发现自己的腿越来越痒,直到痒得钻心。

所有的魔术师都非常精通暗示的技巧:例如约克大学的古斯塔夫·库恩博士和他的同事的"把球变没"这个魔术,魔术师把一个球抛向空中三次,但是第三次的时候,这个球不翼而飞了。这是如何做到的呢?

实际上,第三次抛球的时候,魔术师把球藏在掌心里了,但是他仍然做抛球的动作,并且向上看,好像要等待球飞起来。观众们也会随着他的暗示继续向上看。库恩博士的研究发现,魔术师假装继续向上看的心理暗示,对这个魔术能否成功起了巨大的作用。

每个人在生活中都会接受这样或那样的心理暗示,这些暗示有的是积极、正向的,有的是消极、负向的。长期的消极、负向和不良的心理暗示,就会使一个人的情绪受到影响,严重的甚至会影响其身心健康;相反,多多对自己寄予厚望、积极肯定,通过期待的眼神、赞许的笑容、激励的语言来滋润心田,可以使一个人更加自尊、自爱、自信、自强,那么,您的期望有多高,您未来的成果就会有多大!

有个抑郁症患者,出现抑郁状态10个月了。我问了一下他自身的经历:

初中都没毕业的他，从河北农村到北京打工，因为自己的聪明、能干，从普通工人，升为推销员，又自己开工厂，20多岁的他就已经年薪几百万。他一直认为这个世界上没有自己攻克不了的难题，非常有自信。只是10个月前，工厂出现亏损，开始出现抑郁情绪。

这10个月抑郁状态不断加重的原因很简单：周围的亲朋好友不停地告诉他，他患抑郁症了，让他看医生、吃药。他也认为自己患抑郁症了，上网查抑郁症的症状，越看越觉得自己是抑郁症，于是越陷越深。

我治疗他的方法也很简单：我非常肯定地告诉他，他没有抑郁症，理由是：1. 当我问他想不想治好时，他非常肯定、充满期待地说："当然想了！"2. 他穿了件比较鲜艳的衣服；3. 没有抑郁病史和遗传因素。其次，在他讲述他的经历的过程中，我不停地夸赞他有品位、有能力、聪明、能干、自信……

他突然意识到：对啊，自己那么优秀，怎么却平白无故被抑郁症困扰了10个月呢？仅仅几个小时的时间，他就恢复了非常良好的状态。他发自内心深处地笑了，他说，他已经很久没有这样发自内心地笑了。

分析一下这个患者患病和治愈的过程，都和暗示的关系密切。患病的过程：本来开始只是情绪低落，却不断地被亲朋好友、网上的抑郁症症状暗示，于是就真的陷入抑郁症的漩涡中了；治愈的过程：不断暗示他不仅没有抑郁症，而且还是个非常优秀的小伙子，抑郁症就真的治愈了。可见暗示的力量多么强大！

有个朋友，她的丈夫最初只是一个普通的自行车管理员，学历不高，可以说毫无发展前途。然而，她不断夸赞自己的丈夫聪明能干、能力超人，没过几年，她的丈夫成为一个大公司的职员，薪水、地位自然比自行车管理员要好很多；她继续坚持不懈鼓励她丈夫，最终，她的丈夫成为了一个企业的老板，资产上亿。

然而，生活中更多的女人会对自己的丈夫进行负面暗示："瞧你那点出息！""看你这点事都办不成，怎么那么窝囊！""你看谁谁的丈夫又升官了，又买房、买车了，你什么时候也能有这本事啊？"这些语言的杀伤力足以抵上万箭穿心，简直是杀人不见血，男人逐渐自卑，只会使各方面能力急遽下降，又怎么可能升官发财呢？

可见，暗示的力量有多大！所以，如果您希望自己变得更好，就每天对着镜子夸赞自己。例如："我越来越健康""我非常开心、快乐""我非常富有"等等。

第十章

全身系统疾病

全身系统疾病包括炎症、癌症、衰老等，为全身各个器官、组织都可能产生的身体、心理疾病。这常常反映你和你所在的环境出现了问题。

古语云“境由心生”，周围的环境往往反馈了你心之所想，而你心所生成的“境”也会对你的身体产生影响。若你总觉得周围人和事跟你过不去，潜意识就会认为这是一个对你充满敌意的环境，而你的身体也会对周围的细菌病原等“草木皆兵”，各种炎症也随之产生。若你总感觉和周围的环境疏离，或自负、想把周围的人都踩在脚下；或自卑、感觉被世界抛弃，你体内的细胞也会跟你“闹独立”，癌症就可能随之而来了。若你总感觉你已经跟不上这个世界的节奏了，做事力不从心了，一遍又一遍暗示自己“老了”“没用了”，你的身体就真正开始衰老了。

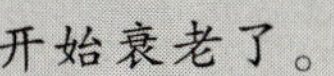

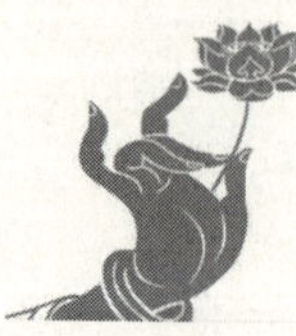

第一节
战火硝烟——炎症

炎症是组织受到病菌、外伤等刺激,诱发的生理反应。

早在公元一世纪,罗马人就已提出,炎症主要表现为患病部位发红(rubor)、肿胀(tumor)、发热(calor)和疼痛(clolor)等四大症候。

红:是由于炎症病灶内充血所致。

炎症的“炎”里面包含了两个“火”,火象征战争。人的心理层面也会战争,即内在冲突寻找疏解时的情绪反应。

这个世界并非一尘不染,只要活着就会有冲突。

重要的并不是住在无菌的真空世界,即没有冲突的世界,而是应该学会与各种冲突共存。

如果在心理层面不愿意面对冲突,不断地躲避冲突,那么积攒到一定程度时,就会在身体层面表现为炎症。

病菌附着在身体最脆弱的地方,那个地方容易发生炎症,最脆弱的地方就是所谓潜意识中未被探知的领域。例如,有人易患鼻炎,那么这个人有沟通的课题尚未解决;有人易患咽炎,那么这个人一定压抑了很多想说的话没有说……

如果您希望了解各个器官发炎分别代表的含义,请翻阅本书相关章节。

这些我们尚未掌握的潜意识中的冲突,穿透意识的防卫线,使我们受到刺激或兴奋,甚至燃烧,“燃烧”二字也都带有“火”,火是红色的,表现在身体上也是相应器官变红。所以,炎症第一大症候是“红”。

肿:主要是由于渗出物,特别是炎性水肿所致。

如果内心的冲突无法解决,负面情绪越积越多,导致身体相关部位肿胀,形成病灶。这个冲突让患者感觉筋疲力尽,这个病灶也让患者觉得不断耗损体力、无精打采。这并不是真的生病,但也不是完全健康。

此时,身体和病原之间,内心和冲突之间,只是一种逃避状态。他们害怕直面冲突的后果,害怕承担由此产生的责任。可是逃避并没有解决问题,只能招致长期的不和,结果造成身心发展停滞。

患者身不由已地陷入“拉锯战”中，没有能力做任何决定，每一个决定都有牺牲的代价，而这种牺牲，让患者痛苦、恐惧，患者不停地纠结谁是对的，谁是错的。

炎症第二大症候是“肿”。

热：由于动脉性充血及代谢增强所致。

患者继续调动全身免疫系统来抵御外来病原，体温升高；内心中也在不停地启动弗洛伊德所讲的“防御机制”来对抗冲突。于是，这些来自于潜意识的冲突无法到达意识层面，结果也无法得到相关的经验和自我发展。

有个患者说她想要二胎，但是每天快下班的时候就开始发烧，晚上最高，可达39度，但是睡一觉第二天早晨就好了，吃了很多药都不管用，所以没敢怀孕。问我哪种药退烧效果比较好。

因为她是回家时间烧，而上班时间不烧，于是我就问她，有什么家庭战争没有解决？相反，假如她是工作时间发烧，回家时间不烧，就是工作中有战争没解决。

果然不出我所料，她说婆媳之战打得不可开交。她希望按照她的方式教育孩子，她婆婆则希望按照她婆婆的教育方式，两个人为教育孩子的问题争执不休。

我告诉这位患者，婆媳之战是引起发烧的主要原因，吃药并不能解决根本问题，想退烧就要解决这场婆媳大战；但是仔细追究，其实婆媳争执如何教育孩子也是表象，更深层次的问题是尊重需求。双方都觉得自己的意见没有得到尊重，于是拿孩子说事，可怜的孩子又成为了我们大人们的牺牲品。

所以说解决好家庭矛盾再生孩子，孩子也会幸福快乐对不对？但是现在太多人生孩子的目的是为了躲避家庭战争，有的人生孩子是为了拴住丈夫的心，有的人生孩子是为了巩固家庭地位，有的人生孩子是为了养老，有的人生孩子是为了继承家业……我们太自私了！孩子仿佛成为了我们的私有财产，孩子被我们利用，成为我们的牺牲品。目的不纯必然导致结果失败，所以很多家庭出现亲子问题。

有个妈妈为了拉拢和孩子的关系，总是说爸爸的坏话，导致孩子对爸爸恨之入骨，和妈妈关系确实非常好。虽然说小时候孩子不懂事，妈妈的计划得逞了，但是孩子长大以后，发现爸爸从来没有说过妈妈的坏话，其实爸爸更善良，何况爸爸为自己付出的也非常多，自己恨爸爸是多么愚蠢的行为，他也看清楚了妈妈是什么样的人。

所有目的不纯之如意算盘，早晚有一天会破灭，请端正自己生孩子的目的，再考虑要孩子的问题吧！

请尊重您的孩子，他和您一样，是这个宇宙的奇迹，是世界上独一无二的生命，千万不要以为孩子是您的私有财产，不要认为您有权利利用他！

炎症第三大症候是“热”。

痛:世界上没有绝对的对与绝对的错,每一个决定都是一种解放,长期的拉锯战只能消耗能量,于人、于己都不利。只要我们让冲突的任何一极获胜,就会发现一切都如此轻松美妙。

冲突是必然的,只要我们活在这个世界上,就会有冲突。然而,冲突也是必要的,每一次冲突,都是我们成长、学习的好机会,可能让我们学到更加理解他人,学到解决问题的能力,学习到觉察力,使自己更成熟、强壮等等。但是这个成长的过程是非常痛苦的,但是超越了这个痛苦之后,“会当凌绝顶,一览众山小”的喜悦,是任何一种物质层面的喜悦都无法比拟的。

世界上很多伟人都是诞生在严峻的冲突中。

20 世纪的中国发生了 3 次历史巨变,诞生了 3 位伟人。第 1 次是辛亥革命,诞生的伟人是孙中山;第 2 次是中华人民共和国的成立和社会主义制度的建立,诞生的伟人是毛泽东;第 3 次是改革开放,为实现社会主义现代化而奋斗,诞生的伟人是邓小平。

成吉思汗云:“战争创造了世界。”

赫拉克利特(Heraclitus)说:“战争是万物之父,也是万物之王。它使一些人成为神,使一些人成为人,使一些人成为奴隶,使一些人成为自由人。”

只要您还在这个世界上一天,就会存在冲突,逃避是无济于事的,提升解决冲突的能力才是正道。

是否发生炎症与是否存在病原无关,而是取决于人与冲突共存的能力。2003 年“非典”期间,很多医护人员奋战在临床一线,却安然无恙,就充分表明病原不是致病的唯一因素。

如果我们在发病前就察觉到了潜意识浮现到意识中的冲突,并及时予以解决,那么冲突的过程只会发生在意识中,不会产生身体的炎症。这就是“上医治未病”;相反,如果我们的意识以“防御机制”对抗冲突,那内心中的冲突就会以发炎的形式在身体层面呈现出来。

冲突越多的人,炎症越多。

我有个朋友,全身哪都有炎症:结膜炎、鼻炎、咽炎、胃炎、心肌炎、肠炎、附件炎……查血象并不高,无需药物治疗。追问病史,那段时间,她和父母有激烈的冲突;和男友也有激烈的冲突;在工作单位里又和领导有激烈的冲突。她仿佛觉得这个世界没有她的容身之地。

很多人就这样僵持下去了,一辈子很快就过去了,最可悲的是直到闭眼也没有解决冲突。

但是这个患者在尝尽了各种责难的痛苦后,决定改变这一切,她不再反抗周围的人，转而成为赞美，并且学会了满足他人的需求。毕竟赞美和满足他人需求是拉近人与人之间距离的最美好的方式。尽管刚开始的时候非常困难，因为她完全不晓得如何做，更何况她对周围的人恨之入骨，认为他们没有一点值得她付出的地方。尽管改变比冲突还苦，但是不在冲突中重生就在冲突中灭亡，您会选择哪一个？

她坚持不懈地练习，没想到仅仅一两年的时间，和周围人的关系就彻底乾坤大扭转了。她周围的人也学会了赞美和付出，现在她生活在爱与幸福之中，全身各种炎症也不翼而飞。

心灵药方——解决冲突之道

冲突时期，您面对情绪爆发，压抑已久的愤怒，如火山爆发般喷涌而出，甚至产生严重危机。虽然这段时期异常艰难，但疗愈正在悄然进行。痛得越深，疗愈越彻底。

然而，很多人却以为自己的痛苦是冲突带来的，而忽略了冲突背后深藏的含义。过激反应可能使您失去真正珍爱的人或物；过于被动则会失去您即将拥有的美好前景。

冲突本身并不痛苦，痛苦是您自己的感受。

如果您愿意直面冲突，保持平静，您会发现，伴随着情绪的爆发，会得到解脱，长久以来所背负的重担终于可以放下了。

请仔细体会这些冲突背后的含义，大部分是遗留问题，有些冲突您的父母就有，甚至有些是从您的家族延续下来的。

这不是行动的时刻，而是释放的时刻。

不要解决冲突，只要静心等待，继续过每天的生活，悟透冲突背后含义的那一天，才是冲突消失的那一天，而您的人生境界也会更上一层楼。

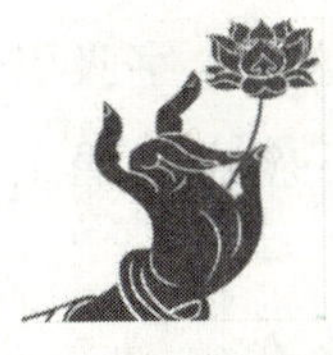

第二节 同归于尽——癌症

2013年9月，被称为青年导师的李开复先生，宣判得了晚期淋巴癌。

淋巴癌，无痛性淋巴结肿大，在恶性肿瘤死亡名单里排前十名。

“世事无常，生命有限。原来，在癌症面前，人人平等”。历经17个月的治疗，2015年6月27日，李开复带着新书《向死而生：我修的死亡学分》痊愈归来。书中，他写道：

与星云大师对谈：

饭后，大师突然问我：“开复，有没有想过，你的人生目标是什么？”

我不假思索地回答：“‘最大化影响力’、‘世界因我不同’！”这是我长久以来的人生信仰：一个人能有多大程度可以改变世界，就看自己有多大的影响力；影响力越大，做出来的事情就越能够发挥效应……这个信念像肿瘤一样长在我身上，顽强、固执，而且快速扩张。我从来没有怀疑过它的正确性。”

大师微笑不语，沉吟片刻后，他说：“这样太危险了！”

“为什么？我不明白！”我太惊讶了！

“我们人是很渺小的，多一个我、少一个我，世界都不会有增减。你要‘世界因我不同’，这就太狂妄了！”大师说得很轻、很慢，但一个字一个字清清楚楚。“什么是‘最大化影响力’呢？一个人如果老想着扩大自己的影响力，你想想，那其实是在追求名利啊！问问自己的心吧！千万不要自己骗自己……”

养病期间，大师的话语时常在我心中回荡。我想得最多的就是“影响力”这三个字。

过去，不论做任何事情，我都会不自觉地先估算这件事能产生多大的影响力？一场演讲不到一千人就不去；每天微博不能新增一万个粉丝，我就觉得内容发得不够。有人发email问我创业问题，我只回复那些有可能成功的。要不要见一个创业者，完全取决于他的公司有多大潜力。要见哪位记者，也要看他面对的读者群有多少……我从来不觉得这有什么不对，我的行程排得满满，我的时间有限，当然必须过滤掉很多次要的、没有意义的活动。于是，我精确计算每分每秒该怎么用在能够发生最大化影响力的地方；我也几乎有点偏执地把运营社交媒体当作人生目标的重点，把获取粉丝视为志在必得的工作。

其实当我第一次看到星云大师与李开复的对话时，就被“影响力”这三个字吸引了，让我想到了癌细胞，癌细胞就是这样扩张的，让我来详细分解一下癌症的罹患过程：

我们的身体由约100万亿左右个细胞组成，这些不同的细胞构成各个组织、器官，在身体中各司其职，各守其位，细胞到了一定寿命就死亡（医学上叫凋亡），同时身体也会再产生新的细胞来接替它；我们的地球也是这样，由个人组成家庭、机构、国家，人们各司其职、各守其位，死亡后，会有新人替代。

正常的细胞会努力做好本职工作，为身体执行自己的独特功能，身体回报给这个细胞生存所必需的东西；同样，一个正常人也会为他人和整个世界的幸福与繁荣而进行自我发展、尽职尽责，也得到了相应的报酬以在这个世界生存。

本来孙猴子是在如来佛的掌控之中的，人体所有细胞本来服服帖帖地顺天知命，突然有一个细胞逃离了如来佛的法眼，无法无天、自我扩张起来。这个细胞就是癌细胞。

癌细胞对整个身体的利益漠不关心，它只关心自己，拼命索取身体营养，并一分为二、二分为四地成指数增长，什么“顾大局，识大体”全被它抛之脑后了。

每一个机构或国家通常都能适应少数不良分子，可是超过某个限度时，就会使机构或国家的生存受到威胁。

这些癌细胞迅速向四处蔓延，到处建立根据地。星星之火，可以燎原。它们从不觉得自己的行为是在消灭整个身体，也没有想到身体死亡后它自己也将死亡。癌细胞亲自将自己消灭。

癌细胞的行为反映了癌症患者的行为！

现在具有癌变世界观的人很多。据统计，中国死于癌症的人数占全世界1/4，新增和死亡病例位居世界第一！具有癌变世界观的人不断扩张自身的利益，甚至想消灭他们身处的世界，他们在心理层面具有蔑视、怨恨、仇恨、报复等负面意念，这些意念反应在身体层面的细胞上，就成了癌症。

有癌变世界观的人完全不明白，周围的世界就是他们自己的世界。毁掉周围的世界就是毁掉自己。也许他们认为这个世界太不完美，太不公平，那是因为他们不明白，不完美、不公平的不是世界，而是他们自己的世界观。

我们再用辩证唯物主义中的整体与部分的关系来解释我们治疗癌症的过程。我们感知或认定的任何整体，一方面是更大整体的一部分，另一方面也是由许多较小的部分所组成的整体。好比树木是整个森林的一部分，也是树叶、树干、树枝的整体。

各个器官是整个身体的一部分，而器官又是组成它的所有细胞的整体。同样，人是所有器官的整体，但又是人类的一部分。人类期望每个人的行为，能尽可能提供全人类的发展和生存，而每个人又期望自己的各个器官能为个人的生存来发挥作用，而器官则期望细胞能为器官的生存尽责。

每一个整体，不论是个人还是国家，都处于冲突的境地，一方面要为自己的生存努力，使所有部分服从自己的利益，另一方面是要顺从更高一级整体的利益。当部分和整体的利益发生冲突而又各自不肯牺牲自己的利益的时候，问题就出现了。

当癌细胞不断地呈指数增长、扩大地盘、不断转移，直至威胁一个人的生命的时候，人们并不愿意为了癌细胞而放弃生命，可是癌细胞也不愿意为人们放弃自己的生命，整体和部分之间出现了不可调和的矛盾。癌细胞和人类都希望实现自己的利益和自由的理念，两者都要牺牲对方来达成目的。癌细胞没有想到，当有一天，因为自己的嚣张致使宿主死亡的那一天，也是自己的死期来临之日。

现如今尽管医疗水平如此之高，仍旧有四分之一的人死于癌症，是因为我们本身就是癌症。我们这个时代的很多人的世界观就是轻率地扩张自己的利益，个人私欲膨胀到极点，不再像古人那样遵从三纲五常，以集体利益为重。也不再注重地球生态平衡，对森林乱砍滥伐，对动物无情猎捕。最终地球的毁灭只能导致人类的灭亡。

有这种行为的我们，还有什么脸面来抱怨癌症呢！癌细胞的行为只是如实反映出我们的行为，以及我们的恶性循环罢了。

癌症就像我们的一面明镜，让我们更好地认识自己。盲目地杀死癌细胞并不能彻底治愈癌症，因为我们自己就是癌症。

癌症患者的性格特征：

1. 我和你的区别

“我”和“你”的区别就是分别心，癌症患者通过扩张“我”的利益，而侵犯到了“你”的利益，事实上，“我”和“你”的命运是不可分割、唇亡齿寒的。

我们只有逐渐学会放下“我”，才能感觉到自己是整体的一部分，才能了解自己的利益是与整体相同的。

2. C(Cancer)型性格

我国宋代《三因方》一书就指出：“忧伤郁结，所愿不遂，肝脾气逆，以致经络阻塞，而结成核。”

《素问·通评虚实论》认为食道癌“隔塞闭绝，上下不通，则暴忧之病也”。

《景岳全书·噎膈篇》认为，“忧愁思虑”，“七情伤脾胃郁而生痰、痰与气搏”，进而引起食道癌。

《外科正宗》认为，“忧郁伤肝，思虑伤脾，积想在心，所愿不得志者，致经络痞涩，聚结成核”。

对于乳腺癌，《医学正传》则认为“多生忧郁积忿中年妇女”。

美国霍普金斯医学院专家进行的研究显示：性情乖戾、表面小心翼翼，内心不平的人易罹患癌症。

约翰·霍普金斯大学医学院的卡洛琳·贝德尔·托马斯医生主持的研究显示：“癌症患者是些低速档的人，很少受情感爆发之害。自孩提时代起，他们与父母就有一种疏离感。”

纽约心理学家劳伦斯·勒山发表的《为生活而斗争:癌症起因的情感因素》中把癌症患者的基本情感模式划分为三种:(1)童年至青少年期:疏离感;(2)成人期:“有意义的关系”缺失;(3)下了“生活毫无意义”的结论。勒山认为:“癌症患者几乎无一例外地瞧不起自己,瞧不起自己内心深处的能力和潜力。”

美国学者弗里德曼首先提出,某些个性特征可以称做是癌症易感性行为模式,即C型性格。

C就是取Cancer(癌症)的第一个字母,预示具有C型性格特征的人易患癌症。

C型性格的特点:克制、压抑负面情绪,好生闷气,回避各种冲突,爱较真,绕在自己的逻辑里出不来;对别人过分忍让,屈从于权威,认为自己的价值比别人低;他们是家里的“顶梁柱”,承担家中大事小事,任劳任怨;生活和工作没有主心骨和目标;他们过分满足他人的需求而忽略自己;他们长期忍受折磨,有孤独感或失助感;周围有非常强势的人。

读者也许会问,这么善良的人怎么还会得癌症呢?那是因为C型性格的人的成就感来自于他人而非自己,这并不是真正的尊重和爱。

表面上看,他们非常善良,但这种所谓的“善良”是被迫压抑出来的,绝对不是一种健康的善良。

在患癌症之前,一般都会有小的病痛或者冲突来提醒患者,但是患者一再忽略或者逃避,以至于那些负面情绪深深地扎根在心中,最终腐蚀身体,以最强烈的方法——罹患癌症——作为“最后通牒”,以引起患者注意,癌症恰恰是一辈子不敢揭开或自觉去面对的事情。所患癌症的器官代表的含义,请翻阅本书相关章节。

例如,胃癌代表自我攻击非常强烈;脑癌代表控制欲极强,皮肤癌代表自我领地限定最强,自我烦躁,着急为什么总是看不好病。

请您暂歇人生的脚步,重新思考您的所作所为,重新思考:您是谁?

疾病迫使人们内省,也许是这辈子以来第一次内省。

3. 衰莫大于心死

有科学家调查研究显示,癌症患者普遍属于失败主义的人,他们觉得活着没什么意思,就是不停地受苦而已,所以他们宁愿早些结束自己的生命,《庄子·田子方》云:“夫哀莫大于心死,而人死亦次之。”所以,心死是治疗癌症最大的障碍。

我的一个朋友的父亲患有肺癌多年,大家一直瞒着没告诉他,老头精神矍铄、健步如飞,就跟什么病都没有一样。有一次,和老伴吵架,老伴把他患有肺癌的事不小心抖搂出来了,结果,老头没有两个月就去世了。

所以说，癌症患者有一半都是吓死的，此话真实不虚。癌症之所以如此吓人，是因为人们有一种根深蒂固的观念：癌症是不治之症，所以大家会“谈癌色变”。当医生把诊断结果通知患者或家属的时候，许多人都觉得好像被判了死刑。

手术、放疗、化疗并不能消除心病，只是与心病产生的结果做斗争，而癌症患者的心病往往已经比较严重了。

要治愈癌症就要深入自己的内心。

治疗癌症首先要做的是抛弃“癌症是不治之症”的观念。带癌生存多年的患者数不胜数，只要保持乐观的心态，坚信自己的身体有非常强的自愈能力，千万不要被癌症吓倒。

其次，了解自己对生命中哪部分比较悲观绝望，是工作、夫妻关系，还是亲子关系？再相应做出处理，重新建立生命价值，癌症自然会治愈！

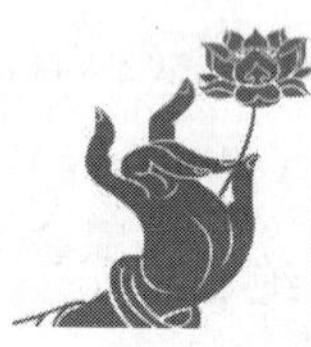

第三节 返老还童——衰老

哈佛大学心理学家艾伦·朗格教授曾经在1979年做过一个实验：

一个老修道院被布置得与20年前（即1959年）一模一样，邀请了16位七八十岁的老人，让他们在这里生活1个星期。这些老人都沉浸在1959年的环境里，听50年代的音乐，看50年代的电影和情景喜剧，读50年代的报纸和杂志，讨论卡斯特罗在古巴的军事行动，美国第一次发射人造卫星……

他们都被要求积极地生活，比如一起布置餐桌，收拾碗筷。没有人帮他们穿衣服，或者扶着走路。他们必须努力让自己生活在1959年。

实验结果表明，一周后，老人们的身体、心理素质有了明显提升。他们刚来的时候都是家人陪着来的，老态龙钟，步履蹒跚。一个星期后，他们的视力、听力、记忆力都有了明显的提高，血压降低了，平均体重增加了3磅，步态、体力和握力也都有了明显的改善。关节更加柔韧，手脚更加敏捷，智商提高，有几个老人甚至玩起了橄榄球。被请来看他们实验前后的照片的人，几乎不敢相信自己的眼睛。

这些老人首先在心理上相信自己年轻了20岁，于是身体也跟着年轻了。虽然没有“返老还童”，但这个实验足以证明了：衰老可以逆转。朗格教授说，“衰老是一个被灌输的概念，很多老年人虚弱、无助、多病，常常是习得性，而不是必然的生理过程。”

大家一定听过这个故事：甲、乙两个人，甲患有癌症，乙没有癌症。两个人去医院做检查，结果两个人拿错了化验单，患有癌症的甲拿了乙的化验单，发现自己没有癌症；没有癌症的乙拿了甲的化验单，发现自己患了癌症。患了癌症的甲回家以后，开开心心，三个月以后什么事都没有；没有癌症的乙回家以后，忧愁悲伤，三个月后抑郁而死。可见心理暗示有多么强大的作用。

同样的道理，如果您现在就开始担心自己老了怎么办，动不了了怎么办，生病了怎么办，就开始养儿防老，那么衰老一定会很快来临。

脑神经科学的证据显示，老年人与年轻人的大脑活跃程度并没有区别。老年人在短期记忆力、抽象推理能力以及信息处理速度等方面的能力都不差于年轻人。

科学家研究哺乳动物发现，其最高寿命相当于生长期的 5 ~7 倍。例如，狗的生长期为 2 年，寿命约为 10 ~14 年；马的生长期为 5 年，其寿命为 30 ~40 年。人也是哺乳动物，生长期为 20 ~25 年，自然寿命则相应为 108 ~175 岁。

另外研究还发现，细胞分裂的次数、周期，与寿命是相关的，可用细胞分裂次数乘以分裂周期，求得每种动物的寿命。如小白鼠的细胞约分裂 12 次，分裂周期为 3 个月，其寿命为 3 年。而组成人体的细胞大约分裂 50 次，每次分裂周期为 2.4 年，所以人的寿命应该约为 120 岁。

为什么所有动物都能够活到自然寿命，而作为万物之灵的人类却不能？

请问动物知道自己会变老吗？会为即将到来的老年及早筹划吗？不会的，所以他们过着悠闲自在的生活，也活到了自然寿命。然而，号称拥有高科技的人类，却活不到自然寿命，这是老天在开玩笑吗？

因为人类太聪明了，一代又一代争相传颂着“人到七十古来稀”的古训。我们从小就知道自己将会老去，将会过孤独痛苦的老年生活，于是您不停地暗示自己的身体即将衰老，于是您就真的会老了。

当您心理上相信自己青春永驻的时候，身体也会接收到指令，不会变老。

“精神性侏儒”就是最好的例证。

著名导演沃尔克·施隆多夫的电影《铁皮鼓》中的主人公，患的就是医学上一个很棘手的疾病——精神性侏儒，这种疾病一般发生在受到重度虐待的儿童身上。他们痛恨成人世界，希望自己永远是个小孩子，这种想法严重抑制了生长激素的分泌，所以他们不管年龄多大，一直具有小孩子的身体。然而，检查他们的 DNA，却是正常的，也就是说他们本应该具有正常人的身高和外貌，但是这些小孩的强烈的心理暗示竟然产生超越 DNA 的力量，改变了身体的结构，拒绝继续长大。

“精神性侏儒”并不少见，我们周围就有很多人，他们年纪已经不小，然而看上去却很年轻。

例如我的一位患者，已经30多岁，看上去像18岁，也没有找到男朋友。因为她18岁那年，父亲去世了，同时，本应该考上重点大学的她，却只上了大专。她不能接受这个事实，拒绝生命的进程，年龄驻格在了18岁；

另外一个患者，她已经40多岁，看上去只有20多岁，至今也没找到男朋友。因为她20多岁的时候发生了一次痛不欲生的失恋，她不愿意迈出那一步，重新开始。后来她的行为、衣着习惯，甚至外貌，都停留在了20多岁。

大多数人一定觉得像她们这样看上去年轻美丽多好啊，然而上述“精神性侏儒”是负面教材，我们只是用上面2个例子来论证：人是可以不衰老的。

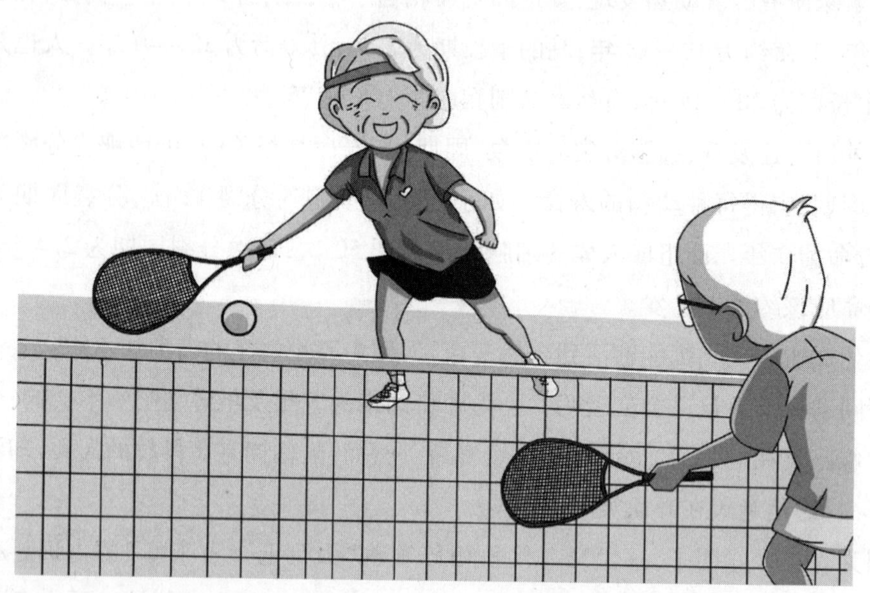

朗格教授就是很好的正面教材。朗格教授热爱网球，年轻的时候，她摔断了脚踝，医生说她从此会瘸腿，再也不能打网球了。但她没有受医生的话的束缚，依然活跃在网球场上。现在她双腿健康，仍然在打网球。她觉得世上没有什么东西是她不敢尝试的。当别人告诉她“不”的时候，她一定会反问一句“为什么不？”然而，现实生活中，却有太多的人太容易被医生的话左右了。

世界上寿命最长的李青云先生活了256岁。《纽约时报》与《时代杂志》都做了报道。他生于清朝康熙十六年（1677年），先后历经了康熙、雍正、乾隆、嘉庆、道光、咸丰、同治、光绪、宣统九代，至民国1933年去世。在他100岁时（1777年）曾因在中医中药方面的杰出成就，而获政府的特别奖励。在他200岁的时候，仍常去大学讲学。

这期间他曾接受过许多西方学者的来访。李清云留给后人的长寿秘诀是“保持一种平静的心态”。

人体具有无限的潜能，远远超过我们的想象，我们需要做的就是从“我们终将老去”这样的思维陷阱中爬出来，尽享人生的健康、快乐与长寿！

心灵药方——顺成人，逆成仙

只有不再依照凡夫那样，去追求功名、利禄、权，财、色、名、食、睡，而是用心修身养心、寻求精神和物质上的真正解脱，才能越老越精神。

我们单位熟知的一位老主任，今年90岁，自己坐公交车来查体，一切指标正常，要不是我强烈要求顺路开车送她回家，她还要自己潇洒走回家呢。

就像今年已经91周岁，“家族系统排列”的创始人海灵格老先生，精神矍铄，如今还在进行全球演讲；我们有理由相信，只要我们用心守护健康，生命中每一个时刻都会是非常完美的、身心健康的。

参考书目

《内科学》
《弗洛伊德文集》
《荣格文集》
《世界文化象征辞典》
《说文解字》
《黄帝内经》
《道德经》
《易经》
《心经》
《哲学大辞典》

后 记

亲爱的读者，感谢您读完了本书，倾听了很多疾病的心声，了解了疾病和工作生活、言谈举止、一思一虑的密切关系。

如果不去深刻剖析，找出这些人、事、物背后千丝万缕的关系，而只是单纯地头痛医头，脚痛医脚，只会收效一时，而离我们现代人对健康的要求还相去甚远。

有太多人心肌梗死以后放了支架，回家戒烟限酒了，也按时吃药了，可是没过多长时间再次心肌梗死，再次放支架，没过多长时间，不知为何，又支架内再狭窄，放支架不行就又“搭桥”。自己的心脏已经变成了“钢铁长城”，但是如果疾病背后的心理成因没有解决，“钢铁长城”也保护不了多久。

这就是现在医院人满为患的原因。

现在身痛医身（到医院找医生看病）、心痛医心（向心理咨询师咨询心理问题）、家痛医家（找婚姻家庭分析师解决家庭矛盾）的时代已经过去了，急切呼吁一种新型的、全方位的疗愈方法来全面解决一个人的所有问题，因为所有问题都不是单方面存在的，一定是全方位、立体穿插连环的。

我们要在统领全身的基础上逐一攻破各个难关。

医生了解患者的成长过程、生活背景，家族背景等颇为重要，在开出药物处方的同时，也越来越多地开出“心灵药方”。

很多患者的很多问题几十年都没有解决，以为在这个世界上，就不存在解决这些问题的办法。其实不然，我们的世界缺少的不是办法，而是缺少愿意去探索解决办法的人。

天无绝人之路，只要您愿意探索，所有问题终归会得到圆满解决。

本书就是在不停地探索身体状况、心理成长、家庭关系之间的密切联系，从根源发现疾病的心声，从根源上解除疾病的痛苦。

本书并没有，也不可能详细列出每一种疾病的心声，这正好给读者留有自由发挥的余地，当您学会本书的分析方法之后，即使书中没有列出的疾病，也可以推断出它的心理成因，听到那个疾病的心声，并通过自己的努力，彻底解除疾病的困扰，这岂不也是人生一大乐事哉？

尾声

心理疗法治疗身体疾病的案例自古有之:

有道是:“诸葛亮——事情未到先知道;周瑜——事情到了才知道;曹操——事情过了才知道;蒋干——事情过了都不知道。”

周瑜在火烧赤壁之前,做了大量的准备工作:让曹操、蒋干中了“反间计”,杀了水军都督蔡瑁、张允;让老将黄盖受了“苦肉计”,到曹营诈降;庞统巧授“连环计”,诓曹操将所有战船用铁环连锁,上面铺了阔板。下面只等着火攻曹操了。

有一天,周瑜在山顶上观看曹操军寨,忽然看到曹军的中央黄旗被风刮入江中,古人认为旗子被吹倒是兵败的先兆,周瑜非常高兴。狂风继续大作,周瑜猛然想起一件事而吐血倒地,不省人事。大家非常着急,找来医生治疗,周瑜服药多日,仍不见任何起色,心腹绞痛,时常昏迷不醒。

鲁肃非常着急,找到诸葛亮,描述了患病经过。诸葛亮立即明了,来帮周瑜“治病”。诸葛亮对周瑜说:“几日不见,您怎么就病了。”周瑜:“‘人有旦夕祸福’,岂能自保?”诸葛亮:“‘天有不测风云’,人又哪里能够料到?”周瑜听了大惊失色,心想:所有人,就连医生、鲁肃这样的谋士都不能找到自己的病根,怎么一下子就被诸葛亮看穿了呢?

原来,狂风大作的时候,周瑜才想到时下是冬天,常刮西北风,而曹操大营在自己的西北方向,一点火,不仅烧不到曹操大营,反而风助火势,或会烧到处于东南方向的自己的营寨啊!一切准备功亏一篑!周瑜因此气得吐血病倒。

诸葛亮说:“需要先‘理气’,气顺了,病自然就好了。我有一个药方,可以叫周都督气顺。”诸葛亮开了一个“心灵药方”,递给周瑜。

“心灵药方”上有16个字:“欲破曹公,宜用火攻;万事俱备,只欠东风。”

周瑜见了大吃一惊,一下子从床上蹦起来,所有病痛了无踪影……

其实不仅仅是周瑜的这场病,我们患的所有疾病,都和心事密切相关。且看“患病”的“患”字,不正是一“串”一“串”的“心”事吗?

古有诸葛亮借东风,为周郎解除一时之忧;今有东峰听您诉说疾病的心声,为您解除疾患之苦。

想聆听疾病的心声，过身心健康的人生，敬请扫码，加微信、微博探讨心声：

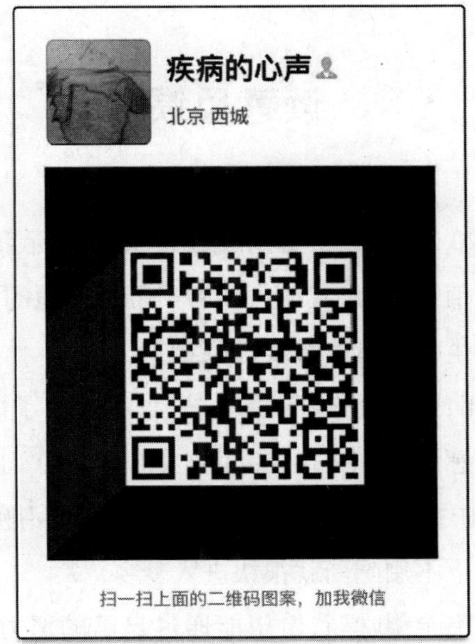

微信：jibingdexinsheng

邮箱：baidongfeng@ fuwai. com

微博：www. jbdxs. blog. sohu. com。

读者反馈

1. 我被早搏困扰了20年,吃药不管用,动态心电图显示我一天有8000多个早搏,正要打算做射频消融术,值遇此书,我的人生有了翻天覆地的变化！一个月后复查,早搏一天只有100个,我的生活质量大幅度提高!

2. 我患消化不良多年,医药无效,看过本书,我挖掘出了内心深处很多问题,并得以解决,胃病痊愈！真心感谢!

3. 这真是一本神奇的书,看完后,困扰我多年的失眠问题竟然解决了。之前用过很多方法也没能见效,这下不用吃药就很快进入梦乡。

4. 我血糖高,但是又不希望吃药,希望能通过自己的努力达到痊愈。经过心理疗愈后,现在一切检查指标都正常,而且我没有吃一粒药。

5. 本人患高血压30多年,一直服用降压药,但仍有时突破200mmHg。经过一段时间的心理疗愈后,不用吃药血压竟然也很正常。

6. 我非常震撼这本书能够将人生、事业、家庭融会贯通,来治疗疾病！身痛医身、心痛医心、家痛医家的时代已经过去了！只有这种全方位的医疗理念才是将来的发展趋势!

7. 所有的患者都希望遇到一位真正关心自己,真正了解自己的医生;所有的患者都希望遇到一位懂得真正的沟通的医生;所有的患者都希望遇到一位真正懂得爱,能从自己一举一动中洞察自己心声的医生。然而,也许您会发现,在医院看病,排了半天队,医生却只用三言两语就把您打发走了,看都没正眼看您一眼。但是白医生认为,“患者就是上帝”,每一位患者都值得尊重,每一位患者都是一本引人入胜的故事书,值得仔细去品读。白医生是一位真正做到用心倾听患者心声的医生!